张璐研究文集

吴门医派代表医家研究文集（上集）

苏州市中医医院
苏州市吴门医派研究院
／组编／

总主编／ 徐俊华 葛惠男

执行总主编／ 欧阳八四

主编／ 陈竞纬 欧阳八四 尤君怡

上海科学技术出版社

图书在版编目（CIP）数据

　　张璐研究文集 / 陈竞纬，欧阳八四，尤君怡主编.
-- 上海 ： 上海科学技术出版社，2021.2
　　（吴门医派代表医家研究文集 / 徐俊华，葛惠男总
主编. 上集）
　　ISBN 978-7-5478-5209-5

　　Ⅰ. ①张… Ⅱ. ①陈… ②欧… ③尤… Ⅲ. ①中医流
派－学术思想－中国－清代－文集 Ⅳ. ①R-092

　　中国版本图书馆CIP数据核字（2021）第008685号

吴门医派代表医家研究文集（上集）

张璐研究文集

主编　陈竞纬　欧阳八四　尤君怡

上海世纪出版（集团）有限公司
上海科学技术出版社　出版、发行
（上海钦州南路 71 号　邮政编码 200235　www.sstp.cn）
浙江新华印刷技术有限公司印刷
开本 787×1092　1/16　印张 17.5
字数 230 千字
2021 年 2 月第 1 版　2021 年 2 月第 1 次印刷
ISBN 978 - 7 - 5478 - 5209 - 5/R·2241
定价：58.00 元

本书如有缺页、错装或坏损等严重质量问题，请向工厂联系调换

张璐研究文集

内容提要

张璐，字路玉，号石顽，其家族原为昆山望族，后移居长洲（今江苏苏州）。张氏自幼聪颖好学，勤勉读书，博贯儒业。然而时值明代末年，朝政混乱，国势倾危，张氏自叹"生遭世变，琐尾流离"，而又"乏经国济世之略"，遂"弃绝科举"，专心于"性命之学"。张璐因避战乱，曾隐居在"灵威丈人之故墟"，精研医道，以著书自娱，长达 15 年之久，终成清初三大名医之一。

本书辑录了当代学者关于吴门医派代表医家张璐的研究文献，以生平著述辑要、医学思想研究、临床证治探讨、疾病诊治应用等为纲要，共收集相关研究文献 61 篇，概述张璐生平及其遗存著作，阐述其阐释《经》旨、汇名贤至论和善用古方、师古而不泥古，以及整理《伤寒论》的学术思想和对本草学的贡献等，探讨其临床诊治特点及方药应用规律，以冀全面反映当代学者对张璐学术思想的研究全貌。

本书可供中医临床工作者、中医文献研究人员、中医院校师生及中医爱好者参考阅读。

指导委员会

主任

倪川明　徐俊华

委员（按姓氏笔画排序）

马　郁　尤巧生　叶文华　朱　坚　朱　敏　李耀峰

陈　江　金建华　周　红　蒋　锋　管罕英

编委会

总主编

徐俊华　葛惠男

执行总主编

欧阳八四

编委（按姓氏笔画排序）

马　莉　马奇翰　王宏志　史　浩　江国荣　许小凤

孙东晓　孙宏文　杨文忠　时菊明　张一辉　张志芳

张露蓉　陈　江　周　纯　赵　欢　姜　宏　高　嵘

唐　键　黄　菲　路　敏　潘　军

编委会秘书

周　曼　孙　柳　张　晖

主编

陈竞纬　欧阳八四　尤君怡

编委会（按姓氏笔画排序）

吉玲玲　孙　柳

李晓新　张　晖

张国栋　陈　华

欧阳怡然　周　曼

夏　烨　徐　伟

翁冶君　高　洁

陶秋垚　黄燕凤

董宏利　程吟啸

颜　帅

倪
序

　　"宁可架上药生尘,但愿世间人无恙。"受儒学的影响,自古以来中国的医生都怀有一种普济苍生、泽被后世的博大胸怀。"进则救世,退则救民"者,是也;"不为良相,宁为良医"者,是也;"大医精诚"者,是也;"作为医师,宜兴悲悯,当先识药,宜先虚怀,勿责厚报"者,是也。

　　苏州位于长江中下游,古称吴都、吴中、吴下、吴会等,四季分明,气候温和,物产丰饶,宋时就有"苏湖熟,天下足"的美誉,"上有天堂,下有苏杭"的谚语也不胫而走。苏州的中医向称"吴医",源自清乾嘉年间吴中名医唐大烈所著的《吴医汇讲》,这本被称之为现代医学杂志滥觞的著作,汇聚了当时吴中地区40余位医家的百余篇文稿,共11卷,从此"吴医"始为天下人周知。

　　所谓"济世之道莫大乎医,去疾之功莫先乎药",吴中经济欣欣向荣,苏州的中医药也随之得到了快速发展,成为吴文化重要的组成部分。3 000多年前,"泰伯奔吴"开创了吴地的历史,也开始了吴中医学的萌芽;1 400多年前,精通医术的苏州僧人奔赴日本传授汉方医学及针灸技术,开始了吴医乃至中医学的对外交流。同时期吴地第一位御医的出现,成为"吴中多御医"的开端;1 000多年前,吴中现存第一本医学著作的问世,拉开了"吴医多著述"的序幕,而"宋代世医第一家"苏州葛氏世医的出现,由此世家医学成为吴中医学一道亮丽的风景线;800多年前,历史长河中掠过中医学重要医学流派——吴门医派的倩影,从此开创了吴门医派千年的传承历史;300多年前,一部《温热论》宣告了温病学说的创立,将吴门医派推向了发展的高峰;100多年前,西学东渐,中西医纷争,吴门医派发出了历史的呐喊，继续着前行的步伐；10 年前，苏州市中医医院的整体搬迁，实现了吴门医派主阵地、主战场的跨越式发展；2019 年，机构改革，苏州市卫生健康委员会加挂苏州市中医药管理局牌子，健全了中医药管理体制机制，进一步推动中医药事业的发展。

从以下一组数据不难看出苏州市中医药事业的发展：截至 2020 年末，全市中医类医疗机构 393 个，较上年增加 86 个，增长 28.01％，占全市医疗机构总数的 10.56％。目前全市共有中医医院 9 家，中西医结合医院 4 家，中医类门诊部 39 个，中医诊所 341 个，按标准建成中医馆 105 家、中医阁 268 家。全市中医类医院实有床位 6 641 张，较上年增加 387 张，增长 6.19％，占全市医院实有床位总数的 10.95％。全市中医药人员数达 6 433 人，较上年增加 780 人，增长 13.80％，其中中医类别执业（助理）医师 5 232 人，占全市执业（助理）医师总数 14.72％。全市中医类医院总诊疗人次数 930.77 万，较上年增长 5.21％，占全市医院总诊疗人次 18.72％；全市中医类医院入院人数 24.79 万，较上年增长 3.91％，占全市医院总入院人数 14.97％。

千年传承，百年激荡，十年跨越，吴门医派走过了不平凡的发展之路。"吴中多名医，吴医多著述，温病学说倡自吴医"，凝聚着吴门医派不断探索与创新的灵魂。当今时代，国家将振兴传统文化提高到战略层面，中医药学是中国古代科学的瑰宝，是打开中华文明宝库的钥匙，也将是中华文化伟大复兴的先行者。"要深入发掘中医药宝库中的精华，推进产学研一体化，推进中医药产业化、现代化，让中医药走向世界。""要遵循中医药发展规律，传承精华，守正创新。"习近平总书记为中医药事业的传承发展指明了方向。

中医药无论是对疾病的预防，对重大疾病的防治，还是对慢性疾病的康复，都有其独特的优势，我国对肆虐全球的新型冠状病毒肺炎全面介入中医药诊疗并取得良好效果就是最生动的实践。如何落实习近平总书记对中医药事业传承发展的指示精神，继承好、利用好、发展好中医药，深入发掘中医药宝库中的精华,在建设健康中国、实现中国梦的伟大征程中谱写新的篇章,是历史赋予每个中医人的使命,也是未来对中医人的期盼。吴门医派作为中医学术流派中影响广泛的一支重要力量,更需要在其中发挥应有的作用。《苏州市传承发展吴门医派特色实施方案》是苏州市人民政府的政策举措,《2020 年苏州市中医药工作要点》是苏州市卫生健康委员会和苏州市中医药管理局的具体方案。为此,苏州市中医医院、苏州市吴门医派研究院组织相关专家编写"吴门医派代表医家研究文集",汇聚当代学者对吴门医派代表医家的研究成果,总结他们的学术思想、临证经验,对发扬光大吴中医学、传承发展吴门医派不无裨益。

苏州市中医药管理局副局长　倪川明

2020 年 12 月

徐
序

　　苏州是吴门医派的发源地，3 000多年前"泰伯奔吴"创建的勾吴之国，开启了吴地的中医药历史。2 500多年前"阖闾大城"建成后的风雨洗炼，孕育了吴中物华天宝、人杰地灵的江南福地。"君到姑苏见，人家尽枕河。古宫闲地少，水巷小桥多。"道尽了姑苏的雅致。苏州的魅力，既在于她浩瀚江湖、小桥流水的自然风情，更在于其灵动融合、创新致远的人文精神。

　　作为吴文化重要组成部分的吴门医派，肇始于元末明初的戴思恭。戴思恭"学纯粹而识臻远"，是他将金元四大家之一朱丹溪的医学思想带到了吴地，又因王仲光、盛寅等将朱氏医学"本土化"，之后吴地王履、薛己、吴有性、倪维德、缪希雍、张璐、叶桂、薛雪、周扬俊、徐大椿等众多医家先后崛起，真正形成了"吴中多名医，吴医多著述"的吴中医学繁荣景象，终成"吴中医学甲天下"之高度。

　　吴门医派有着丰富的学术内涵，以葛可久、缪希雍等为代表的吴门杂病流派，以张璐、柯琴等为代表的吴门伤寒学派，以叶桂、吴有性等为代表的吴门温病学派，以薛己、王维德等为代表的吴门外科学派，在中医学的历史长河中闪耀着熠熠光辉。尤其是温病学说，从王履的"温病不得混称伤寒"，到吴有性的"戾气致病"，直至叶桂的"卫气营血"辨证，300多年的不断临床实践、理论升华，彰显了吴中医家探索真理、求真创新的务实精神，使温病学说成为了中医的经典。时至今日，在防治新型冠状病毒肺炎等重大疫病中，温病学说的理论仍有重要的指导意义。

　　目前，国家将振兴传统文化提高到战略层面，文化自信是一种力量，而且是"更基本、更深沉、更持久的力量"。中医药的底蕴是文化，作为中国传统文化的重要组成部分，"中医药学是中国古代科学的瑰宝，也是打开中华文明宝库的钥匙"。党的十八大以来，以习近平同志为核心的党中央把中医药工作摆在更加突出的位置，不仅通过了《中华人民共和国中医药法》，还发布了《中医药发展战略规划纲要（2016—2030 年）》《关于促进中医药传承创新发展的意见》等多项政策文件。在 2019 年召开的全国中医药大会期间，习近平总书记对中医药工作作出重要指示，强调"要遵循中医药发展规律，传承精华，守正创新""推动中医药事业和产业高质量发展"，为继承好、利用好、发展好中医药指明了方向。

在中医药面临天时、地利、人和的发展大背景下，苏州市人民政府围绕"吴门医派"在理论、专病、专药、文化上的特色优势，颁布了《苏州市传承发展吴门医派特色实施方案》。苏州市卫生健康委员会和苏州市中医药管理局制定了《2020 年苏州市中医药工作要点》，以健康苏州建设为统领，不断深化中医药改革，传承发展吴门医派特色，发挥中医药防病治病的特色优势，进一步健全中医药服务体系，提升中医药服务能力和质量，推动中医药事业高质量发展。

苏州市中医医院是吴门医派传承与发展的主阵地、主战场，名医辈出，黄一峰、奚凤霖、汪达成、蔡景高、任光荣等先辈作为国家级名中医给我们留下了大量珍贵的遗存，龚正丰、何焕荣等国家名医工作室依旧在为吴门医派人才培养、学科建设呕心沥血，葛惠男、姜宏、许小凤等一批新生代省名中医也正在为吴门医派传承发展辛勤耕耘。多年来，医院始终将传承创新发展吴门医派作为工作的重点，国医大师团队的引进、名医名科计划的推进、吴门医派进修学院的开设、院内师承导师制的建立、传承工作室的建设、中医药博物馆的开放等，守住"中医药发展规律"这个"正"，让岐黄基因薪火相传，在新形势下创吴门医派理论之新、技术之新、方法之新、方药之新。

中医药需要创新,创新是中医药的活力所在,创新的基础是传承。"重视中医药经典医籍研读及挖掘,全面系统继承历代各家学术理论、流派及学说,不断弘扬当代名老中医药专家学术思想和临床诊疗经验,挖掘民间诊疗技术和方药,推进中医药文化传承与发展",是《"健康中国 2030"规划纲要》给出的推进中医药继承创新的任务。习近平总书记 2020 年 6 月 2 日在专家学者座谈会上的讲话也明确指出"要加强古典医籍精华的梳理和挖掘"。因此,为更好地弘扬吴门医派,苏州市中医医院、苏州市吴门医派研究院组织专家编写"吴门医派代表医家研究文集"丛书,选取薛己、吴有性、喻昌、张璐、叶桂、缪希雍、李中梓、尤怡、薛雪、徐大椿、柯琴十一位代表性医家,撷取当代学者对他们学术的研究成果,汇集成卷,分上、下集出版,意在发皇古义,融会新知,传承吴门医派学术精华,为造福人类健康奉献精彩。

苏州市中医医院

苏州市吴门医派研究院

院长　徐俊华

2020 年 12 月

前言

苏州是吴门医派的发祥地,历史上人文荟萃,名医辈出。从周代至今,有记录的名医千余家,其学术成就独树一帜,形成了颇具特色的吴门医派。吴中医家以儒医、御医、世医居多,有较深的文字功底和编撰能力,善于著述,善于总结前人经验及个人行医心得。特别是那些知识广博的儒医,他们的天文、地理、博物、哲学等其他学科的知识丰富,完善了医学理论,有利于中医学的进一步发展。20世纪80年代,卫生部下达全国中医古籍整理计划,吴医古籍就占全部古籍的十分之一。

苏州是温病学派的发源地,清中叶叶桂《温热论》的问世,更确立了以苏州为中心的温病学派的学术地位,从而形成了"吴中多名医,吴医多著述,温病学说倡自吴医"的三大特点。这是吴医的精华所在,也是"吴中医学甲天下"的由来。吴门医派作为吴地文化中的一枝奇葩,中医药文化优势明显,历史遗存丰富,文化积淀厚实,在中国医学史上有重要地位。

明清两代,吴中名医辈出,著述洋洋,成就了吴中医学的辉煌。其中医名显著者有薛己、倪维德、王安道、缪希雍、吴有性、李中梓、喻昌、张璐、叶桂、薛雪、柯琴、周扬俊、徐大椿、尤怡、王洪绪、陆九芝、曹沧洲等,吴门医派代表性医家大多出自明清两代。

为了传承吴门医家的临床诊疗特色,彰显吴中医学的学术内涵,学以致用,提升当下临证能力,我们选择薛己、吴有性、叶桂、缪希雍等十一位吴门医派代表医家,汇聚当代学者对这些医家的研究成果,编著"吴门医派代表医家研究文集"丛书,分上、下集出版。以下列出这些代表医家的简要生平及学术主张。

丛书上集医家：

薛己（1487—1559），字新甫，号立斋，明代吴郡（今江苏苏州）人，名医薛铠子。薛己性敏颖异，读书过目成诵，尤殚精方书，内、外、妇、幼、本草之学，无所不通。精十三科要旨，皆一理。先精疡科，后以内科得名。宗王冰"壮水之主，以制阳光，益火之源，以消阴翳"之说，喜用八味、六味，直补真阴真阳。薛己一生所著颇丰，医著类有：《内科摘要》《外科发挥》《外科枢要》《外科心法》《外科经验方》《疠疡机要》《女科撮要》《保婴撮要》《口齿类要》《正体类要》《本草约言》等。校注类著作有：陈自明的《妇人大全良方》和《外科精要》、王纶的《明医杂著》、钱乙的《小儿药证直诀》、陈文中的《小儿痘疹方论》、倪维德的《原机启微》、胡元庆的《痈疽神妙灸经》、佚名氏的《保婴金镜录》等。

吴有性（1582—约1652），字又可，明末清初年间姑苏洞庭东山（今江苏苏州吴中区东山镇）人。吴有性是吴门医派温病学说形成时期的代表医家，所著《温疫论》对瘟疫的病因、证候、传变、诊断及治疗等均有独到的创见，堪称我国医学史上第一部瘟疫学专著，基本形成了中医学瘟疫辨证论治框架，对后世温病学家产生了极其深远的影响。

喻昌（1585—约1664），字嘉言，号西昌老人，喻氏卒年又一说为清康熙二十二年（1683），待考。喻氏为江西南昌府新建人，后应吴中友人钱谦益的邀请，悬壶江苏常熟，医名卓著，冠绝一时，与张璐、吴谦齐名，并称清初医学三大家。吴中名医薛雪说他"才宏笔肆"，动辄千言万字，好以文采相尚。"每与接谈，如见刘颍川兄弟，使人神思清发。"阎若璩将喻氏列为十四圣人之一。喻氏主要著作《喻氏医书三种》，乃辑喻昌所著《医门法律》《尚论篇》和《寓意草》而成。主要医学观点：立"三纲鼎立"论、三焦论治温病、秋燥论、大气论等。

张璐（1617—约1699），字路玉，自号石顽老人，清长洲（今江苏苏州）人。张璐自幼聪颖好学，博贯儒学，尤究心于医药之书，自《灵枢》《素问》及先哲之书,无不搜览。明末战乱之际,隐居洞庭山中(今江苏苏州洞庭西山)10 余年,著书自娱。后 50 余年,边行医,边著述,有丰富临证经验。张璐一生著述颇多,以博通为主,不局限于一家之学,持论平实,不立新异,较切实用,故流传较广。著有《张氏医通》十六卷、《伤寒缵论》二卷、《伤寒绪论》二卷、《千金方衍义》三十卷、《本经逢原》四卷、《诊宗三昧》一卷等。

叶桂(1667—1746),字天士,号香岩,别号南阳先生,晚号上津老人,以字行,清吴县(今江苏苏州)人。叶氏先世自安徽歙县迁吴,居苏城阊门外下塘上津桥畔。家系世医,祖叶时,父叶朝采,皆以医术闻名。叶桂幼受家学熏陶,兼通经史子集,聪明颖绝。年十四父丧,从学于父之门人朱某,闻人善治某证,即往师之,凡更十七师,博采众长。叶氏治病不执成见,立论亦不流俗见。"病之极难摸索者,一经诊视,指示灼然""察脉望色,听声写形,言病之所在,如见五脏癥结",当时人以"吴中中兴之大名家"相评。叶氏长于治疗时疫和痧痘,倡卫气营血辨证纲领,对温病传染途径、致病部位及辨证论治,均有独到之处。叶氏贯彻古今医术,一生诊治不辍,著述甚少,世传之书,均由其门人或后人编辑整理而成。主要有:《温热论》、《临证指南医案》十卷、《叶案存真》二卷、《未刻本叶氏医案》、《医效秘传》三卷、《幼科要略》二卷、《本草经解》四卷、《本草再新》十二卷、《种福堂公选良方》等。

丛书下集医家:

缪希雍(约 1546—1627),字仲醇(一作仲淳),号慕台,别号觉休居士,明常熟人。缪氏幼年体弱多病,年长嗜好方术,笃志医学,本草、医经、经方靡不讨论,技术精进,经验日丰,声名渐著,闻名于世。其友钱谦益曾记载他诊病时的情况说:"余见其理积疴,起沉疾,沉思熟虑,如入禅定。忽然而睡,焕然而兴,掀髯奋袖,处方撮药,指麾顾视,拂拂然在十指间涌出。"缪希雍以医闻名于世 40 年,著述甚富,流传至今的有《神农本草经疏》三十卷、《先醒斋医学广笔记》四卷、《炮炙大法》一卷、《本草单方》十九卷、《方药宜忌考》十二卷等。

李中梓(1588—1655)，字士材，号念莪，又号尽凡居士(一作荩凡居士)，明末清初华亭(今上海松江)人(又有称云间、南汇人者)。李氏早年习儒，为诸生，有文名。后因身体多病而自学医术，博览群书，考证诸家学术思想，受张仲景、张元素、李东垣、薛立斋、张介宾等人影响较大。李氏究心医学50年，治病无不中，常有奇效，与当世名医王肯堂、施笠泽、秦昌遇、喻昌等交善。李氏治学主张博采众家之长而不偏不倚，临证诊治主张求其根本，注重先后二天。生平著作较多，计有《内经知要》二卷、《医宗必读》十卷、《伤寒括要》二卷、《病机沙篆》二卷、《诊家正眼》二卷、《删补颐生微论》四卷、《本草通玄》二卷、《药性解》六卷，以及《李中梓医案》等，影响甚广。李氏门人以吴中医家为大多数，其中以沈朗仲、马元仪、蒋示吉尤为卓越。马元仪门人又有叶桂、尤怡，一则创立温热论治有功，一则阐发仲景《经》旨得力，更使吴中医学得以进一步地发展盛行。

尤怡(约1650—1749)，字在泾(一作在京)，号拙吾、北田，晚号饲鹤山人，清长洲(今江苏苏州)人。尤怡自弱冠即喜医道，博涉群书，自轩岐以迄清代诸书无不搜览，又从学于名医马元仪，尽得其传。徐大椿评价尤怡说："凡有施治，悉本仲景，辄得奇中。"徐锦誉之为"仲圣功臣"，他的知交柏雪峰赞他为"通儒"，他的族叔尤世辅认为尤怡"不专以医名，其所为诗，必宗老杜，一如其医之圣宗仲景"。尤怡所著医书有《伤寒贯珠集》八卷、《金匮要略心典》八卷、《医学读书记》三卷、《金匮翼》八卷、《静香楼医案》一卷等，均有刊本。

薛雪(1681—1770)，字生白，自号一瓢、扫叶山人、槐云道人、磨剑道人，晚年又自署牧牛老叟，以字行，清长洲(今江苏苏州)人，家居南园俞家桥。薛雪"少时嗜音韵，键户读书"，妻"以女红佐薪"，居小楼上，卧起其中，"不下者十年"。多年的苦读使薛氏通古博今，以儒自居，既擅诗词，又工八法。薛雪两征鸿博不就，母多病，遂究心医学，博览群书，见出人上，治疗每奏奇效。与叶桂齐名，尤擅长于湿热病诊治，虽自言"不屑以医自见"，但医名日隆，终成一代名医。《清史稿》称其"于医时有独见,断人生死不爽,疗治多异迹"。薛雪著作众多,医学著作主要有《湿热论》一卷、《医经原旨》六卷、《日讲杂记》八则、《薛生白医案》一卷、《扫叶庄医案》四卷,以及《校刊内经知要》二卷等。

徐大椿(1693—1771),一名大业,字灵胎,晚号洄溪老人,清代吴江松陵(今江苏苏州)人。大椿生有异禀,聪强过人,先攻儒学,博通经史,他如星经地志、九宫音律,亦皆精通。徐大椿研究医学完全出于偶然,他在其著作《兰台轨范》中对此有着详尽的记述。大意是因家人连遭病患,相继病卒数人,遂弃儒习医,矢志济民。自《内经》以至元明诸书,朝夕披览,几万余卷,通读一过,胸有实获。徐氏博通医学,难易生死,无不立辨,怪症痼疾,皆获效验,远近求治者无虚日,曾两次被征召进京效力。他的好友、著名的文学家袁枚记其传略言:"每视人疾,穿穴膏肓,能呼肺腑与之作语。其用药也,神施鬼设,斩关夺隘,如周亚夫之军从天而下。诸岐黄家目憆心骇,帖帖折服,而卒莫测其所以然。"徐氏一生著述甚多,医学类计有《难经经解》《神农本草经百种录》《医贯砭》《医学源流论》《伤寒论类方》《兰台轨范》《慎疾刍言》《洄溪医案》等,评注陈实功《外科正宗》及叶桂《临证指南医案》。后人辑刊徐氏著作或伪托徐氏之名的著作更多,如《内经要略》《内经诠释》《伤寒约编》《伤寒论类方增注》等。

柯琴(生卒年不详),字韵伯,号似峰,清代伤寒学家。柯氏原籍浙江慈溪,后迁居虞山(江苏常熟)。柯琴博学多闻,能诗善文,一生潜心研究岐黄之术,平实低调,清贫度日。著医书及整理注释之典籍颇丰,《伤寒论注》四卷、《伤寒论翼》二卷、《伤寒附翼》二卷,合称《伤寒来苏集》,为学习和研究《伤寒论》的范本之一。尝谓:"仲景之六经为百病立法,不专为伤寒一科;伤寒杂病,治无二理,咸归六经之节制,六经各有伤寒,非伤寒中独有六经。"因而采用六经分篇,以证分类,以类分法,对伤寒及杂症据六经加以分类注释,使辨证论治之法更切实用,且说理明晰,条理清楚,对后世有较大影响。

　　吴门医派尚有诸多代表医家，如王珪、曹仁伯、王子接等，因当代学者对他们研究不多，无法将研究成果集集出版，深以为憾事。在入选的医家中，也因编著者学识有限、所及文献不全，错漏及不当之处在所难免，恳请读者指正。

苏州市中医医院

苏州市吴门医派研究院

欧阳八四

2020 年 12 月

目
录

155　临床证治探讨

生平著述辑要

张璐(1617—约1699)，字路玉，号石顽，原出身昆山望族，后移居长洲。张璐自幼聪颖好学，勤勉读书，博贯儒业，且少时就非常留心于医学，自谓："余自束发授书以来，留心是道。"又谓："志学之年，留心是道。"在业儒之余，研习岐黄之道。时值明代末年，朝政混乱，国势倾危，张氏自叹"生遭世变，琐尾流离"，而又"乏经国济世之略"，遂"弃绝科举"，专心于"性命之学"。后逢甲申(1644)世变，明清鼎革之际，张璐时年27岁，因避战乱，隐居在"灵威丈人之故墟"，即吴县(今属江苏苏州吴中区)洞庭西山林屋洞一带，精研医道，以著书自娱。用他自己的话来说："当是时也，茕茕孑遗，托迹灵威丈人之故墟，赖有医药、种树之书消磨岁月。因循十有余载，身同鲍系，聊以著书自娱。"

西山地处苏州西南，当时乃太湖之中孤岛，张璐身居此间达15年。张氏一方面搜览了大量的医学著作，一方面对方药也作了长期的考察与验证。直至顺治十六年(1659)，清政权已日趋稳定，于是张氏"赋归故园"，离开西山回到了苏州城，专事医业，此时张璐已年满43岁。繁忙的诊务活动，使张璐积累了丰富的临床经验，达到了"察脉辨证，补虚祛实，应如鼓桴，能运天时于指掌，决生死于须臾"的境界，与喻昌、吴谦齐名，被称为我国清初三大医家。

张氏禀性磊落，深为医林所重。张氏极力反对同道之间相互诽谤和自私保守的作风，提倡广交同道，切磋医术，认为这样有"互资相长之功，切磨相向之益"。50岁后，张璐已经学验俱富，医名当世，遂将主要精力放在著书立说方面。张氏一生著述颇多，著有《伤寒缵论》二卷、《伤寒绪论》二卷、《张氏医通》十六卷、《千金方衍义》三十卷、《本经逢原》四卷、《诊宗三昧》一卷等，是一位自学成才的吴中杰出医家。张氏著书，以博通为主，不局限于一家之学，持论平实，不立新异，较切实用，故流传较广。

张璐生平概述

苏州市吴门医派研究院　　欧阳八四

一、生卒年

张璐，字路玉，号石顽，生于明万历四十五年（1617），他在《张氏医通》序中写到"余生万历丁巳"，由此可以确证。其卒年学界有些不同看法，杨铭鼎在《中国历代名医及其著述简表》一文中定卒于1698年，《中医大辞典·医史文献分册》《三百种医籍录》及俞志高《吴中名医录》中均定于1700年，吴考槃于《江苏医著》中认为张氏卒于1701年，余瀛鳌在《清初名医张璐生平及著作》中定为1698—1705年，等等。诸说虽不统一，但仅相差数年。笔者根据张璐的著作《千金方衍义》序文中自序"康熙岁次戊寅十一月既望八十二老人石顽张璐路玉序"文字，可知在1698年11月张璐时年82岁仍在世。再参证《张氏医通》张大受序"康熙三十八年岁次己卯仲冬月朔侄大受百拜序"的记述，序中称"先伯父石顽先生"，可知此时（1699年11月）张璐已经离世。由此可以推断张璐卒年应当在康熙三十七年（1698）十一月至翌年（1699）十一月之间，很可能就在1699年，故笔者将张璐的卒年定为1699年，即康熙三十八年。

二、家　　世

张璐其家原为昆山望族，后移居长洲。据张璐弟汝瑚《医通序》云："家昆路玉，昆之望族，故明廉宪少峰公之孙、光禄烈愍公嫡侄。"考王德森《昆山先正遗文》："璐叔张振德，字季修，昆山人，万历丙辰以乡贡谒选为叙州兴文县令。天启初奢崇明叛乱，时振德兼署长宁，督乡兵与战。城破，以死赴难，妻女仆妇九人俱投火自焚，家童皆巷战而殁，唯次子得脱。熹宗闻，赐封光禄卿，追谥烈愍公。"又有张璐子以柔《进医通疏》自称"江南苏州府长洲县监生张以柔谨奏"，足以证明张璐系长洲人无疑，而《四库全书》《中国医籍考》及任应秋主编《中医各家学说》等谓其"吴江人"，疑是以讹传讹所致也。

张璐自幼聪颖好学，勤勉读书，博贯儒业，像天下所有读书人一样，希望通过攻读举子业求取功名。然而时值明代末年，朝政混乱，国势倾危，张氏自叹"生遭世变，琐尾流离"，而又"乏经国济世之略"，遂"弃绝科举"，专心于"性命之学"。其实张璐年少时就非常留心于医学，自谓："余自束发授书以来，留心是道。""志学之年，留心是道。"在业儒之余研习岐黄之道。

三、隐　居

甲申(1644)世变，明清鼎革之际，张璐时年27岁，因避战乱，隐居在"灵威丈人之故墟"，即吴县(今属江苏苏州吴中区)洞庭西山林屋洞一带，精研医道，以著书自娱。用他自己的话来说："当是时也，茕茕孑遗，托迹灵威丈人之故墟，赖有医药、种树之书消磨岁月。因循十有余载，身同匏系，聊以著书自娱。"

西山地处苏州西南，其时乃太湖之中孤岛，张璐身居此间达15年，他一方面搜览了大量的医学著作，一方面对方药也作了长期的考察与验证。正如《医通》张大受序云："专心医药之书，自黄岐讫近代方法，无不搜览，金石、鸟兽、草木，一切必辨其宜，澄思忘言，终日不寝食，求析其得心应手。"

四、归　来

至顺治十六年(1659)，清政权已日趋稳定，于是张氏"赋归故园"，离开西山回到了苏州城，专事医业，此时张璐已年满43岁。繁忙的诊务活动，使张璐积累了丰富的临床经验。同时他又与当时名医叶阳生、程郊倩、李修之、沈朗仲、马元仪、王公俊、吴雨公、尤生洲、郑月山、汪缵功等频繁交流心得，不仅提高了自身的医疗水平，更促进了当时吴中地区医学的发展进步。

当时许多医生患病或经名医治而不愈者，常邀张璐前往诊治。如叶桂表兄，儿科医生汪五符，患"夏月伤食"，进自拟一方，而病加重。请其舅父叶阳生治之，服其药后，病情又见危象。遂急请张璐、新安程郊倩、云间沈明生等名医会诊。然而意见不同，治疗方案争持不决。在诸医欲脱手之时，终于"取证于石顽"。张氏审证辨脉，一剂而立起沉疴，诸医无不叹服其神技。张璐

"诊病投药,必参酌古今,断以己意",反复推论。张璐数十年的不断努力和实践,终于达到了"察脉辨证,补虚祛实,应如鼓桴,能运天时于指掌,决生死于须臾"(周中孚《郑堂读书记》)的境界,与喻昌、吴谦齐名,被称为我国清初三大医家。

张璐50岁后,已经学验俱富,医名当世,遂将主要精力放在著书立说方面。在隐居西山期间,张璐整理出了大量医学笔记,取名为《医归》。由于对其中的多数内容还不是很满意,自觉难以示人,就进一步做了整理。经过数年的修订,终于选取了其中《伤寒缵论》和《伤寒绪论》各二卷内容准备出版,请同年胡周蕭为之作序。康熙丁未年(1667)张氏《伤寒缵论》《伤寒绪论》刊行,受到了医学同道的一致好评。之后,张璐著述不断,刊行了许多著作。直至年逾古稀,行走不便之时,仍"跌坐绳床",耳提面命,为弟子解疑答难,诲人不倦。康熙戊寅年(1698)十一月,张氏以82岁的高龄为自己的最后一部著作《千金方衍义》撰写了序文,此之后不久而寿终。

五、传 承

除著书外,张氏还非常重视医学教育,培养了一批较有成就的人才。除私淑及再传弟子外,已知门人就有十人之多。

张璐弟有汝瑚、曾余,俱业儒。汝瑚尚于康熙三十二年(1693年)为《医通》作序。曾余见《医通》卷三痞满案:"家弟曾余,虽列贤书(举人),最留心于医理。弟妇郑氏,乃世传女科中山之女,昆弟俱为时医。"

张璐室配同邑顾氏,内兄顾九玉,内弟顾元叔。《医通》卷三痞满案记载:"九玉颁诏假道归吴,中暑胸痞颅胀,璐与清暑益气、半夏泻心法,三剂见瘥。"《医通》卷五溲血案记载:"元叔溺血茎疼,不时举发,璐予六味合生脉,用河车熬膏代蜜,丸服而痊。"

张璐侄张大受,字日容,长洲人,康熙四十八年(1709)进士,居吴郡之干将门,干将门又名匠门(即今苏州相门),故以自号,人皆称匠门先生(《碑传集·张学政大受小传》),康熙三十八年(1699)为《医通》书序。

张璐有四子:长子张登、次子张倬、三子张以柔、四子张讷。

张登,字诞先,也精于医术,著有《伤寒舌鉴》一卷,刊于康熙六年(1667)。

此书完备地列出伤寒观舌之法，分白苔、黄苔、黑苔、灰色、红色、紫色、霉酱色、蓝色八种，末尾附妊娠伤寒舌，还绘有插图120幅。观舌之法较之脉候隐微更容易诊视，是诊断伤寒的重要手段。张登又与弟张倬共同参订《伤寒缵论》《伤寒绪论》两书。

张倬，字飞畴，业医，著《伤寒兼证析义》一卷，刊于康熙六年（1667），此书专论伤寒而兼杂病者。考《伤寒论》所谓合病、并病，讲六经兼证而不谈杂病，医家不明兼证之意，往往在脉证参差之时，或顾彼失此，或治此妨彼，为害颇深。书中对中风、虚劳、中满、肿胀、噎膈、反胃、内伤、宿食、咳嗽、咽干、闭塞、头风、心腹痛、亡血、多汗、积聚、动气、疝气、淋浊、泻痢、胎产等多种病证，一一剖析，以问答体来阐明。此外，除与兄登参订《缵》《绪》两论外，尚补辑《医通》之"目科治例"内容；又《医通》收载医案中，有飞畴治验17例，甚为张璐器重。

张以柔，字安世，监生，儒且通医，撰《痘疹心传》一篇，参入《医通》，弥补佚缺之憾。康熙乙酉年（1705）圣祖南巡，时张璐已去世7年，三子张以柔伏见圣上，进献父张璐遗书，深当上意，寻命医院校勘，置之南薰殿。康熙皇帝批示："是，即发裕德堂，另为装订备览，钦此。"后至乾隆年间被编入《四库全书》中。

张讷，字逊言，亦列为《医通》之参订者。

六、史　料

关于张璐的生平与医事记载，见于道光《苏州府志》卷一百〇六，《人物·艺文下》和卷一百二十六《艺文五》；同治《苏州府志》卷一百十《艺文二》和卷一百三十七《艺文二》；民国《吴县志》卷五十七《艺文考三》等地方志。除此之外，《清史稿》《清代七百名人传》等也为我们提供了难得的资料。

以下节录《清史稿》《清代七百名人传》内容以资佐证。

张璐，字路玉，自号石顽老人，江南长洲人。少颖悟，博贯儒业，专心医药之书。自轩、岐迄近代方法，无不搜览。遭明季之乱，隐于洞庭山中十余年，著书自娱，至老不倦。仿明王肯堂《证治准绳》，汇集古人方论、近代名言，荟萃折衷之，每门附以治验医案，为《医归》一书，后易名《医通》。璐谓仲景书衍释日多，仲景之意转晦，后见《尚论》《条辨》诸编，又广搜秘本，反复详玩，始觉向之所谓多歧者，渐归一贯，著《伤寒缵论》《绪论》。缵者，祖仲景之文；绪者，理诸家之纷纭而清出之，以翼仲景之法。其注本草，疏《本经》之大义，并系诸家治法，曰《本经逢原》；论脉法大义，曰《诊宗三昧》，皆有心得。又谓唐孙思邈治病多有奇异，逐方研求药性，详为疏证，曰《千金方释义》，并行于世。璐著书主博通，持论平实，不立新异。其治病，则取法薛己、张介宾为多。年八十余卒。圣祖南巡，璐子以柔进呈遗书，温旨留览焉。子登、倬，皆世其业。登字诞先，著《伤寒舌鉴》，倬字飞畴，著《伤寒兼证析义》，并著录《四库》(民国赵尔巽等《清史稿》卷五〇二《艺术一》)。

张璐，字路玉，号石顽，长洲人也。故明廉宪少峰公孙。撰《医通》十六卷，首以《素问》《灵枢》《难经》《金匮》，次以诸家名论，博采精详，条理分明。又著《伤寒缵论》二卷，亦能补前人之未备。《伤寒绪论》二卷，于外感诸证，尽能发明其所自。《诊宗三昧》一卷，阐法脉理。《本经逢原》四卷，详明药性。自甲申至癸酉，凡五十载而成书，稿凡十易，诚国初医书之一大集也。其《医通》自叙云：齐一变，至于鲁，鲁一变，至于道。道之兴废，靡不由风俗之变通，非明道人不能达权通变，以挽风俗之隤弊也。今夫医道之变，至再至三，岂特一而已哉。余生万历丁巳，于时风俗虽漓，古道未泯，业是道者，各擅专科，未尝混厕而治也。甲申世变，黎庶奔亡，流离困苦中，病不择医，医随应请，道之一变，自此而始。当是时也，茕茕孑遗，讬迹灵威丈人之故墟，赖有医药、种树之书消磨岁月。因循十有余载，身同匏系，聊以著书自娱。岁己亥，赋归故园，箧中辑得方书一通，因名《医归》。大都吻合《准绳》，其间会集往古传习诸篇，多有不能畅发其义者，次第以名言易之。草创甫成，同人速予授梓，自揣多所未惬，难以示人，仅以伤寒《缵》《绪》二论，先行问世，颇蒙宇内领之。壬寅以来，儒林上达，每多降志于医，医林好尚之士，日渐声气交通，便得名噪一时，于是医风大振，比户皆医，此道之再变也。嗟予固陋，不能与世推移，应机接物而外，时与先圣晤对一堂，无异手提面命。递年以来，颖秃半床，稿凡十易，惜乎数奇不偶，曩因趋赴孝伯耿公之招，携至雪川公署，失去目科一门。先是内侄顾惠吉持去痘疹一册，久假不归，竟成乌有。知机不偶，已将残编置之高阁，无复行世之心矣。近闻悬壶之士与垂帘之侣，互参恒德之术，圣门之教无违，炎黄之德不显，道之三变，匪特自今。吾于志学之年，留心是道,迄今桑榆入望,历世颇多,每思物壮则老,时盛必衰,欲挽风俗之隤弊,宁辞笔削之罪知,因是仍将凤昔所述之言,从头检点,爰命倬儿补辑"目科治例",柔儿参入"痘疹心传",足成全编,易以通名,标诸签额。书未竟,适逢客至,随手开函而语予曰:"在昔《韩式医通》,名世已久,今子亦以是名,得无名实相混之虑乎?"予谓不然。吾闻元氏集名《长庆》,白氏之集亦名《长庆》,二集并驱,后世未尝因名混实,奚必拘拘于是耶! 客莞尔而退,遂以《医通》定名。迨夫三变之术,法外之法,非可以言语形容也。康熙四十四年,天子南巡至吴,子以柔以其书献,奉旨交于御前儒医张斅查看。四十七年,具摺覆奏云:此书各卷,全是原于《内经》,可比《证治准绳》。奉旨是,即发同德堂,另为装订备览。年至八十余,以寿终。子三:登、倬、以柔(民国蔡冠洛《清代七百名人传》第四编《学术·艺事》)。

清代名医张璐生平探析

南京中医药大学附属医院　　孙化萍
河南中医学院第一附属医院　　李　丽
河南中医学院　　袁惠芳　袁占盈

张璐,字路玉,晚号石顽老人,清长洲人,生于明万历四十五年(1617),卒于康熙三十七年(1698)十一月至翌年(1699)十一月之间。幼年读书,旁通医术,少而颖悟,博贯儒业。尚谓:"余自束发授书以来,留心是道。"(《医通》自序)可见张璐在15岁时即对医药有浓厚的兴趣,在业儒之余,研习岐黄之道。

胡周蕭,字其章,太仓人,明崇祯庚辰进士。据其《医通》序称"年家张子璐玉"(封建科举制度中同榜登科者互称"年家");又据张以柔《进医通疏》称"故父臣张璐",可见张璐在明末曾参加科举考试,并获功名,只是未能致仕而已。

甲申(1644)世变,明清鼎革,张璐时年27岁,因避战乱,息居"灵威丈人之故墟"(今江苏省吴中区洞庭西山灵屋洞一带)。西山地处苏州西南百里,乃太湖之中孤岛。张璐深居此间达15年,深叹茕茕孑遗,身同匏系,章句荒落,仕途渺茫,遂弃绝科举,励志岐黄,钻研医药,著书自娱。他一方面搜览了大量的医学著作,一方面对方药也作了长期的考察与验证。如《医通》张大受序云:"专心医药之书,自岐黄迄近代方法,无不搜览;金石、鸟兽、草木,一切必辨其意,澄思忘言,终日不寝食,求析其终始。"张璐在西山生活了15年,至顺治十六年(1659)43岁时遂离开西山,赋归故园。其间整理医学笔记盈箧,因名曰《医归》。

张璐回到苏州,交游极为广泛,近者昆沪,远则徽浙,慕名与交者,大有人在。如当时名医叶阳生、程郊倩、李修之、沈朗仲、尤生洲、马元仪、王公俊、吴雨公、郑月山、汪缵功等,俱与之有往来切磋。

在同道之间,他极力反对相互诽谤和自私保守的作风,提倡广交同道,切磋医术,认为这样有"互资相长之功,切磨相向之益"。由于张氏禀性磊落,不持偏见,加上精湛的医术,故深为医林所重。当时许多医生患病或经名医治而不愈者,常邀他前往诊治。如叶天士表兄,儿科医生汪五符,患"夏月伤食",进自拟一方,而病加重。请其舅父叶阳生治之,服其药后,病情又见危象。遂急请张璐、新安程郊倩、云间沈明生等名医会诊。然而意见不同,治疗方案争持不决。在诸医欲脱手之时,终于"取证于石顽"。张氏审证辨脉,一剂而立起沉疴,使诸医无不叹服其神技。张璐在繁忙的诊务活动中积累了丰富的临床经验,他"诊病投药,必参古今,断以己意",反复推论。经过他数十年的努力实践,终于达到了"察脉辨证,补虚祛实,应如鼓桴,能运天时于指掌,决生死于须臾"的境界,声名卓著,被誉为"国手",与喻昌、吴谦并称为清初医学三大家。

璐年近半百,已学验俱富,医名当世,遂将主要精力放在著书立说方面。康熙甲辰(1664),张璐将《医归》内容复加整理,草创甫成,同道极力怂恿张璐速予付梓,璐以为"多数为惬,难以示人",仅取其中《伤寒缵论》《伤寒绪论》各二卷拟梓,过娄东(今江苏太仓)请同年胡周鼒为之序。康熙丁未(1667)张璐《缵》《绪》二论刊行。

康熙二十八年(1689),张璐鉴于医界流弊陋习,异端玄说,著成脉学专著《诊宗三昧》一卷,寓以三昧之水涤除尘见。

康熙三十四年(1695),张璐时年79岁,其医学生涯达到顶峰阶段。其学术思想之代表作《医通》以及药学专著《本经逢原》刊行于世。

康熙三十七年（1698）十一月，张璐年已 82 岁高龄，他完成了《千金方衍义》的编著工作，并序之曰："夫长沙为医门之圣，其立法诚为百世之师。继长沙而起者，唯孙真人《千金方》与仲圣诸书颉颃也。"乃"汇取旧刻善本，参互考订，遂一发明……爰名《千金方衍义》"。除著书外，张氏还非常重视医学教育，培养了一批较有成就的人才。除私淑及再传弟子外，已知门人就有十人之多。甚至年逾古稀，行走不便之时，仍"趺坐绳床"，耳提面命，为弟子解疑答难，诲人不倦。

张璐弟有汝瑚、曾余，俱业儒，汝瑚尚于康熙三十二年（1693）为《医通》作序，曾言"虽列贤书（举人），最留心于医理"。兄弟俱为时医。

张璐子：登、倬、以柔、讷四人。长子张登，字诞先，业医，著《伤寒舌鉴》一卷，刊于康熙六年（1667）；又与弟张倬共同参订张璐诠次之《伤寒缵论》并《伤寒绪论》各二卷。次子张倬，字飞畴，业医，著《伤寒兼证析义》一卷，刊于康熙六年（1667）；除与登兄参订《缵》《绪》二论外，尚补辑《医通》之《目科治例》内容；又《医通》收载医案中，有飞畴治验 17 例，甚为张璐器重可知。三子以柔，字安世，监生，儒且通医，撰《痘学心传》一篇："参入《医通》，弥补佚缺之憾。"康熙尝于乙酉年（1705）四月南巡过吴，以柔伏见圣上，恭进父璐遗书，深当上意，寻命医院校勘，置之南薰殿。四子张讷，字逊言，与登、倬、以柔诸兄并见于《医通》参订者列。

璐侄张大受，字日容，长洲人，康熙四十八年（1709）进士，居吴郡之干将门，干将门又名匠门（今苏州相门）故以自号，人称匠门先生，康熙三十八年（1699）为《医通》书序。

在张璐生平中有争议的问题是其卒年及籍贯；有关张璐的卒年，史料均无确切之记载，参考其他文献，诸说亦不统一。卒于 1698 年说，见于杨铭鼎《中国历代名医及其著述简表》；卒于 1700 年说，见于《中医大辞典·医史文献分册》《三百种医籍录》及俞志高《吴中名医录》；卒于 1701 年说，见于吴考槃《江苏医著》；卒于 1698 至 1705 年之间说见于余瀛鳌等《清初名医张璐生平及著作》。

今据《千金方衍义》"康熙岁次戊寅（1698）十一月既望八十二老人石顽张璐路玉序"，自叹："桑榆在望，欲作蜻蜻。"则张璐于 1698 年十一月即 82 岁时仍在世,虽体已衰弱,但思维仍佳。再据张大受康熙三十八年(1699)岁次己卯仲冬朔序,即称"先伯父石顽先生",说明张璐已此前寿终谢世。由此可以推知张璐卒年当在康熙三十七年(1698)十一月至翌年(1699)十一月。

有关张璐的籍贯:张氏祖籍昆山,后移居长洲。《清史稿》《苏州府志》《吴县志》《中华大辞典》等均云其"长洲人",观张璐子以柔《进医通疏》自称"江南苏州府长洲县监生张以柔谨奏",足证璐系长洲人。又据张璐的侄子张大受居匠门,人称匠门先生。匠门即相门,相门在苏州城东,正是属长洲县,张璐与大受系嫡亲伯侄,照例应居一地,则张璐乃相门人,故张璐为长洲人无疑。而《四库全书》《中国医籍考》及任应秋主编《中医各家学说》等偏谓其"吴江人",实属以讹传讹。

(《河南中医》,2007 年第 27 卷第 5 期)

清初名医张璐家世考

江苏省昆山市爱国卫生运动与健康促进委员会办公室　　　马一平

张璐是我国清初著名医学家,但国内已有文献中有关他的家世情况基本阙如。1999 年南京中医药大学刘炜的硕士学位论文《张璐学术思想研究》和2014 年华中师范大学历史文化学院金钰锁的硕士学位论文《清儒医张璐研究》,也都没有涉及张璐上代家世。笔者 2013 年起参加《苏州通史·人物传》编写工作,负责苏州历代医家的撰写任务,广泛搜集有关文献资料,虽未能觅得张璐本人的行状与墓志铭,但找到其一些鲜为人知的家世资料,基本搞清了其上下代世系,弥为珍贵。今撰斯文,以补张璐研究之缺。

一、迁居昆山安亭的张氏先祖

张璐的祖先,原籍是崇明。四世祖张思明,为明初苏州府崇明县长沙(今上海市崇明区所在地）人。配黄氏，生子绘。为迁昆山始祖。

张璐五世祖张绘，字元素，自崇明入赘同府昆山县安亭里［安亭镇自宋嘉定十年（1217）起由昆山、嘉定两县合辖，以南北向漕塘河为界，东属嘉定，西属昆山，1952年9月镇区昆山部分划归嘉定，今属上海市嘉定区安亭镇］吴氏，遂为昆山籍。曾投著名书法家沈度、沈粲兄弟之门。筑兰香堂，迎父思明移居安亭。世业农商，潜隐不显，里中称善人。配吴氏（1426—1515，高寿至90岁），生两子，祯、祥；四女，长女嫁同里尤鼎，生二子，长尤敷［嘉靖元年（1522）举人，宜兴知县］，次尤彻［嘉靖二十四年（1545）岁贡生］。

张璐亲生高祖张祯，字维庆，号梓庵，昆山籍。生于明正统十四年八月十九日（1449年9月5日）。少习举子业，不幸丧父，乃力任门户，放弃举业。然雅尚诗礼，每阅书史有所得辄记录，积久成帙。中岁好吟咏，感物写怀不事雕琢，时有新意，为人传诵，稿多散佚，仅存其一二，如《梓庵集》。性笃朴，奉母吴氏30余年，以孝闻。抚弟张祥情谊恳至，为其择名师就学，勉励有加，不累以家事，弟遂蔚有文名。喜欢收藏书画，曾得唐代大书法家张旭《春草帖》，特建"春草堂"以珍藏，好友吴门沈周作《春草堂图》并题诗以赠。与人交倜傥质直，不设城府。晚年家事日落，处之泊如，唯读书教子而已。嘉靖九年（1530）因幼子张意官职，被赠工部营缮司主事、承德郎。卒于正德二年九月二十三日（1507年10月28日），年59岁。墓在嘉定县安亭乡位字号一图顾浦之原。配朱氏（无出），妾丁氏，生三子，性、情、意；二女。

张璐嗣高祖（高叔祖）张祥，字惟瑞（一作惟粹），号子和，昆山籍。肆力于学问，有隽声，为庠生（秀才），正德年间成岁贡生。与兄家同居共爨，终身无矛盾。嘉靖年间因嗣子张情官职，被赠南京兵部职方司主事。著有《张子和诗集》。配杜氏。墓在嘉定县安亭乡位字号某图。

二、耕读起家的兄弟进士曾祖

张璐曾伯祖张性，青浦县庠生，生平事迹失考。

张璐曾祖张情，字约之，号少峰，昆山县人，匠籍出身，过嗣叔父张祥。生于弘治十二年（1499），父丧后，与弟张意由叔父张祥扶养。叔授诗，张情常手不释卷，刻苦攻读。入县庠后读书于昆山县城，嘉靖元年（1522）中南直隶举人,但春闱屡次失利,直至嘉靖十七年(1538)才考上进士,晚了其弟9年。授浙江处州府推官,颇有政绩。迁刑部福建司主事,以母老乞养,改南京兵部职方司主事,累迁车驾司员外郎、武库司郎中。母卒守孝,服除补南京兵部车驾司郎中。嘉靖三十三年(1554)出任江西九江府知府,会调三峒兵备,为政清静俭约。嘉靖三十七年(1558)升福建按察司副使(充兵备副使)。福建沿海倭患最为猖獗,次年率一旅军队抗击倭寇,先后斩获数百人,趋解连江之围,功绩卓著。然因责重权轻,事多掣肘,不能一展抱负,遂以病告归。与弟张意白首徜徉林壑间,人皆羡慕之。又七年卒。历仕20年,以廉自持。第宅在昆山县菜区四图西泗泾北岸(今上海市嘉定区安亭镇区西侧),又在昆山县城半山桥北筑宅院"不负碧山巢"和"奥旷巢筑",在嘉定县城宫保桥西建"孝友余庆堂"(以其父辈兄弟孝道、友善闻名于地方而命名)。亦喜爱收藏,与吴门著名书画家文徵明为至交,文徵明曾为其作《少峰图》。著有《公余寄拙稿》五卷(已刻)、《少峰文集》三卷(已刻)、《少峰诗集》三卷(已刻)、《括苍案牍》和《浔阳案牍》。配朱氏,生三子,应文、应武、应忠。卒于嘉靖四十五年(1566),墓在昆山县城西姑邈圩落霞浜(今属正仪街道)。入祀苏州沧浪亭五百名贤祠,石刻像碑上赞语为:"听讼讼解,御倭倭窜,萧墅才名,为一时冠。"

张璐曾叔祖张意,字诚之,号馀峰。生于弘治十七年(1504)。4岁丧父,与二兄张情育于叔父张祥家。叔授诗于张情、张意兄弟,意一览辄成诵,然好玩,二兄情中举人时其犹作童子戏。尔后折节读书,操笔作文有奇气,嘉靖七年(1528)25岁以嘉定籍(昆山人)中举人,次年联捷成进士,早二兄9年入仕。授工部营缮司主事,奉敕赴湖广采木,两年后升郎中,后营造九庙大功告成,晋两阶。次年擢为山东按察司副使,后因处理一案件坚持公道,与巡按御史发生激烈争执而致仕归。长子之梅善治生,用织啬起业而致家富饶。第宅在嘉定县安亭乡河号二图中市东岸(今上海市嘉定区安亭镇区东侧),又在宅北练祁江边购屋三楹,题名"栎全轩",归有光、徐学谟分别撰有《栎全轩记》。还修建"日涉园"。后为避倭寇,迁居嘉定西城,名其所为"四余"。日召好友欢饮其寓,弹琴、弈棋、赋诗,甚为快乐。又好游览山水,罢官后往来吴越,远至黄山、白岳、九华、雁荡诸山,无奇不探。其文简雅有法,诗多潇散闲逸之致。著有《楚吟》《齐云岩浏览志》《涉日园稿》《涉日园诗集》三卷、《涉日园文集》。性刚烈,不肯承奉人,为人坦夷,生平急于行义,救人急难而不顾己力,故终其身甚贫。兄弟友爱至白首，归有光移居安亭讲学后，张情、张意兄弟与其成为至友。配洪氏，继配王氏，妾陈氏，生五子，之梅、之松、之桂、之岱、之昆；二女。卒于隆庆四年(1570)，年67岁。墓在嘉定县安亭乡位字号某图浦家巷。入祀苏州沧浪亭五百名贤祠，石刻像碑上赞语为："质直好义，不畏言官，淡泊名利，逍遥桂冠。"

三、致力书画收藏的祖、父辈

张璐祖父张应文，字茂实，一字春唐，号彝甫，昆山人。生于嘉靖九年(1530)。少任侠，好击剑，致力于名画收藏，每为人调解纠纷如同长者。弱冠始有用世之志，嘉靖二十五年(1546)试入应天府学(后改苏州府学)，为生员。次年随父丁祖母忧返乡居，始师从在安亭讲学的同邑名儒归有光，攻读儒学经典，无不悉究。然六次乡试不第，至嘉靖四十三年(1564)秋才以府学生员游太学。万历四年(1576)，再一次参加乡试失利，遂弃科举。因父母相继亡故，安葬双亲后，迁居府城长洲县界。日读道家书，既而又学佛学，自号闻闻居士，又号被褐先生。为学博综古今，旁及星学、阴阳学，善文辞，工书画，尤善兰竹。收藏古今书画甚勤，并具很高的鉴赏水平。所居之室图书满床，鼎彝镦缶杂然并陈，人比之"米家船"，一时家藏珍图法墨甲于中吴。与文徵明两子、著名书画家文彭、文嘉为莫逆交，且通家姻娅，朝夕过从，无间寒暑，寻源溯流，订考古今，为时所望。又与一代文宗王世贞极为友善，且为姻亲(其元配王氏为王世贞族侄女)。与次弟应武、幼弟应忠并称"清河杰"。卒于万历二十三年(1595)，年66岁。著有《罗钟斋兰谱》二卷、《彝斋艺菊谱》、《国香集》一卷、《巢居稿》一卷、《罗钟斋集》、《张氏藏书》四卷、《清秘藏》二卷(卒后次年由三子张丑整理成书刊刻)等。配王氏，系王世贞族兄王罗溪之次女。生四子，厚德、重德、谦德(后改丑)、慎德(长、次子为嫡出)；三女，长女嫁给文嘉之孙文从简为妻。

张璐大叔祖张应武，字茂仁，号三江，昆山人。幼颖异力学，师事归有光，系为数不多的入室弟子，得其史学之真传。务穷根柢，自成一家。上述六经，下钩诸史，精熟古今人物、山川扼塞与兵农战守。少补秀才，即知名于时，然数试不利，未壮即弃科举。与内阁首辅、太仓王锡爵辨析《春秋》，王氏深为叹服地说:"即吾家专门,弗及也。"应武感慨三吴水利失修,操小艇出没吴淞江、太湖间,著《三吴水利论》3篇,为人所称,一时公卿县宰造访其庐。为人孝友天植,先辈遗业悉让于侄,终身布衣无悔。隐居嘉定县北乡葛隆镇,耕读课孙以自娱。晚岁卜居嘉定县南城,同邱集、娄坚、唐时升、程嘉燧辈讲论古学,寒暑无间。嘉定知县韩浚延请编纂《嘉定县志》。生平雅慕浙西山水,至六十余岁,方得策杖游天台山、雁荡山,归后自书游记于壁。万历二十九年(1601)其居不幸遭火灾,别住一室,屋敝上雨旁风,安然处之,嘱友娄坚在坐侧壁上大书一联"锦溪碧海新经眼,明月清风旧赏心",其豁达可见一斑。曾两举乡饮宾。万历三十五年(1607)夏起逐渐辟谷,至冬而逝。为诗清矫不群,著作有《文起斋集》六卷。墓在嘉定县一都翔圩。生二子,长安民,举乡饮宾;仲安定,字仲慧,早慧,5月能言,5岁习书,12岁会作文,15岁中秀才,然数试不举,益自刻励,好为五言古诗,清远有致,太仓王世贞十分器重之,以小友待之,惜患羸疾,卒时方29岁,遗有《仲慧诗稿》。

张璐小叔祖张应忠,字茂良,一字谢墩,昆山人。少警敏,受学于归有光,14岁即补庠生。及长博学高才,精治毛诗,好读《春秋》《左传》。所交皆一时名士,尽取高第者10余人,而应忠屡试不举。年已30余,叹曰"父母已不在,要干禄何用",遂不再应试。读长生书,兼研西方宗教。性和厚,虽家贫而好行善德,间里颂为笃行君子。丹铅不辍,种竹艺菊,时游佳山水。善书法,楷书、草书直逼晋唐。崇祯年间因子张振德生前官职,被赠兴文知县、文林郎,著有《谢墩集》。配周氏,生几子不详,有振德;长女嫁昆山王临亨(万历进士,刑部郎中),生子王志坚、王志长、王志庆,均是进士、举人与著名学者,有"一凤三雏"之誉。

张璐大伯父张厚德,字伯含,登科后改名德程,字以绳,号坤甫,一号宁宇,嘉定籍,昆山人。生于嘉靖二十八年(1549)。少曾从王世贞游,隆庆元年(1567)19岁即中举人。美风姿,酷爱书画收藏,继承了父亲的大部分藏品,又不断购买,蔚为大观,可惜后遭仇家烧劫,荡然无存。著有《张坤甫集》。配章氏,生子二,一为诞嘉;女五。

张璐二伯父张重德,字仲服,昆山人。亦喜书画收藏,著有《西鹿草堂诗钞》。配沈氏,生子六,女五。

张璐堂伯父张振德(小叔祖张应忠子),字季修,号岷孩,昆山人,生于嘉靖四十五年(1566)。8 岁就喜读忠臣孝子书籍,长补诸生,试辄高等。著作典雅,力追前人。书法师虞世南,草书尤妙。万历年间成贡生,万历四十四年(1616)选授四川兴文县知县,兴文为西部多民族杂居地,任内常问民间疾苦,卓有政绩。因而天启元年(1621)八月上级命兼署长宁县。同月奉檄至成都参与乡试考务事,恰在此时四川永宁宣抚蔺酋奢崇明谋反叛乱,杀死巡抚徐可求,副使骆日升、李继周,占据重庆。九月乡试考事毕,振德毅然赶回兴文坚守。二十四日叛敌攻兴文,振德率乡兵迎战,不敌退入城中固守。恰遭大风雨,叛敌毁土城攻入,振德复率众与敌巷战,死伤殆尽,亟驰入县署,命妻钱氏及二女在后堂持剑自刎死,取二印系肘后,坐前堂,命家人点火,火炽中自刎,以死明志,尽忠报国,满门死者 12 人。叛敌至县署址,见振德尸面如生,左手系印,右手握刀,忿怒如赴敌状,皆骇愕,口称忠臣,罗拜而去。叛敌散后,兴文士民具棺敛之,蒿葬邑之天坛山。事闻朝廷,天启二年(1622)下诏赐祭葬,归葬家乡,墓在昆山县朱塘乡傀偏湖张泾口,赠光禄卿,谥烈愍,在家乡昆山县丽泽门外敕建张烈愍公祠,妻钱氏赠贞烈、二女淑安、淑庆并赠孝烈,附祠祭祀。后人祀苏州沧浪亭五百名贤祠,石刻像碑上赞语为:"季修刚介,古之烈士,握节守官,名炳前史。"生平耽于文史,遗著有《晏山吏牍》二卷、《烈愍公全集》四卷、《越游记》《大峨游记》。生子二,张纪、张绳。

张璐三伯父张丑,原名谦德,一作广德,字叔益,后改字青甫,号米庵,别号亭亭山人。生于万历五年(1577),昆山人,随父移居长洲。凤禀异姿,丰采秀逸,年少中秀才。少年勤奋,14 岁即撰写《名山藏》(记载历代逸闻野史之书),至万历二十三年(1595)19 岁完稿,成煌煌 200 卷,著名文学家、书法家王稚登见后惊叹不已,欣然作序。又嗜《史记》,历时 10 年为之考订注释,成《校订太史公史记》。爱好广泛,博学多才,对花草、鱼虫、服饰、茶、香、墨等也都有深入研究,撰成《瓶花谱》《朱砂鱼谱》《茶经》《野服考》《焚香略》《论墨》等著作。又喜好昆曲,创作编辑《新词定本》(含《海岳镜》《清烈乘》《字字锦》《颗颗珠》等)18 卷。虽才华横溢,却屡次乡试不中,于是自万历二十八年(1600)24 岁起致力于对书画和古器的收藏、研究和鉴定,成为我国明代著名的书画收藏家和鉴定家,所著《清河书画舫》十二卷是收藏鉴赏辨验书画真伪之名著,影响很大;另著有《清河秘箧书画表》一卷、《法书名画见闻表》一卷、《南阳法书表》一卷、《南阳名画表》一卷、《真迹日录》五卷、《真迹日录二、三集》各一卷等书画论著。一生编写6部书画著录,在明代乃至中国书画鉴藏史上唯张丑一人,对明末清初及后世的书画鉴藏之风产生了广泛的影响,对中国书画鉴藏发展贡献很大。配郭氏。卒于崇祯十六年(1643),墓在娄门外利字圩。

张璐父张慎德,字宾明,昆山人,随父移居长洲。县学生员,教授生徒为生,著有《香雪居诗稿》。配徐氏,张璐母。

四、张璐兄弟及子侄辈

张璐,字路玉,晚号石顽老人,长洲人。生于明万历四十五年(1617),卒于康熙三十七年十一月十六日(1698年12月17日)至翌年十一月(1699年12月)之间。是"清初医学三大家"之一,医著宏富,有《伤寒缵论》二卷、《伤寒绪论》二卷、《诊宗三昧》一卷、《本经逢原》四卷、《张氏医通》十六卷、《千金方衍义》三十卷等,特别是《张氏医通》为从医者案头必备医典。妻长洲顾氏,生四子,登、倬、以柔、讷。因本刊往期有专文介绍,其生平此从简。

张璐弟张庆孙,字曾余,一字圣奇,嘉定籍,长洲人。16岁即从明季遗老讲究咨访,精研儒学。清顺治十一年(1654)中举人,三赴公车未中进士。退而筑室匠(相)门溪上,聚徒讲学,生徒益众。家贫常不能举爨,然胸襟浩然,一有所入辄济人危急。所与游者唯耆儒方外,势位赫奕之达官贵人并不往来。晚年益以赋诗课子为事,著有《尚书集要》八卷、《侣蛩斋诗集》六卷。卒年62岁。殁后,学者私谥履素先生,入祀乡贤祠。子大受在其学馆南(长洲县儒学东)葺孝廉船通小木桥,建张孝廉祠,江苏巡抚商邱宋荦为之题匾"履素",著名学者秀水朱彝尊作《履素先生祠堂记》。生几子不详,有子大纯、大受、士琦。

张璐长子张登,字诞先。业医,著《伤寒舌鉴》一卷。

张璐次子张倬,字飞畴。业医,著《伤寒兼证析义》一卷。

张璐三子张以柔,字安世。监生,业儒且通医。

张璐幼子张讷,字逊言。与诸兄共同参订父亲所编医著《张氏医通》。四人均为长洲人。

张璐侄张大纯,字文一,张庆孙子。县学生。与吴江徐崧同撰《百城烟水》,又自撰《三吴采风类记》十卷。

张璐侄张大受，字日容，大纯弟。嘉定籍，长洲人。自少凝重明敏，通洽古今，为文千言立就，16 岁赴郡试，知府高苍岩赞叹"江左无双"。弱冠即以能文受知于状元韩菼，识达才敏，洽闻博见。康熙二十九年（1690）考中江南举人（经魁），大受的闱墨传诵天下。但数次春闱不第，然名望日盛，四方登门受业者无虚日。弟子著录者数百人，砚席不能容，乃扩建其宅，筑拙斋、读书之亭、活碧之轩。清康熙三十八年（1699）己卯仲冬月朔为伯父的《张氏医通》作序。后至康熙四十八年（1709）才考中进士，选为翰林院庶吉士，授检讨。康熙五十九年（1720）主持四川乡试，等到归途，又奉命任贵州学政。教诸生以读书之法，并设书院义学，置田资膏火，奖励优秀者，黔中风气为之一变。雍正帝闻其成绩，命再任 3 年，未几疾作，卒于官，年 64 岁。附葬在昆山县城西姑邈圩落霞浜（今属正仪街道）高祖张情墓侧。著有《匠门书屋文集》三十卷、《侣蜑遗音》一卷。其诗文超隽，人尤爱其骈体。

张士琦，字天申，张璐侄（大受弟）。康熙二十三年（1684）副榜。参修《明史》，康熙四十一年（1702）出任江西永新县知县，有善政。亦能诗，著有《茧山诗草》《秋山小草》多种。

（《中医药文化》，2016 年第 5 期）

张璐的世籍与生平

江苏省吴县人民医院　　金庆江

张璐，字路玉，晚号石顽老人，清长洲人，生于明万历四十五年（1617），至清康熙三十七年（1698）82 岁尚健在。张璐少而颖悟，博贯儒业，自幼即留心岐黄之道。甲申（1644）年间，因避战乱，息居吴县洞庭西山，遂弃绝科举，致力医药。在西山 15 年中，他搜览了大量的古今医著，并对本草与方剂也作了长期的考察和验证，积累了丰富的医疗经验。顺治十六年（1659），赋归故园，他一方面继续医药研究，一方面不断撰写著作，先后有《伤寒缵论》《伤寒绪论《本经逢原》《张氏医通》《诊宗三昧》《千金方衍义》行世，是一位自学成才的吴中杰出医家。

一、世　籍

张璐祖籍昆山，移居长洲。《清史稿》《苏州府志》《吴县志》《中医大辞典》等云其"长洲人"，观张璐子以柔《进医通疏》自称"江南苏州府长洲县监生张以柔谨奏"，足证璐系长洲人无疑。而《四库全书》《中国医籍考》及任应秋主编《中医各家学说》等偏谓其"吴江人"，实属以讹传讹也。

又张璐弟汝瑚《医通》序云："家昆路玉，昆之望族，故明廉宪少峰公之孙、光禄烈愍公嫡侄。"考王德森《昆山先正遗文》：璐叔张振德，字季修，昆山人，万历丙辰以乡贡谒选为叙州兴文县令。天启初奢崇明叛乱，时振德兼署长宁，督乡兵与战。城破，以死赴难，妻女仆妇九人俱投火自焚，家童皆巷战而殁，唯次子得脱。熹宗闻，赐封光禄卿，追谥烈愍公。

张璐弟有汝瑚、曾余，俱业儒。汝瑚尚于康熙三十二年（1693）为《医通》作序。曾余见《医通》卷三痞满案："家弟曾余，虽列贤书（举人），最留心于医理。弟妇郑氏，乃世传女科中山之女，昆弟俱为时医。"

室配同邑顾氏，内兄顾九玉，内弟顾元叔。九玉颁诏假道归吴，中暑胸痞颅胀，璐与清暑益气、半夏泻心法，三剂见瘥（《医通》卷三痞满案）。元叔溺血茎疼，不时举发，璐予六味合生脉，用河车熬膏代蜜，丸服而痊（《医通》卷五溲血案）。内侄顾惠吉精医，尚向张璐借得《痘疹》一册，久假不归，遂致遗佚。后经张璐三子以柔参补，始成完璧（《医通》自序）。

张璐子：登、倬、以柔、讷四人。长子张登，字诞先，业医，著《伤寒舌鉴》一卷，刊于康熙六年（1667）；又与弟张倬共同参订张璐诠次之《伤寒缵论》并《伤寒绪论》各二卷。次子张倬，字飞畴，业医。著《伤寒兼证析义》一卷，刊于康熙六年（1667）；除与登兄参订《缵》《绪》二论外，尚补辑《医通》之《目科治例》内容；又《医通》收载医案中，有飞畴治验 17 例，甚为张璐器重可知。三子以柔，字安世，监生，儒且通医，撰《痘学心传》一篇，参入《医通》，弥补佚缺之憾。康熙尝于乙酉年（1707）四月南巡过吴，以柔伏见圣上，恭进父璐遗书，深当上意，寻命医院校勘，置之南薰殿。四子张讷，字逊言，与登、倬、以柔诸兄并见于《医通》参订者列。

璐侄张大受，字日容，长洲人，康熙四十八年(1709)进士。居吴郡之干将门，干将门又名匠门(即今之苏州相门)，故以自号，人皆称匠门先生(《碑传集·张学政大受小传》)。康熙三十八年(1699)为《医通》书序。张璐故居考证罕见，愚意可能即在相门一带，愿与同道日后留心访考。

二、生　平

张璐生于明万历四十五年(1617)，其《医通》自序"余生万历丁巳"可证。幼年读书，旁通医术，少而颖悟，博贯儒业。尚谓："余自束发授书以来，留心是道。"(《千金方衍义》序)"志学之年，留心是道。"(《医通》自序)可见张璐在15岁时即对医药有浓厚的兴趣，在业儒之余，研习岐黄之道。

胡周萧，字其章，太仓人，明崇祯庚辰进士。据其《医通》叙称"年家张子璐玉"(封建科举制度中同榜登科者互称"年家")；又据张以柔《进医通疏》称"故父臣张璐"，可知张璐在明末曾参加科举考试，并获功名，只是未能致仕而已。

甲申(1644)世变，明清鼎革，张璐时年27岁，因避战乱，息居"灵威丈人之故墟"(今苏州洞庭西山灵屋洞一带)。西山地处苏州西南百里，乃太湖之中孤岛。张璐身居此间达15年，深叹茕茕孑遗，身同匏系，章句荒落，仕途渺茫，遂弃绝科举，励志岐黄，钻研医药，著书自娱。他一方面搜览了大量的医学著作，一方面对方药也作了长期的考察与验证。如《医通》张大受序云："专心医药之书，自黄岐讫近代方法，无不搜览，金石、鸟兽、草木，一切必辨其宜，澄思忘言，终日不寝食，求析其终始。"张璐在西山生活了15年，至顺治十六年(1659)43岁时离开西山，赋归故园。其间整理医学笔记盈箧，因名之曰《医归》。

明末清初，乃吴中医学中兴之际，盖汉人受"一民不事二君"忠君思想影响颇深，加之传统文化、科试制度之偏异，儒林上达每多隐迹于医，致使当时医界文化素质与理论水平普遍提高。尤其是在吴中繁华地区，更是人才济济，高手云集，此亦吴中多名医、多著作之重要原因之一。张璐回到苏州后，交游极广泛，近者昆沪，远则徽浙，慕名与交者，大有人在。如当时名医叶阳生、程郊倩、李修之、沈朗仲、尤生洲、马元仪、王公俊、吴雨公、郑月山、汪缵功等，俱与之有往来切磋。周中孚《郑堂读书记》称其"察脉辨证，补虚祛实，应如鼓桴,能运天时于指掌,决生死于须臾"。

康熙甲辰(1664),张璐经过数年的修订,将《医归》内容复加整理,草创甫成,同道极力怂恿张璐速予付梓,璐以为"多数未惬,难以示人",仅取其中《伤寒缵论》《伤寒绪论》各二卷拟梓,过娄东(今江苏太仓)请同年胡周鼐为之序。康熙丁未(1667)张璐《缵》《绪》二论刊行,同时有其长子张登《伤寒舌鉴》一卷、次子张倬《伤寒兼证析义》一卷行世,是皆衍释仲景遗旨,发明伤寒余绪之作,甚为同道颔许。

康熙二十八年(1689),张璐鉴于医界流弊陋习,异端玄说,著成《诊宗三昧》一卷,是为脉学专著;寓以三昧之水涤除尘见,与《伤寒舌鉴》堪为同工异曲之妙。

康熙三十四年(1695),璐时79岁,其医学生涯达到顶峰阶段,其学术思想之代表作《医通》以及药学专著《本经逢原》刊行于世。

康熙三十七年(1698)十一月,张璐年已82岁高龄,他完成了《千金方衍义》的编著工作,并序之曰:"夫长沙为医门之圣,其立法诚为百世之师。继长沙而起者,唯孙真人《千金方》,可与仲圣诸书颉颃也。"乃"汇取旧刻善本,参互考订,遂一发明……爰名《千金方衍义》"。

有关张璐卒年,尝考多种史志资料,均无确切之记载。再参阅其他文献,诸说亦并不统一,大致罗列如下。

卒于1698年说,见杨铭鼎《中国历代名医及其著述简表》。

卒于1700年说,见《中医大辞典·医史文献分册》《三百种医籍录》及俞志高《吴中名医录》。

卒于1701年说,见吴考槃《江苏医著》。

卒于1698—1705年说,见余瀛鳌等《清初名医张璐生平及著作》。

今据《千金方衍义》"康熙岁次戊寅十一月既望八十二老人石顽张路玉序",自叹:"桑榆在望,欲作蜣蜋。"则张璐于1698年11月82岁时仍在世,虽体已衰弱,但思维仍佳。再据张大受康熙三十八年(1699)岁次己卯仲冬月朔序,即称"先伯父石顽先生",说明张璐已于此前寿终谢世。由此可以推知张璐卒年当在康熙三十七年(1698)十一月至翌年(1699)十一月之间。

清初医界国手——张璐

北京中医药大学　　甄雪燕　赵　歆

三伏天是一年中阳气最旺的时节，也是人们最容易贪凉饮冷耗伤阳气的时候。"三伏贴"有助于扶助人体阳气、加强机体卫外功能和减少由于阳气不足而导致的一些疾病的复发。尽管穴位贴敷已有两千多年的历史，但最早详细记载"三伏贴"的人是清代医家张璐。

一、回归故园

张璐，字路玉，晚号石顽老人，长洲人。生于明万历四十五年（1617），卒于清康熙三十七年（1698），是著名的"清初医学三大家"之一。

受"医儒同道"观念的影响，张璐学习儒学的同时兼习医业。原本学医是闲暇时候的爱好，步入仕途才是张璐的人生目标。然而生不逢时，明末朝纲混乱，国势衰落，崇祯十七年（1644），明朝灭亡，张璐走仕途的愿望落空。面对乱世，张璐自认为没有经国之才以救民于水火之中，只好专心于医学，换一种方式实现自己"济世"的愿望。于是，隐居在洞庭山中，苦读医书，精研医道，同时以著书自娱。

清政府入关以后政权日趋稳定，张璐便决定赋归故园继续从事医业。经过十多年的不断学习和积累，张璐的医学造诣已经达到了"出神入化"的境界。当时吴中地区医学界人才济济、高手云集，张璐因其高超的医术和渊博的学识而享誉吴中，被誉为"国手"。吴中许多名医也慕名与其交往，如当时的名医叶阳生、程郊倩、李修之、沈朗仲等。回归故里后，张璐整理其隐居15年间的医学笔记，并将其命名为《医归》，意寓隐居归来。

二、厚积薄发

张璐对医学著作的态度十分严谨，自认为《医归》一书"多所未惬，难以示人"，于是将其搁置一旁，没有刊出，继续补充完善。张璐曾经说过："艺术之学,唯医林最繁,汗牛充栋,莫可名喻。"他认为医学典籍汗牛充栋,如何在这些典籍中找到医学理论的精髓所在,如何让学医者掌握真正的医学知识,是摆在众多医家面前的一个难题。尤其当时医学界"诸家各殊,恒不能一",且"医书愈多,医学愈晦",令初学者无所适从。于是,张璐在结合己见的同时广征博引,将《医归》修改十多次,补充成一本贯通各家且适用于临床的医学著作。

晚年,张璐又再事检点,命次子将《目科治例》加入其中,又命三子将《痘疹心传》加入。至此,《医归》内容已补充完整,张璐便将书名改为《医通》(又名《张氏医通》)。《医通》是一部内容十分丰富的综合性医书,是张璐学术思想的代表之作,其中凝聚了他 50 多年的临床心得和医疗经验。

1705 年,适逢康熙皇帝南巡,张璐的三儿子将《医通》恭进,康熙皇帝下令交御医张璐查看此书,张璐给出了"此书各卷原于《内经》,可比《证治准绳》"的评语。于是,《医通》很快得以刊行。全书内容以内科为主,兼及其他各科,分门分证,引历代医学文献,并结合张璐自己的临证实践经验,具有很高的实用价值。不久,《医通》便被辑入《四库全书》,对清代的医学发展产生了重要影响。后来,日本人滕谦斋专门研究了《张氏医通》,并撰写了《张氏医通纂要》。由此可见,张璐学术思想传播之广,影响之深。

三、医家十戒

"醫"字是怎么形成的?有什么内涵吗?对于"醫"字的来历,张璐从它的结构说起,认为:"轩辕氏以治兵之余治病,于是医字下笔从医。""中藏矢殳,内攻脏腑之疾,与用兵不异。其下从酉,乃古酒字。"张璐认为古代人服药,多以酒相助,但是后世不理解从"酉"的缘故,就认为这是"巫",以至于生病时就从事于巫术,以致害人性命。从"醫"字说起,借用这个故事,张璐引出了他对医德修养的认识。医者应该去做什么,不能做什么,或者说医者不能拥有哪些陋习。张璐把这些陋习归为十种,称为"石顽老人医门十戒",包括:薰莸时习戒、恃才妄作戒、任性偏执戒、同流合污戒、因名误实戒、师事异端戒、贵贱混治戒、贫富易心戒、乘危苟取戒、诋毁同道戒。

张璐认为,作为医者不应有方术之气,除非具有特殊的天分,否则没有捷径可走;只能端正态度,怀揣本分,学习医学经典,循序渐进,才能顺其自然地习得医学真谛。张璐尤其痛恨异端邪说，认为巫术为人所不齿，师事异端邪说尤其要戒。

医者在行医过程中不可避免地会牵涉到同道之间、医患之间的关系及取酬之事。张璐极力反对同道之间相互诽谤和自私保守的作风，提倡广交同道、切磋医术，这样才能互资相长；而医患之间应该互相信任，医者尤其要"以利济为任"，不可因病患贫富而改变济世之心，要充分体恤贫困患者的艰难处境，尽力为其救治。

此外，张璐反对"贵贱混治"。当然，这并不是因为他嫌贫爱富，而是因为富庶之家与贫困之家的患者长期在生活饮食习惯上有很大的不同，可能造成患者不同的体质、不同的病因机制，所以需用不同的方法与药物来进行治疗。

著书临诊之余，张璐还非常重视医学教育，培养了一批医学人才，除私淑及再传弟子外，已知门人就有十多人。甚至，张璐年逾古稀行走不便之时，仍然躺在床上为弟子解疑答难，诲人不倦，真无愧吴中"国手"的称号。

（《中国卫生人才》，2018 年 02 期）

张璐著作考略

苏州市吴门医派研究院　　欧阳八四　周　曼

张璐一生著述颇多，著有《伤寒缵论》《伤寒绪论》《张氏医通》《千金方衍义》《本经逢原》《诊宗三昧》等，是一位自学成才的吴中杰出医家。张氏著书，以博通为主，不局限于一家之学，持论平实，不立新异，较切实用，故流传较广。治病则多取法薛己、张介宾，喜用温补之剂。

一、《张氏医通》

综合性医书，十六卷。成书于清康熙三十四年乙亥（1695），是张璐研究内伤杂病的专著,这时张璐已 79 岁高龄。该书体例仿王肯堂《证治准绳》,内容极丰富,包括内、外、妇、儿、五官等科,并附验案。书中博采历代六十余家著述,参考百余种书籍,历数十年,十易其稿而成。康熙四十四年乙酉(1705),康熙皇帝南巡,张璐之子以柔将本书恭进,得旨留览,交当时御医张鉴查看,得"此书各卷原于《内经》,可比《证治准绳》"等评语,遂得刊行。现存清康熙四十八年己丑(1709)宝翰楼刻本等十余种清刻本,以及多种石印本、铅印本。另见于《张氏医书七种》。

前十二卷,自中风至婴儿门,凡十六门,每门又各分子目。各病先列《内经》及《金匮要略》的论述,次引诸家之说,最后附以治例。所引诸家,有《千金要方》、李东垣、朱丹溪、赵献可、薛己、张介宾、缪希雍、喻嘉言等。末附己论,凡各家持论不一致者,即荟萃其言,验之古今,以折衷之;凡相传古说,于理不通者,即删削不录;凡词语不畅,义理不明者,即润色发挥,阐明其意,务在"广收历览,由博返约"。后四卷为诸门方论,共九十四门,不分子目。

此书起初名为《医归》,未及刊行,而佚其"目科""痘疹"两册,晚年命其次子张倬重修"目科治例",三子张以柔重修"痘疹心传",补成完帙,改名《张氏医通》。该书对后世影响较大,后世医家对治疗杂病的法则,一般来自《张氏医通》者较多,人称"诚医学正宗也"。

二、《伤寒缵论》与《伤寒绪论》

伤寒类著作,《伤寒缵论》成书于清康熙二年癸卯(1663),共两卷;《伤寒绪论》成书于清康熙四年乙巳(1665),共两卷。两书刊行于康熙六年丁未年(1667),现有康熙丁未年刻本等十余种清刻本及铅印本、石印本、抄本等存世。两书均可见于《伤寒大全》《张氏医书七种》。

张璐博览《伤寒论》诸家注本,有"多歧而不一"的感慨,认为:"仲景书不可以不释,不释则世久而失传,尤不可以多释,多释则辞繁而易乱。"及见方有执《伤寒论条辨》和喻昌《尚论篇》等书,在反复研读之后,"向之所谓多歧者,渐归一贯",于是采《尚论篇》及各家之注,为之发明,衍义出缵、绪二论。"缵者,祖仲景之文;绪者,理诸家之纷纭而清出者,以翼仲景之法,汇明其源流。"

《伤寒缵论》以《尚论篇》及各家之注，为之发明，并参以作者己见而重事排纂，对其认为王叔和编纂失序处，一一次第。详六经、明并合、疏结痞、定温热，暨痉、湿、暍等似伤寒者，分隶而注释之。上卷太阳病分三篇，阳明病分二篇，少阳、太阴病各一篇，少阴病分二篇，厥阴病一篇。下卷又分脏结结胸痞篇、合病并病篇、温热病篇、脉法篇、伤寒例等六篇。本书凡例，先载原文，次附注释，末录正方 113 首。其编次第虽不同于王叔和，但条理明晰，可使读者豁然。

《伤寒绪论》搜前人之论以补《伤寒论》原书在流传过程中的残佚和证治不全，首载六经、传变、合病、并病、标本、治法及伤寒以下四十余证，其次分别表里证，如发热、头痛、项强、结胸、自利之类；又分列冬温、春温、疫病及类证、挟证之辨，末录杂方 120 余首。

三、《本经逢原》

本草著作，四卷，刊于清康熙三十四年乙亥（1695），是张氏注释发挥《神农本草经》的著作。现存清康熙三十四年乙亥（1695）长洲张氏隽永堂刻本等十余种刻本及数种日本刻本、铅印本、石印本，另有合刊本见于《张氏医通》《医学初阶》。

张氏鉴于《神农本草经》所载药物较少，其中有的临床少用，有的失传，而后世常用药物，却付阙如。张氏有鉴于此，遂以《神农本草经》为基础，经过增减，收药 700 余种，阐明《神农本草经》大义，兼及各家见解，而成本书。书中药物分类，主要参考《本草纲目》，分列三十二部，分四卷。卷一为水、火、土、金、石、卤石、山草部；卷二芳草、隰草、毒草、蔓草、水草、石草、苔草部；卷三为谷、菜、果、水果、味、香木、乔木、灌木、寓木、苞木、藏器部；卷四为虫、龙蛇、鱼、介、禽、兽、人部。每一药名之下，先录其别名、性味、产地、形态、鉴别等，次录《神农本草经》原文，然后为"发明"。"发明"之中，为其个人用药经验及心得，或引前代文献、诸家治法，或录个人见闻，加以阐释说明，或对于前人不足之处加以评定补充，对于时弊则予更正。《郑堂读书记》评曰："学医者观之，左右逢源，不逾《本经》绳墨，足以为上工也。"

四、《千金方衍义》

方书类著作，三十卷。刊于康熙三十七年（1698）戊寅，为历史上唯一一部《千金要方》注释之书。现存清康熙三十七年（1698）戊寅刻本等数种清刻本及数种石印本、抄本。

《千金要方》原为唐代孙思邈著作，张璐以为继长沙而起者，唯本书可与仲景诸书颉颃上下，然"自唐迄明，绵历千余载，无有能阐发其奥蕴者，故庸医袖手咋舌，吐弃而不用，贤者用之，而反为世俗所诟，病其不至泯没而无传也亦几矣"（本书席世臣序）。作者盛赞孙氏《千金方》法良意美，其辨治之条分缕晰，制方之反激逆从，"非神而明之，孰能于斯？"因汇取旧刻善本，参互考订，逐一发明，对其中所载方剂（不包括医论、药物与针灸）予以注释衍义，尤于立方治则中之"反用、激用之法"，加以深入探讨，详尽解说。尤于用药之过于峻利者，则又斟酌于南北风气、资禀强弱予以化裁。《郑堂读书记》评是书"实足以发蒙振聩，而有功于孙代不浅"。

五、《诊宗三昧》

脉学类著作，又名《石顽老人诊宗三昧》，刊于康熙二十八年（1689）己巳，一卷。本书张璐撰，张登编。现存康熙二十八年（1689）己巳金阊书业堂刻本等数种清刻本及日本刻本、铅印本、石印本、抄本等，另见于《伤寒大成》《张氏医书七种》。

张璐认为人有疾病，莫不见之于脉，故治疾尤要于测脉，因此作本书专明脉理。张氏鉴于当时医界流弊陋习，异端玄说，寓意"以三昧水涤除尘见"。"三昧"，乃梵文。《大智度论》卷五："善心一处住不动，是名三昧。"是指专心注一境而不散乱的精神状态，义蕴深奥，故《诊宗三昧》有诊断秘诀之意。是书首论宗旨，次列医学、色脉、脉位、脉象、经络、师传、口问、逆顺、异脉、妇人、婴儿，凡十二篇。其察脉辨证之精细，分析之全面深入，对后世有一定的影响，后世脉学著作引用者不在少数。《郑堂读书记》评价此书为"与李氏《濒湖脉学》，同一精密之作"。

六、《伤寒大成》与《张氏医书七种》

《伤寒大成》与《张氏医书七种》是张氏（包括其子）著作的丛书本。《伤寒大成》又名《伤寒大成五种》，是张璐父子所撰写的五种伤寒（或与伤寒有关的）著作汇编。包括《伤寒缵论》《伤寒绪论》《诊宗三昧》《伤寒舌鉴》《伤寒兼证析义》，有清康熙五年（1666）丙午隽永堂刻本等多种清刻本和日本刻本，也见于《张氏医书七种》中。《张氏医书七种》，刊于康熙三十八年（1699）己卯。包括《张氏医通》《本经逢原》《诊宗三昧》《伤寒缵论》《伤寒绪论》《伤寒舌鉴》《伤寒兼证析义》。现存清康熙宝翰楼刻本及清嘉庆六年（1802）辛酉金阊书业堂刻本等多种清刻本、日本刻本、抄本、石印本。

七、其　他

从《全国中医图书联合目录》及有关著述中，可见署名以张璐为主，或后人（包括国外学者）将张氏著作重予编辑整理的著作亦有数种如下。

《经验麻疹真传》，五卷。旧题"（清）张璐（石顽）著"。《全国中医图书联合目录》未录，上海中医药大学图书馆和苏州市中医医院现藏光绪二十七年（1907）刊本。

《麻疹秘传》，六卷。《全国中医图书联合目录》载：《麻疹秘传》六卷，（清）张石顽、俞中和合撰，撰年未详。现有清光绪十四年（1888）戊子刻本，藏于上海中医药大学图书馆和上海图书馆。

《五家医案》。此书《全国中医图书联合目录》未予收录，但载于《上海中医学院中医图书目录》中，铅印本。此书旧题"张璐等著"，系近人徐衡之、姚若琴汇集清代五大名医（张璐、喻昌、魏之琇、徐大椿、陈修园）所著书中医案编纂而成。

《张氏医通纂要》。是日本人滕谦斋精研《张氏医通》，"提其要，为小册子"，其子滕立顺校正再四，于日本安永五年（1776）刊行。

《医通祖方》。旧题"（清）张璐（路玉）纂述"。此书《中医图书联合目录》不载，现上海中医药大学图书馆藏有"猷小云抄本"。

张璐积毕生精力致力于医学,勤奋诚笃,至老不辍,终成一代杰出的医家。《慎斋遗书·提要》称:"自明以来,江南言医者,类宗周慎斋……雍正以后,变而宗张路玉。"可见张氏影响之大。

(《吴中医家与医著》,江苏凤凰科学技术出版社,2016年)

 # 清初名医张璐生平及其著作

中国中医研究院　　路京达　张　遥　余瀛鳌

一、生　平

张璐,字路玉,号石顽。明万历四十七年(1617)出生于江苏省吴县(今属江苏苏州吴中区)一个较有名望的家庭。其祖父张少峰曾在明代为官。

张氏少而颖悟,博贯儒业,文思敏捷,"诗宗晚唐",本欲攻举子业,步入仕途,然时值明季,朝纲混乱,国势倾危,张氏自叹"生遭世变,琐尾流离",而又"乏经国济世之略",遂"弃绝科举",专心于"性命之学","隐于洞庭山中十余年",精研医道,以著书自娱。

迨至顺治十六年(1659),清政权已日趋稳定。于是,张氏"赋归故园",专事医业。在繁忙的诊务活动中,张氏积累了丰富的临床经验。他"诊病投药,必参酌古今,断以己意",反复推论。由于他数十年的不断努力和实践,终于达到了"察脉辨证,补虚祛实,应如鼓桴,能运天时于指掌,决生死于须臾"的境界,声名卓著,被誉为"国手"。

在同道之间,他极力反对相互诽谤和自私保守的作风,提倡广交同道,切磋医术,认为这样有"互资相长之功,切磨相向之益"。由于张氏禀性磊落,不持偏见,加上精湛的医术,故深为医林所重,当时许多医生患病或经名医治而不愈者,常邀他前往诊治。如叶天士表兄,儿科医生汪五符,患"夏月伤食",进自拟一方,而病加重。请其舅父叶阳生治之,服其药后,病情又见危象。遂急请张璐、新安程郊倩、云间沈明生等名医会诊。然因意见不同，治疗方案争持不决。在诸医欲脱手之时，终于"取证于石顽"。张氏审证辨脉，一剂而立起沉疴，使诸医无不叹服其神技。

50岁后，张氏已学验俱富，医名当世，遂将主要精力放在著书立说方面。康熙丁未年（1667），在他励志岐黄三十寒暑之际，出版了《伤寒缵论》《伤寒绪论》。此后，又陆续撰写了《诊宗三昧》《张氏医通》等著作。

除著书外，张氏还非常重视医学教育，培养了一批较有成就的人才。除私淑及再传弟子外，已知门人就有十人之多。他甚至在年逾古稀，行走不便之时，仍"趺坐绳床"，耳提面命，为弟子解疑答难，诲人不倦。

康熙戊寅年（1698）十一月，张氏以82岁的高龄为自己的最后一部著作《千金方衍义》撰写了序文，此之后不久而寿终。

关于张氏的卒年，《吴县志》《苏州府志》《清史稿》等史料中均未注录，在其他文献中也未能找到确切的记载。诸家的看法虽不一致，但相差仅在数年之间。如：

杨铭鼎在《中国历代名医及其著述简表》一文中定卒于1698年，近年出版的《中国医史年表》从其说。

《中医大辞典·医史文献分册》《三百种医籍录》均定于1700年。

吴考槃于《江苏医著》中认为，卒于1701年。从康熙四十四年（1705）天子南巡至吴时，张幼子以柔进《医通·疏》中"臣故父、臣张璐"一语来看，张氏当卒于1698—1705年。

二、著 作

1.《伤寒缵论》《伤寒绪论》 各二卷，同刊于康熙丁未年（1667），是张氏研究伤寒的姐妹篇著作。此二书反映了张氏研究伤寒的一些见解，书中对于温热病的卫气营血病机传变等方面，提出了不少新颖见解和精辟论述，对以后卫气营血辨证学说的形成，起到了承前启后的作用。

2.《诊宗三昧》 一卷，又名《石顽老人诊宗三昧》，为脉学专著。张氏认为"入门宗派不慎，未免流入异端"，立志"吾当以三昧水涤除尘见"，故撰此书。"三昧"，乃梵文。《大智度论》卷五："善心一处住不动，是名三昧。"

是指专心注一境而不散乱的精神状态,义蕴深奥。《诊宗三昧》有诊断秘诀之意。书中对脉证的分析比较全面深入,具有一定的影响,后世脉学著作引用者不在少数。《郑堂读书记》评价此书为"与李氏《濒湖脉学》,同一精密之作"。

该书自康熙己巳年(1689)出版后,又曾多次再版刊行。中华人民共和国成立后也出过两种铅印本。

3.《张氏医通》 十六卷。张氏从 1644 年就开始撰写此书,至"岁己亥,赋归故园"时编成。初名《医归》,但"自揣多所未惬,难以示人"。又不断修订,严加取裁共参考医籍 130 种,十易其稿。并请当时著名医家尤乘、李惺菴、马元仪、陈三农等 48 人参阅,前后经过 50 年,才于康熙三十四年(1695)定稿刊行。清代著名文学家朱彝尊称张氏著此书"用心切而为力勤也"。

该书是反映张氏学术思想的代表作,其编纂方法,悉依王肯堂《证治准绳》,且选辑更精。取历代各家方论,荟萃折衷之。凡难明之处,虽语出名贤,亦概置不录,务在广收历览,由博返约,"俾后世修岐黄之学者,昭然共由"。全书内容丰富,叙述系统,自刊行以来流传颇广,故人称"诚医学正宗也"。

本书目前在国内存有十几种版本,中华人民共和国成立后亦曾出版过铅印本。

4.《本经逢原》 四卷。撰于康熙乙亥年(1695)。此书对药物分类,取材以《本草纲目》为主,分 32 部,载药 700 余种,每药先记其性味、产地、炮制;次记《本经》原文,再加以发明,兼及诸家治法。论述颇多个人见解,反映了张氏临证用药经验心得。《郑堂读书记》评曰:"学医者观之,左右逢源,不逾《本经》绳墨,足以为上工也。"

5.《千金方衍义》 三十卷,康熙戊寅年(1698)刊行。其自序云:"继长沙而起者,唯孙真人《千金方》可与仲景诸书颉颃上下也。伏读三十卷中,法良意美……非神而明之,其孰能与于斯。"但恐真人之书无人能读而致失传,遂汇取《千金方》旧刻善本,参互考订,进行校勘,并对其中所藏方剂予以注释发挥,尤对立方法则中的"反用、激用"之法,深究而详说之。《郑堂读书记》评是书"实足以发蒙振聩,而有功于孙代不浅"。

我们从《中医图书联合目录》及有关著述中，可见署名以张璐为主，或后人（包括国外学者）将张氏著作重予编辑整理的著作亦有数种。如下：

（1）《经验麻疹真传》，五卷。旧题"（清）张璐（石顽）著"。《中医图书联合目录》未录。上海中医学院图书馆现藏光绪二十七年（1907）刊本。

（2）《麻疹秘传》。《中医图书联合目录》载："《麻疹秘传》六卷。（清）张石顽、俞中和合撰，撰年未详。"现有清光绪十四年（1888）戊子刻本，藏于上海中医学院图书馆和上海图书馆。

（3）《医通祖方》。旧题"（清）张璐（路玉）纂述"。此书《中医图书联合目录》不载。现上海中医学院图书馆藏有"猷小云抄本"。

（4）《五家医案》。此书《中医图书联合目录》未予收录。但载于《上海中医学院中医图书目录》中，出版于1945年，铅印本。此书旧题"张璐等著"系近人徐衡之、姚若琴汇集清代五大名医（张璐、喻昌、魏之琇、徐大椿、陈修园）所著书中医案，编纂而成。

（5）《张氏医通纂要》，是日本人滕谦斋精研《张氏医通》后，"提其要，为小册子"。其子滕立顺校正再四，于安永五年（1776）刊行。

《张氏医通》在康熙年间已东传日本，并获得较高的评价。日人曾盛赞曰："张路玉者，清之名家，切叹之网罗群书，精穷奥蕴，分症辨脉，研究古今之方，题曰'医通'，可谓方法大备矣。"由此可见，张氏不仅在国内负有盛誉，且声名远播，在国外亦有一定的影响。

此外，清代曾汇刊张氏父子的著作，以下述两种丛书最为著名。

《伤寒大成》：又名《伤寒大成五种》，是张璐父子所撰写的五种伤寒（或与伤寒有关的）著作。包括《伤寒缵论》《伤寒绪论》《诊宗三昧》《伤寒舌鉴》《伤寒兼证析义》。

《张氏医书七种》：刊于康熙己卯年（1699）。包括《张氏医通》《本经逢原》《诊宗三昧》《伤寒缵论》《伤寒绪论》《伤寒舌鉴》《伤寒兼证析义》。

张璐积毕生精力致力于医学，勤奋诚笃，至老不辍，终成一代杰出的医家。《慎斋遗书·提要》称："自明以来，江南言医者，类宗周慎斋……雍正以后，变而宗张路玉。"可见张氏影响之大。

颖秃半床，卓识纷披

——谈张璐及其著作《张氏医通》

上海中医学院　　朱伟常

清初著名医学家张璐（石顽），自明崇祯末年至清康熙三十二年（1644—1693），历时五十寒暑，"颖秃半床，稿凡十易，"完成了他的巨著《张氏医通》（简称《医通》）。不久，《医通》被辑入《四库全书》，嗣后对有清一代的医学发展产生了重要影响。

最近，上海科学技术出版社重印此书，喜得再读，如晤故人，却又增添了一番新的认识。

一、《张氏医通》简介

《医通》十六卷，内容包括内、妇、儿、外及五官各科，理精法美，案佳方良。因其具有卓越的学术思想和很高的临床价值，所以长期以来为医林前辈所深爱。

此书所引的医学文献，上自《灵》《素》，下迄清初，达130种之多，并还参入了作者的毕生学验。究其宗旨，务在广搜历览，由博返约，将"千古名贤至论，统叙一堂；八方风气之疾，汇通一脉"。

《医通》在各科病症之前，首列《内经》病机、《金匮》治例，但因其文辞质奥，所以详加释义，以明其旨，其间不乏真灼之见，如解《素问·咳论》"五脏六腑皆令人咳"，以为："虽言五脏六腑皆令人咳，其所重全在肺胃，而尤重在'外内合邪'四字，人身有外邪，有内邪，有外内合邪，此云五脏之久咳乃移于六腑，是指内邪郁发而言，若外邪入伤肺合而咳，原无脏腑相移之例也。"其所论述是发人深省的。又解"少火""壮火"，以为："火在丹田之下者是为少火，离丹田而上者是为壮火，少火亢极则为壮火。"他将少火指为真火，壮火指为邪火，也颇有见地。他如《素问·阴阳应象大论》"阳之气，以天地之疾风名之"一句，张璐认为"即此一语，可证风从内发"，确实见解不凡。后来叶桂所谓"阳化内风"，不离此意。

《医通》还保存了一些罕见的医学文献，如《洁古要略》《制药秘旨》《黄安道读宣明论说》《丹溪或问》、邵元伟《医学纲目》、盛启东《医林黄冶》、陆丽京《医林新论》、刘默生《治验》等。《医通》所引，多属精彩之论，如刘默生论吐血有血络膈膜伤破说，以为："吐血一证，人唯知气逆血溢、火升血泛，不知血络膈膜之伤破。已伤之膜复有损伤，其吐必多，膈膜伤处有瘀血凝定，血来则缓。若阴火骤冲破瘀积之血，则血如潮涌，面赤如醉，脉亦急疾。少顷火退神清，面白气平，血亦渐止，用药须乘此时。瘀积荡尽，缓缓清理，徐徐调补，然不可骤壅，亦不可用耗气之药。悉知此义，治血有本矣。"又如陆丽京《医林新论》论内伤有三：一为劳役伤脾，二为饥饱伤胃，三为负重伤血，指出血伤在胃口则咳呕血腥，痞满少食，膈间隐隐刺痛，脉必气口见弦，饱食奔驰人多有此。主张用犀角地黄加酒大黄，以夺其势，然后因病制宜用药。凡此等等，多能开人眼界，益人心智。

二、《医通》反映的张璐学术思想

张璐对病证的认识绝不偏执一说，他曾说："读古人书须要究其纲旨，以意逆之，是谓得之；若胶执其语，反成窒碍。"如昔人有"西北为真中风，东南为类中风"之说，张氏以为此说只为后人开一"辨别方宜"之大纲。告诉人们东南水土孱弱，卒倒昏迷，多属元气疏豁，虚风所袭，不可峻用祛风猛剂，而并不是说西北之人绝无真气虚而中风者。只是西北资禀刚暴，风火素盛，加以外风猛厉易袭，故西北中风倍剧于东南。据其经验，50年来历诊西北之人中风不少，验其瘖痱遗尿，亦属下元虚惫；喎辟不遂，总是血脉之废。反之，东南之人类中也有六经形证见乎外、便溺阻隔见乎内，而宜用续命汤、三化汤者。然而大体言之，张氏认为中风多"外似有余，中实不足"，尤其以肾虚为主，他曾说："中风之脉皆真气内亏，风邪得以斩关直入。即南方类中卒倒，虽当分属气、属火、属痰，总由肾气衰微，不能主持。"在这一思想指导下，张氏治肾气虚亏的中风，多用地黄饮子加竹沥、姜汁等取效。

对于疾病的诊疗，张璐强调："须随所禀形色之偏胜、病气之盛衰而为调适，全在机用灵活，不可专守成则。"这在其临床实践中亦有所反映，如治湿热证，认为苍黑肥盛之人及酒客皆多湿热，主张在无病之时即宜常服调气利湿之药,如六君子加黄连、泽泻之类,使湿热之邪日渐消弭。若五旬内外气血向衰,渐至食少体倦,或胸腹痞满,或肢体烦疼,不时举发;或偶有所触而发,忽然胸高喘胀,烦闷呕逆,甚至上下不通。主张趁初起元气未衰,急投控涎丹十余粒,如不下,少顷再服。控涎丹是专攻湿热痰涎之药。另若疟疾的治疗,时医必先禁止饮食,概用疏风发散,兼消克痰食、宽膈破气之剂,以致胃气愈伤,浊邪愈逆。张璐治久疟坏证,每令续进稠饮,继与稀糜,使胃气输运,可行药力,然后施治。《医通》中说:"如此挽回者不遑枚举。"

三、《医通》反映的张璐用药特色

据《医通》可知,张璐善用《内经》及仲景方药,以之取效于临床。如陶氏子劳伤咳血,势若涌泉,服生地汁、墨汁不止。张氏门人投以热童便暂止。璐诊其脉象弦大而虚,自汗喘乏,入夜烦扰。遂予当归补血汤而热除。患者时觉左胁刺痛有声,乃少年时喜酒负气,殴斗所致。与泽术麋衔汤加生藕汁调服,大便即下累累紫黑块,数日未尽。后与四乌贼骨一藘茹为末,入黄雌鸡中煮食,留药蜜丸,尽剂而瘳。泽术麋衔汤及四乌贼骨一藘茹丸为《内经》方,前者治酒风,后者治血枯,移用于此,愈见其妙。又颜女患虚羸寒热,腹痛里急,自汗,喘嗽吐血,脉左微弦,右虚涩不调。张璐投以黄芪建中加当归、细辛。其处方宗《金匮》黄芪建中之法,更兼《千金》内补建中汤之制。张氏指出,方中"加当归以和营血,细辛以利肺气,毋虑辛燥伤血也"。药后血止,即用桂枝人参汤除腹痛、寒热,后以六味丸将枣仁易萸肉,并间进保元汤、异功散等调理而安。《医通》记载,张璐治虚损,认为"审系阴亏,则壮水以制阳;阳虚,则培土以厚载",在临床上每以"扶脾益肝建功",则实得力于仲景。此外,张氏还认为仲景泻心汤诸法,为"湿热治本之方",在于祛逆上之湿热。观其医案,所治者获效良多。

四、张璐在《医通》中对疾病论治的创见

张氏在《医通》中,对疾病的论治颇多创见。书中立痰火一门,为方书所罕载,在其前虽有梁仁甫《国医宗旨》论之,然皆泛引肤辞,方药亦难切于病。

张氏于此，不仅发明其义，而且专制方药，以资运用。他说："夫所谓痰火者，精髓枯涸于下，痰火凭临于上，有形之痰、无形之火交固于中。"病因劳思伤神，嗜欲伤精，加以饮食不节，血肉之味蕴酿为痰为火，变动为咳为喘。然此症虽外显哮喘之状，而内实有类于消中，总由外内合邪，两难分解，故温之燥之，升之摄之，皆非所宜。张氏玉竹饮子为治疗痰火之专方（玉竹，茯苓，甘草，桔梗，橘皮，紫菀，川贝母，生姜，白蜜。气虚加人参，虚火加肉桂，客邪加细辛、香豉，咽喉不利唾脓血加阿胶、藕汁，头额痛加葱白，便溏用伏龙肝，气塞磨沉香汁）。此方有滋养肺胃之阴的作用，如其所说："须知治痰先治火，治火先养阴，此为治痰治火之的诀。"愿勿嫌其轻淡而忽之。

《医通》所载有不少关于急症的治疗，单就张璐本人的急症治验而言，也是很有指导意义的，兹举数例：韩晋度患腹痛泄泻下血，服香连丸后饮食艰少，少腹急结，小便癃闭，昼夜去血五十余度，瘀晦如苋汁。张璐投以理中汤加肉桂二钱（6 g），一剂溺通，再剂血减，四剂而泻止。后与补中益气加炮姜调理而瘥。杨松龄夏月感冒，服发散药后大小便俱闭涩不通，复服硝、黄，致膀胱不化，溺积不通，法在不救。张璐审其形神未槁，胃气尚存，即用济生肾气汤大剂灌之，服后探吐，小便即时如注，更用十全大补调理而安。在昔丹溪治癃闭多用吐法，或用补中益气汤，今张氏以济生肾气汤灌吐，又补充了一种急救的方药。

另王庸若呕逆水肿，溲便涓滴不通，医或用五苓、八正不应，六脉沉细如丝。张氏予金液丹五十丸，服后溺如涌泉，其势顿平，后以济生肾气培养正气而愈。总之，张氏救治急症，疗效卓著，这在《医通》中时有所见。

五、张璐治血证心得

张氏学验不胜枚举，治血证心得尤多。《医通》载："《千金翼》治吐血，用生地汁半升，煎之两沸，调生大黄末一方寸匙，分三服，治热毒吐血有效。"又认为："脱血，用大剂人参益气以固血，唯血色鲜明或兼紫块者宜之，若见晦淡者，为血寒而不得归经，须兼炮黑干姜，或大剂理中温之。"同时还指出："失血后头晕发热，往往有之，此是虚火上炎外扰之故，不可误认外感而用风药。"

另若瘀血的诊治，《医通》有不少警语，如说："蓄血成胀，腹上青紫筋起，或手足有红缕赤痕,小水利,大便黑……或有产崩血虚,或瘀血不散,亦成肿胀,其人必脉涩、面黑,不可作水湿治之。"又说:"瘦弱人阴虚发热,胁下痛,多怒,必有瘀血。""虚人虽有瘀血,其脉必芤,必有一部带弦。宜兼补以去其血。""前后心胀,喉中有血腥气,气口脉涩,此膈间有瘀血也。"张璐还记载了膈间或胃脘瘀血的一种诊断法,"试法:呷热姜汤作呃者,瘀血也",可作参考。凡此论说,多属经验之谈,对临床家是大有裨益的,不可等闲观之。

在《医通》中尚有目科一门,其原稿佚后由璐子飞畴补写。篇中有《金针开内障论》《造金针法》等叙述颇详。医案七例,是张璐用金针拨治内障的真实纪录,案中涉及患者十余人,大多收"一拨即明"之效,并云针后眼痛作呕,服乌梅可止。于此足见,张氏的眼科手术是极其高超的,甚至在历代医家中也不可多得,洵可称佼佼者。

《医通》的各门论治中,还载有不少丹方,包括许多食疗剂。其十三至十六卷,载专方、祖方,共千余首。诸家方药琳琅满目,作者的议论卓识纷披,业医者若能手置一编,含咀而决择之,必将有不少可喜的收获。

(《上海中医药杂志》,1992 年第 5 期)

《张璐医学全书·伤寒缵论》点校考异

河南中医学院　　李淑燕　张　妍

由中国中医药出版社 1999 年 8 月出版的张民庆等主编《明清名医全书大成》系列丛书,将多部明清医家著作进行重新整理,功莫大焉。其中清代名医张璐及其子的《张氏医书七种》,本次整理改名为《张璐医学全书》,点校清楚明畅,为研究者提供了便利。然而百密一疏,该整理本在底本的选择上有失于轻率之嫌,笔者遂不揣固陋,加以探讨,按原文顺序条列于下,以求教方家。

一、《伤寒缵论》胡周鼐序

（1）故其学于是乎端，后世国无端职，家无端学。而岂周官疾医之端守一职也耶。

按：此处的四个"端"字皆当做"专"。原文繁字为"耑"，对应的简体字应该是"专"，而非"端"。

（2）其书虽传，皆为后人附托。惟张仲景《伤寒论》一书为千百年不祧之祖。

按："张仲景"前脱"汉"字，康熙本有。

（3）自王氏、成氏相起，而漫次其文，目文作注，其间颠倒传会，而仲景之意一晦。

按："目文"之义不可解，康熙本作"曰又"。"曰"，古同"因"，与"目"形近；"又"与"文"亦形近，因致此讹。"传会"误，当做"傅会"。"传"的繁体字"傳"与"傅"形近而讹。"因又作注其间颠倒傅会"当标点为"因又作注其间，颠倒傅会"。

（4）近吾友喻嘉言氏，概众喙之支杂，悯正传之榛芜。

按："概"当为"慨"字，义为"感慨"，且与下"悯"字相应。

（5）取方中行《条辨》，重加辨释作为《尚论》，庶几仲景之意。较若列眉，始幸晦者之不终晦也。

按："庶几仲景之意"语意未完，后不当用句号，当用逗号，以示与"较若列眉"紧紧衔接，"较若列眉"正是赞扬《尚论》对仲景书所做的贡献。

（6）甲辰秋余年家，张子路玉，过娄东携所著《缵》《绪》二论，示余，大要本仲景之书。

按："年家"后不当有逗号，"年家"是科举时代同年登科者之间的互称，此指作序者胡周鼐与作者张璐有同年登科之谊，因此胡周鼐以"年家"呼张璐。

（7）而仲景千百年终晦之意，盖彰明较著，无毫发遗憾矣。

按："盖"当为"益"，形近而误。

（8）今张子以三十年之学力，著书数十万言，虽广世而相感，殆如岐伯巫彭群聚有态之庭，共开济世生民之统。

按："广世"当为"旷世"。"有态"当为"有熊"，指有熊氏黄帝。

（9）张子将付剞劂，嘉惠后学余漫书数言，弁其首。

按："嘉惠后学"后当断句。标点为："嘉惠后学，余漫书数言，弁其首。"

（10）康熙乙己春五娄东年家弟胡周鼎题。

按："乙己"当为"乙巳"。"春五"当为"春王"。"周鼎"当为"周鼐"。

二、《伤寒缵绪二论自序》

（1）古来讲仲景氏之学者，历代不乏名贤，衍释仲景之文日多，而仲景之意转晦。

按："历代"应作"递代"，康熙本作"遞"字，简化字当为"递"。

（2）夫然后又穷叹世之见其糟粕，而不见其精微者，当不止一人。安得有人焉晰，其条贯，开其晦蒙，如拨云见日，岂非吾侪一大愉快哉！

按："穷叹"当做"窃叹"。原文"窃"字繁体作"竊"，与"穷"的繁体"窮"字形近致讹。"安得有人焉"语义不明，"焉"字当是"为"字。标点为："安得有人为晰其条贯。""拔云见日"，"拔"当做"拨"。

（3）首将叔和编纂失序处，一一次第，详六经，明并合，疏结痞，定温热，既痉、湿、暍等之似伤寒者，分隶而注释之。

按："既痉"的"既"字此处意义不通，康熙本作"暨"，连接上下文，方通。

三、正 文

（1）其人已亡津液，复强责其小便，究令膀胱之气化不行，转增满硬胀喘者甚多，故宜以不治治之。"发汗后不可更行桂枝汤，汗出而喘，无大热者，可与麻黄杏仁甘草石膏汤主之。发汗后饮水多者必喘，以水灌之亦喘。"

按：两段之间脱"已上风伤卫坏证"一句，康熙本有。

（2）太阳病，得之八九日，如疟状，发热恶寒，热多寒少，为自初至今之证。下文乃是以后拟病防变之辞，分作三节看……若脉微而恶寒者，此阴阳俱虚，不可更汗，更下，更吐也，此一节必温之（572页）。

按："必温之"，康熙本作"宜温之"。

（3）太阳病，发热恶寒，热多寒少，脉微弱者，此无阳也，不可复发其汗，宜桂枝二越婢一汤。世本作越婢，言脾为小姑，比之女婢，若此则越字何义？二字便不贯矣，今从外台方正之（573页）。

按："桂枝二越婢"的"婢"当做"脾"。据引世本作"越婢"及"今从《外台方》正之"句，可知张璐已经改"越婢"为"越脾"。康熙本作"脾"。

（4）"服桂枝汤大汗出，脉洪大者，与桂枝汤如前法。若形如疟，日再发者，汗出必解，宜桂枝二麻黄一汤。"此条前半与《温热病篇》白虎证第七条"但少大烦渴"一句，盖大烦渴，明热能消水，故为伏气，非略欲饮一二口即止也（573页）。

按："但少大烦渴"的"但少"不当在引号内。《温热病篇》白虎证第七条云："服桂枝汤，大汗出后，大烦渴不解，脉洪大者，白虎加人参汤主之。"因此当标点为：此条前半与《温热病篇》白虎证第七条但少"大烦渴"一句。

（5）少阴中风，腹满不食，误下亦有此证，然阳明无阳阴强误下而清谷腹满，可用泻心汤例治（578页）。

按："少阴中风，腹满不食，误下亦有此证"当标点为："少阴中风，腹满不食误下，亦有此证。"

（6）得病二三日，脉弱……若不大便，六七日小便少者，虽不能食，但初头硬后必溏，未定成硬，攻之必溏，须小便利，屎定硬，乃可攻之，宜大承气汤（584页）。

按："若不大便，六七日小便少者"当标点为："若不大便六七日，小便少者。"

（7）此太阴转属胃腑证也。脉浮而缓，本为表证，然无发热恶寒外候，而手足自温者，是邪已去表而入里，其脉之浮缓，又是邪在太阴，以脾脉主缓故也。邪入太阴，热必蒸湿为黄，若小便自利，则湿行而发黄之患可免（592页）。

按："热必蒸湿为黄"的"热"当做"势"。康熙本为"势"字。

（8）前四条，皆少阴经虚寒坏证也。仲景虽不出方，然犹可治。详少阴病欲吐不吐一条，宜附子汤加桔梗、赤石脂；少阴病，脉微，不可发汗一条，宜白通加人尿、猪胆汁；此条厥而脉紧，则当用四逆汤温之，反误发汗，致声乱，咽嘶，舌萎，不可救（596页）。

按："详少阴病欲吐不吐一条"后脱"宜真武汤救之。病人脉阴阳俱紧一条"十五字，康熙本有。

（9）膈中之气，与外实之邪两相格斗，故为拒痛，胃中水谷所生之精悍，因误下而致空虚,则不能藉之以卫开外邪,反为外邪冲动其膈,于是正气往返邪逼之界,觉短气不足以息,更烦躁有加,遂至神明不安,无端而生懊侬,反此皆阳邪内陷所致也(608页)。

按:"卫开外邪"的"卫",康熙本作"冲"。"反此皆阳邪内陷所致也"的"反",康熙本作"凡"。当是。

(10)"结胸证悉具,烦躁者亦死。"此结胸诸法,见几于早,兢兢以涤饮为先务,饮涤则津液自安矣(608页)。

按:此上脱一条"结胸证,其脉浮大者,不可下,下之则死"。胸既结矣,本当下以开其结,然脉浮大,则表邪未尽,下之是令结而又结也,所以致死,此见一误不堪再误也。"兢兢",当做作"竞竞",康熙本是"竞竞"。因"竞"的繁体字"競"与"兢"形近致讹。

(11)若恶寒汗出,虽有湿热痞聚于心下,而挟阳虚阴盛之证,故于大黄黄连泻汤内,另煎附子汁和服,以各行其是,共成倾否之功。即一泻心汤方中,法度森森若此(610页)。

按:"故于大黄黄连泻汤内"的"泻"后脱"心"字。

(12)第二条不用麻黄汤加葛根,反用桂枝全方加麻黄、葛根者,以颈项背但是阳位,易于得汗之处(611页)。

按:"但是"讹,当依康熙本作"俱是"。

(13)"伤寒发热,啬啬恶寒,大渴欲饮水,其腹必满,自汗出,小便利,其病欲解,此肝乘肺也,名曰黄,刺期门。"肝木反乘肺金为横,此亦太阳少阳并病(613页)。

按:"名曰黄",当作"名曰横"。

(14)支结者,支饮聚结于心下之偏傍,非正中也……终非结胸可疑。故但用柴胡、桂枝,使太阳之邪仍从太阳而解,邪去而支饮自开矣(613页)。

按:"终非结胸可疑"的"疑"当为"拟",康熙本是,此以形近致讹。

(15)"三阳合病,脉浮大,上关上但欲眠睡,目合则汗。"目合则汗,又屡少阳,治当从小柴胡加减,或黄芩汤加柴胡尤妥(616页)。

按:"屡少阳"的"屡",康熙本作"属",此形近致讹。

(16)凡按之牢若痛者,即动气也。动气本属脾矣,四藏中某脏之虚,即乘其部而见之(623页)。

按："动气本属脾矣"的"矣"当做"疾"，康熙本是，此形近致讹。

（17）霍乱者，三焦混乱，清浊相干，阴阳乖隔，寒热偏胜，以致吐逆泄利，其则转筋厥逆，而为挥霍撩乱也（623页）。

按："其则"当作"甚则"，康熙本是，此形近致讹。

（18）服之小便得利，阴头微肿，阴毒仍从阴窍出耳（625页）。

按：此为《杂篇》末句，此下脱"以上差后诸复阴阳易"九字，康熙本有。

（19）邪热独留，心下虽饥，复不杀谷，抑言潮热发渴，未有愈期，必数脉之先微者，仍迟缓如其经常，始饥而消谷也（629页）。

按："抑言"，康熙本作"抑且"。

（20）表气微虚，里气微急，三焦相溷，内外不通，上焦怫郁，脏气相熏，口烂食断也。

按："口烂食断"的"断"字当依康熙本作"斮"。

（21）桂枝下咽，阳盛则毙，承气入胃，阴盛以亡，一概言汗下，关系非细，不过借此例，非误用二汤，必致不救也（638页）。

按："一概"，康熙本作"以概"，"以"义为"因"。

（《兰台世界》，2013年第20期）

《张氏医通》与《千金方衍义》

龙岩市第二医院　　相鲁闽

张石顽，清初医学家，江苏长洲人，名璐，字路玉，自号石顽老人。生于明万历四十五年（1617），卒于公元1701年。张氏青年时即学医，因明末战事频仍，他避居于洞庭山中十余载，一生业医六十多载，临床经验非常丰富。石顽治学，善于吸取各家之长，而不独守一家之说，对于伤寒、杂病都有深入研究，特别对于杂病研究，总结前人经验，贯通起来，找出条理，汇次古今方论为《张氏医通》。主治宗薛己、张介宾，门类次第依王肯堂。又别择36方为祖，统隶

394 方。附景岳八略,改其因略为兼略。《张氏医通》十六卷。张氏用了 7 年时间,修改近 10 次,于清康熙三十四年(1695)编成,内容主要叙述内科证治,涉及内科诸病,兼及五官、疮疡、妇人、婴童各科。并附有治例和方剂,其中眼科治例是他儿子张倬补辑的,痘疹则为另一个儿子张以柔所补充。自刊行以来,流传极广,影响甚大。

《千金要方》是唐代名医孙思邈的一部划时代医学巨著,为历代医家研究发掘医药学的一个宝库。但由于其博大深奥,绵历一千三百余载,对其注释阐发却无一人敢于问津。张璐所撰《千金方衍义》,因真人之书无人能读,恐致失传。故敷衍其义,以期昭揭,用心良苦。然幽奇深奥,断难强解,岂反激逆从四字可概,真非所能而自以为能矣。唯仍隶三十卷,藉见宋本旧目云:一卷杂论,二卷妇人,求子至下乳,三卷虚损至杂治,四卷补至月水不调,五卷上下少小序例至杂病,六卷上下窍目病至面药,七卷风毒至诸膏,八卷杂风至风痹,九卷伤寒例至发汗吐下后,十卷伤寒杂治至诊溪毒,十一肝脏,十二胆府,十三心脏,十四小肠府,十五上下脾脏,十六胃府,十七肺脏,十八大肠府,十九肾脏,二十膀胱府,二十一三焦方,二十二疗肿瘰疽,二十三九漏至大风,二十四解食毒至癫病,二十五卒死至火疮,二十六食治,二十七养性,二十八平脉,二十九、三十针灸。其三十一门二百二十三类与九十三者同。是书未经进呈,放四库存目不载。张氏探赜索研数 10 年,他认为历代流传之方剂,均有渊源。即由某一流传祖方皆以加减组合而成。对各类方剂之整理,他重视临床应用,所撰《千金方衍义》,为历史上唯一的一部《千金要方》注释之书。

(《河南中医》,2014 年第 34 卷第 8 期)

《伤寒缵论》版本源流考

李淑燕　付笑萍

《伤寒缵论》,明末清初著名医家张璐著。张璐业医 60 余年,声名颇著,与喻昌、吴谦并称清初三大医家。一生精研医术,笔耕不辍,著有《伤寒缵论》《伤寒绪论》《伤寒兼证析义》《张氏医通》《千金方衍义》《本经逢原》《诊宗三昧》等书。其中,《伤寒缵论》成书最早,版本系统也比较复杂。笔者在"中医药古籍保护与利用能力建设"项目中,参与了《伤寒缵论》的校注工作,经眼该书数种版本,今谨就所见对该书的版本源流做一粗浅论述,以期就正于方家。

《中国中医古籍总目》著录《伤寒缵论》的版本有 17 种,分别为:① 清康熙四年乙巳(1665)刻本。② 清康熙六年丁未(1667)明德堂刻本。③ 清康熙六年丁未(1667)刻本。④ 清康熙刻本。⑤ 清乾隆金阊书业堂刻本。⑥ 清嘉庆六年辛酉(1801)刻本。⑦ 日本文化一年甲子(1804)思德堂刻本。⑧ 清光绪二十年甲午(1894)上海图书集成印书局铅印本。⑨ 清光绪二十五年己亥(1899)浙江书局据日本文化一年刻本重印本。⑩ 清天禄堂刻本。⑪ 清隽永堂刻本。⑫ 清同德堂刻本。⑬ 清刻本。⑭ 清抄本。⑮ 民国上海广益书局石印本。⑯ 石印本。⑰ 张民庆,中国中医药出版社,1999(《张璐医学全书》)。

上列 17 种版本,可分为以下几个版本系统。

一、康熙刻本

前 4 种明确标明刊刻时间是康熙年,看起来好像有康熙四年(1665)刻本、康熙六年(1667)明德堂刻本、康熙六年(1667)刻本、康熙刻本 4 种康熙刻本。但笔者亲自前往相关收藏单位查看原书,经过仔细核对,判断这所谓的 4 个版本实乃为 1 种。那为何会有 4 种之分呢? 原因在于书前的序,笔者经眼的各种康熙刻本中,有的有 4 篇序,有的只有其中的 2 篇序。这 4 篇序的时间和作者是:康熙四年(1665)胡周鼒、康熙五年(1666)李模、康熙六年(1667)倪长圩和康熙六年(1667)张璐。因此,如果仅靠书前序文来判断该书版本,就会得出康熙四年(1665)或康熙六年(1667)刻本的结论。实际上,笔者经过比对,发现无论是康熙四年(1665)刻本还是康熙六年(1667)刻本,虽然刻书堂号有所差异,但诸书在版式、字体等方面都毫无差别,都是四周单边,白口,单黑鱼尾。版心上方为书名,中间为卷数、篇名,下方为页数。半页 9 行,行 18 字,甚至断版处都一样。因此笔者判断:这些版本个不过是同一版的不同印本而已,因此应该定为同一个版本。那么到底该怎么判断成书时间和刊刻时间呢？据胡周藟康熙四年序："甲辰秋，余年家张子路玉过娄东，携所著《缵》《绪》二论示余。"甲辰为康熙三年（1664），可知康熙三年（1664）时二书已成。又据张璐《张氏医通》自序所言："草创甫成，同人速予授梓，自揣多所未惬，难以示人，仅以伤寒《缵》《绪》二论先行问世，颇蒙宇内颔之。"可知，《伤寒缵论》与《伤寒绪论》为诸书中刊刻最早者。具体的刊刻时间，据张璐康熙六年（1667）自序云"书成授梓，请正于世之讲仲景之学者"，可知应在康熙六年（1667）或之后。因此，在确定版本名称上，"清康熙刻本"的说法虽没有具体时间断限，但在刻板时间确定上比"康熙四年"和"康熙六年"的说法要严谨一些，应以此为准。

《伤寒缵论》有单行本、丛书本之分，丛书本又有《伤寒大成》《张氏医通》《张氏医书七种》等。《伤寒大成》成书最早，除《伤寒缵论》和《伤寒绪论》外，该丛书还包括张璐之子张登和张倬分别所撰《伤寒舌鉴》《伤寒兼证析义》。据张登康熙戊申自序，知《伤寒舌鉴》成于康熙七年（1668）。因此，《伤寒大成》应是陆续刊刻而成：康熙六年（1667），张璐著作刊成；康熙七年（1668），张登著作刊成。四书刊成后，合为《伤寒大成》。《伤寒大成》又有15种本，比4种本多《诊宗三昧》。《张氏医通》刊于康熙三十四年（1695），有十六卷、二十卷、二十四卷之不同。《张氏医书七种》刊于康熙三十八年（1699），包括《伤寒缵论》《伤寒绪论》《伤寒舌鉴》《伤寒兼证析义》《张氏医通》《本经逢原》《诊宗三昧》7种，有时亦名《张氏医通》。以上诸种皆可统称为康熙刻本。

乾隆嘉庆年间，有人将康熙刻本的《伤寒大成》加了一个扉页，并在扉页上端刊刻乾隆或嘉庆的年号，于是就有了《中国中医古籍总目》的第五种"清乾隆金阊书业堂刻本"和第六种"清嘉庆六年辛酉（1801）刻本"。实则亦为康熙刻本。

《中国中医古籍总目》中所列第十种"清天禄堂刻本"，第十一种"清隽永堂刻本"，亦皆为康熙刻本。

二、日本文化元年刻本

康熙刻本之后，日本文化元年又据思德堂藏版重刻《伤寒缵论》，前仅录张璐自序一篇，作者项比康熙本多出"日本大泉长菴前田安宅子仁、男典子守再订"两行，知乃为日本长菴前田父子校订之后重刻本。四周双边，白口，版心上方是"伤寒缵论"四字，下方是"思德堂藏"四字，中间是卷数、篇名和页数。半页12行，行22字。文中有日本假名标注。

光绪二十五年(1899)，浙江书局又据日本文化元年刻本重印，乃属于同一个版本系统。

三、未知年代刻本

陕西中医学院图书馆藏清德堂刻本，首为行书张璐自序，次为张璐之子张倬所作跋，此跋文原置于《伤寒绪论》末。该本四周单边，白口，单黑鱼尾。版心上方为书名，下方为页数，中间为卷数、篇名。半页11行，行19字。

以上三类为刻本系统。

四、清抄本

南京图书馆、苏州市图书馆分别藏有一部清抄本。

五、铅印本

光绪二十年(1894)，上海图书集成印书局铅印《张氏医通》本。

六、石印本

1925年上海锦章书局石印本，民国上海广益书局石印本。

七、现代排印本

1999年，中国中医药出版社出版了由张民庆主编的《张璐医学全书》，实为《张氏医书七种》。

（《第二十一次中医经典文本及医古文研究学术交流会论文集》,2012年）

清代手抄医书《伤寒舌鉴》

江苏盐城县委办公室　　成春到

笔者的叔祖父是清末、民国时期的医生,他在清光绪年间向当地的一位名医学医,在他当学徒的3年中,师傅给他一些医书如《药性赋》《汤头歌》《本草纲目》《伤寒舌鉴》等,让他阅读和背诵。其中前几种医书均为石印本,只有《伤寒舌鉴》为手抄本。后来,叔祖父去世,这些医书就传了下来。如今,手抄医书《伤寒舌鉴》已经成为不可多得的藏品(图1)。

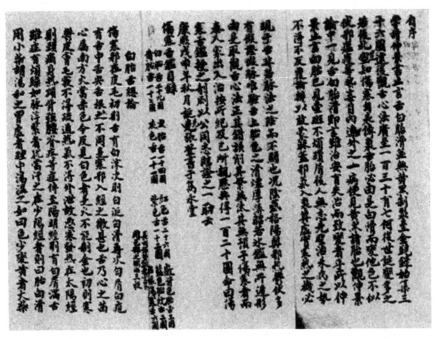

图1　《伤寒舌鉴》书影

《伤寒舌鉴》，高25.2厘米，宽12.2厘米，用宣纸抄写而成，右侧竖订，分正、反两面，共74页。以正楷字自右至左、竖行抄写。内容分为自序、白胎舌总论、黑胎舌总论、红色舌总论、微酱色胎舌总论、黄胎舌总论、灰色舌总论、紫色舌总论、蓝色胎纹舌总论和妊娠伤寒舌总论，共10个部分。自序中主要阐述了汇纂《伤寒舌鉴》的过程及原因，"取现舌心法，正其错误，削其繁芜，汰其无预于伤寒者"，将家父所治的医案与自己所亲历者，"授之剞劂，以公同志临证之一助"。自序末尾写有"康熙戊申年秋月诞先张登书于隽永堂"。接在自序后面的是9种舌胎的总论，在每种舌胎的总论下，分别附有具体的舌胎图，其中一种舌胎的图多的可达29种，少的也有二三种，共有120图，每图都有观舌之法及治疗要点。在首篇《白胎舌总论》的下面，署有"长洲张登诞先汇纂，同邑邵之鹏山三校"。全书抄写工整、规矩，抄完后还进行了认真的校正，改正了一些错别字，对遗漏的字、句、段作了增补。每一改正和增补处的字迹都与原抄写的楷书字迹有明显的不同，均为行书体，比抄写时的字迹流畅，墨色也淡一些。

经查阅有关资料，《伤寒舌鉴》的作者张登，字诞先，生于清顺治年间，卒于康熙年间，江南长洲人（今苏州吴江人）。其父张璐为顺治年间名医，张登和兄弟张倬均承父业，为康熙年间的名医。张登的《伤寒舌鉴》成书于"康熙戊申年"，即康熙七年（1668）。"隽永堂"应是张登的医室堂号。对该书进行校正的是同邑的邵之鹏。邵之鹏，字上九，号南池、山三，岁贡生，与张登同时期人，书学王羲之、欧阳询，晚年求书者甚多。《伤寒舌鉴》成书后，曾于康熙八年（1669）刊行木刻本。在编纂《四库全书》时，《四库书目提要》曰：《伤寒舌鉴》"案古经于诊候之外，兼及辨色聆音，而未尝以舌观病。舌白苔滑之说，始见张机（即医圣张仲景）《伤寒论》，其传亦古，然其法不详，亦未尝言及种种之别。后《金镜录》推至三十六图，未为赅备，观舌心法衍至三十七图，又颇病繁芜。登（指张登）以己所阅历，参证于二书之间，削烦正舛，以成是书。较之脉候隐微，尤易考验，固诊伤寒者，所宜参取也"。可见《伤寒舌鉴》在清代康熙年间已在医界流传。

这册精美的手抄医书《伤寒舌鉴》，应为清代光绪年以前由医家抄写。在光绪年间，随着木刻本、石印本的广泛印刷发行，人们再无必要花费时间来进行抄写了。

目前，该手抄《伤寒舌鉴》保存完好，不缺页，不缺角，字迹清晰如初。

（《收藏杂志》，2011年第1期）

张璐著作序跋辑录

苏州市中医医院　　欧阳怡然

序跋作为文体名，是序与跋的合称，在中国传统的文化史上，有着悠久的历史，清代姚鼐《古文辞类纂》分文章为十三类，中有"序跋类"。东晋穆帝永和九年（353），书法家王羲之与孙绰、谢安等文人雅士宴集于会稽山阴兰亭，畅饮赋诗，快哉之际，王羲之研墨磨砚，欣然挥毫写下了名传后世、脍炙人口的《兰亭集序》。

序也作"叙"，或称"引"，有如今日的"引言""前言"，一般说明书籍著述或出版宗旨、编辑体例和作者情况等，也可对作家作品进行评论，对有关问题进行研究阐发。在上古时代，序是放在书的末端，如《史记·太史公自序》《汉书·叙传》。只是到了后来，才发展至将其从书之末端移置于书的正文前面，形成今天这种形式。跋，也称"后序"，始于唐代，位列于书卷之后，故有"跋尾"之称，如同今天的"后记"。序、跋体例大致相同，合称"序跋文"。序跋尽管秩序排列有前后之分，但它们的作用，都是旨在对于书籍著述内容的成败得失及写作经过、体例等事项，向读者说明，以引导读者对书的内容及形成等有一定的了解。

现辑录张璐著作序跋，以资研究。

一、《张氏医通》张璐自序

齐一变至于鲁，鲁一变至于道。道之兴废，靡不由风俗之变通。非达道人，不能达权通变，以挽风俗之隤弊也。今夫医道之变，至再至三，岂特一而已哉！余生万历丁巳，于时风俗虽漓，古道未泯，业是道者，各擅专科，未尝混厕而治也。甲申世变，黎庶奔亡，流离困苦，中病不择医，医随应请，道之一变，自此而始。当是时也，茕茕孑遗，托迹灵威丈人之故墟，赖有医药、种树之书消磨岁月。因循十有余载，身同匏系，聊以著书自娱。岁己亥，赋归故园，箧中辑得方书一通，因名《医归》，大都吻合《准绳》。其间汇集往古传习诸篇，多有不能畅发其义者，次第以近代名言易之。草创甫成，同人速予授梓。自揣多所未惬，难以示人，仅以《伤寒缵》《绪》二论，先行问世，颇蒙宇内颔之。壬寅以来，儒林上达，每多降志于医，医林好尚之士，日渐声气交通，便得名噪一时，于是医风大振，比户皆医，此道之再变也。嗟予固陋，不能与世推移，应机接物而外，时与先圣晤对一堂，无异手提面命。递年以来，颖秃半床，稿凡十易，惜乎数奇不偶。曩因趋赴孝伯耿公之招，携至雪川公署，失去"目科"一门。先是内侄顾惠吉，持去"痘疹"一册，久假不归，竟成乌有。知机不偶，已将残编置之高阁，无复行世之心矣。近闻悬壶之士与垂帘之侣，互参恒德之术，圣门之教无违，炎黄之德不显，道之三变，匪特自今。吾于志学之年，留心是道。迄今桑榆入望，历世颇多。每思物壮则老，时盛必衰。欲挽风俗之隤弊，宁辞笔削之罪？知因是，仍将宿昔所述之言，从头检点，爰命倬儿补辑"目科治例"，柔儿参入"痘疹心传"，足成全编，易以《通》名，标诸签额。书未竟，适逢客至，随手开函，而语予曰：在昔《韩氏医通》，名世已久，今子亦以是名，得无名实相混之虑乎？予谓：不然。吾闻元氏集名《长庆》，白氏之集亦名《长庆》，二集并驱，后世未尝因名混实，奚必拘拘于是耶？客莞尔而退。遂以《医通》定名。迨夫三变之术，法外之法，非可言语形容也。康熙乙亥（1695）季夏石顽张璐时年七十有九。

二、《张氏医通》朱彝尊序

医书通者，长洲张君路玉所撰。古之言医者，或论病体，或论药性，或论治法，各有所主。又其为说，诸家各殊，互相辩击，虽历代所称名家圣手，恒不能一也。至于近世不学之徒，恒思著述，以眩一时，欺后世，医书愈多，医学愈晦矣。君于是考之古，验之今，凡古人不能相一者，皆荟萃折衷之，使读者犁然有会于中，可谓用心切而为力勤也。君之书既行于世十余年矣。岁在乙酉,天子南巡至吴君家,以其书献,深当上意,寻命医院校勘,置之南薰殿。君虽没,而书之流布日远,述国史艺文志者,庶列之名家圣手之间乎?昔余先少保实以医起家,太医院使而太傅文恪公,始大其门,医故吾家故业也。先少保撰《立命元圭》一编,兵后遗失,序君之书于是乎有感。康熙四十八年(1708)春王正月南书房旧史官秀水朱彝尊序。

三、《张氏医通》汝瑚序

医何昉乎?古之圣人如神农、黄帝,首先创制,为功万世,下逮三代,秦汉唐宋金元,莫不代有名医照耀记载。《周礼》一书,周公所以治天下者,无一事之不备。

至于医师,特令上士为之,不轻命人,以是知百家技艺,皆圣人之所创立,民生之不可一日无者,而医尤甚。其参赞化育之功,几欲中分吾儒之权,盖本以精于艺而因以达于德,所谓由委而溯源也。昔孔子有谓南人之言而叹医之不可无恒也。夫此心惺惺常存,无时不然,无时不恒矣。虽然,雷风天下之至变,圣人以之象恒者何故?盖万古此雷风即万古此恒观,恒者自万古观,非自一日观。圣人之久于道也,岂其胶固而靡所变通哉?神而化之,使民宜之,此圣人之恒也。噫!知此斯知医矣。丹溪不云乎古方新病安有能相值者,泥是且杀人。余谓医之有谱,犹弈之有谱。师心者废谱,拘方者泥谱,其失则均。假令刘、张、李、朱同处一堂之上,其论不能皆合,其方不无小异,要其有济于人则一也。家昆路玉氏,崑之望族,故明廉宪少峰公之孙光禄烈愍公嫡侄,赋性磊落,不事章句,励志岐黄,遂擅一时。六十年来,专心性命之学,不可谓之无恒矣。历年博采古人方论,汰粗存精,敛繁归约,不忍独秘,梓而行之,将以教天下者,教万世焉。世之师心者,读是书可以不烦思索,而坐得其标本缓急之理;世之拘方者,读是书且将乐乎其新,忘乎其故,渐渍其中而不自觉也。岂不为有功于后学欤?昔应劭采典艺以正风俗之非,今家昆体经论以正通俗之异,非谓道在是而通俗可正也,言久于其道而天下化成也。医之道在乎达权通变,变通之象恒显见于雷风,吾故以是昉之通之之义,得无有取于是耶?康熙癸酉端午后三日晋江弟汝瑚拜书。

四、《张氏医通》张大受序

凡人之生，根太极，合阴阳，错综五行十干十二支之用，穷通强弱死生寿夭，万有千变，不可数纪。有圣人焉，为之医药，以调其血气而和其性，不致疾病灾厉以枉其天年。其德与天地参，要非通乎阖辟昼夜寒暑，富贵贫贱，出入喜怒哀乐之节，沉潜贯彻，伺生杀之机于呼吸而默为转移，不能行其仁术也。史所称扁鹊、淳于意、华佗之属，诊治奇妙，要皆辨色察脉，随事触物，肌理骨髓，动中窾綮，不拘一方，不执一说，唯其旁通而已矣。先伯父石顽先生，少而颖悟，博贯儒业，弃绝科举，息居名山，专心医业之书。自岐黄迄近代方法，无不搜览，金石、鸟兽、草木，一切必辨其宜。澄思忘言，终日不寝食，求析其得心应手，起如发机，可以旋坤乾而效仁知，诊一病投一药，参酌古今，断以己意，靡不奇验。居辄籍记，年既耄，汇而刻之，名曰《医通》。大受伏读，深唯知其功深效多，而非小道以为泥也。圣人治天下，卤邑圭壁，弁冕车游，弓矢刀剑，皆有所利用，偏而不当，其祸忽焉。医者陈百药，将以生人，而取舍损益，先后毫厘俄顷，机若转辕，譬如操舟行江河，遇风涛开头捩柂，存亡眉睫之间，变而通之，其神也哉，其圣也已。古人之方宜遍习，而有时旁参反观以制用也。万物之味由天成，而有时生克互有、水火间行，其利溥也。一身之病而朝暮变易，不可拘也。两人病同，而肥瘠躁缓，乘其形性乃有济也。或急攻之则病除，而或勿药亦愈也，或信宿而瘥，或经久服之有益也。远或千里，重以千金，必致其物以救也。或一草木之滋而膏肓遂砭也。天生人不能无疾病，授其权于医药，自非察于形色之表，灼知三才万物之情理，其何以施举手之力扶其危，拯其颠仆？各熙熙于出作入息之间，德与天地参而恩与父母均乎？去疾如克敌，营垒旗帜戈矛火石，无不整暇，伺敌之隙而乘之，鼓声所向，辄如冰消。运用之妙，一心主之。泥其成法，鲜有不败。奉是书者，以口诵、以指画、以神解，通其通是为能通，医岂小道也哉！康熙三十八年（1699）岁次己卯仲冬月朔侄大受百拜序。

五、《千金方衍义》张璐自序

《易》云：眇能视，跛能履。明乎非所能而自以为能，不自知其才德之兼绌也。余自惭固陋，乏经国济世之略，生遭世变，琐尾流离。迨永清大定而后，章句落荒，株守蓬庐，唯有轩岐性命之学，日寻绎焉而不倦。时吾里有李瑾环兹者，与余为胶漆契，博闻强记，潜心医学，君子人也。所可议者，务博而不知所宗，浅涉而未探奥奥。尝与之究《玉函金匮》及《千金方》一书，非不有识堪资，而求所谓惬心贵当，尚有憾焉。深叹述古之难，如昌黎所云，补苴罅漏，张皇幽眇。洵非末学所可几也。夫长沙为医门之圣，其立法诚为百世之师。继长沙而起者，唯孙真人《千金方》，可与仲圣诸书颉颃上下也。伏读三十卷中，法良意美，圣谟洋洋，其辨治之条分缕析，制方之反激逆从，非神而明之，其孰能与于斯乎？余自束发授书以来，即留心是道。曩所辑《缵》《绪》二论及《医通》一十六卷，付梓行世，深叹学识迂疏，仅可为后学自迩自卑之一助。迄今桑榆在望，尚欲作蜣螂不朽，亦自愚矣。而此书不为之阐发，将天下后世竟不知有是书深可惧也。因不揣愚昧，汇取旧刻善本，参互考订，逐一发明。其中反用激用之法，贯串而昭揭之，其于针灸一门阙，以俟专家补之。俾学者开卷了然，胸无窒碍。照宋刻本，仍隶三十卷，仿赵以德敷衍《金匮》之义，又殊愧敷衍成文，爰名曰《千金方衍义》。后之君子，有以讨论修饰，授之剞劂，亦斯书之幸甚。余不学无术，老无思索，意之所致，信笔成书，殆所谓眇之能视，不足以有明；跛之能履，不足以与行也。康熙岁次戊寅十一月既望八十二老人石顽张璐路玉序。

六、《伤寒缵绪二论》张璐自序

古来讲仲景氏之学者，递代不乏名贤，衍释仲景之文日多，而仲景之意转晦，何哉？人皆逐其歧路，而莫或溯其源本也。夫伤寒一道入乎精微，未尝不易知简能，守其糟粕，则愈趋愈远，乃至人异其指，家异其学，淆讹相承不可穷尽，理则固然，无足怪者。余自幼迄今，遍读伤寒书，见诸家之多歧而不一也，往往掩卷叹曰：仲景书不可以不释，不释则世久而失传；尤不可以多释，多释则辞繁而易乱。用是精研密谛，绵历岁时，暑雨祁寒，不敢暇逸。盖三十年来，靡刻不以此事为萦萦焉。后得尚论条辨内外诸编，又复广求秘本，反复详玩，初犹扞格难通，久之忽有燎悟，始觉向之所谓多歧者，渐归一贯。又久之而触手触目，与仲景之法，了无凝滞。夫然后又窃叹，世之见其糟粕，而不见其精微者，当不止一人，安得有人为晰其条贯，开其晦蒙，如拨云见日，岂非吾侪一大愉快哉！昔王安道，尝有志类编，而未果，至今犹为惋惜，因是不揣固陋，勉图排缵。首将叔和编纂失序处，一一次第，详六经，明并合，疏结痞，定温热，既痓、湿、喝等之似伤寒者，分隶而注释之，大都博采众长，贯以己意，使读者豁然归一，不致尔我迭见，眩煌心目也。继又节取后贤之作，分列冬温、春温、疫疠，及类证、夹证、细证之辨，合为《缵》《绪》二论。缵者，祖仲景之文；绪者，理诸家之纷纭，而清出之。以翼仲景之法汇，明其源流，而后仲景之文相得益彰，无庸繁衍曲释，自可显然不晦，庶无负三十年苦心。书成授梓，请正于世之讲仲景学者。康熙丁未旦月石顽张璐识。

七、《伤寒缵论》胡周鼎序

尝读《周礼》，疾医掌万民之疾，以五谷、五药养其病，以五色、五气、五声，视其生死，两之以九窍之变，参之以五脏之动，而识医之职，隶诸天官，故其学于是乎端。后世国无端职，家无端学。岐伯、巫彭之教，久失其真，其书虽传，皆为后人附托。唯张仲景《伤寒论》一书，为千百年不祧之祖，特其章句篇帙，不无散素，自王氏、成氏相起，而漫次其文，日又作注其间，颠倒傅会，而仲景之意一晦。迨奉议作《活人书》，叔微编《百证歌》，模糊隐括而仲景之意再晦。即《全生》《蕴要》《准绳》等书，学者咸奉为指南，究未能推衍其奥，而仲景之意终晦于天下。近吾友喻嘉言氏，慨众喙之支离，悯正传之榛芜，取方中行《条辨》，重加辨释作为《尚论》，庶几仲景之意。较若列眉，始幸晦者之不终晦也。甲辰秋余年家张子路玉，过娄东携所著《缵》《绪》二论示余，大要本仲景之书，别为次第，合古今百家之言，精严采择出其心裁，辨以证治，非独章句篇帙之有伦。而仲景千百年终晦之意，益彰明较著，无毫发遗憾矣。余初读之，跃然喜，辗转读之，忽戚然而悲，悲嘉言遽殁，不得一见其书而与张子上下其论，相说以解也。昔许胤宗善医，或劝其著书，胤宗曰：医者意也，吾意所解，口不能宣也。今张子以三十年之学力，著书数十万言，虽旷世而相感，殆如岐伯、巫彭群聚有态之庭，共开济世生民之统，而岂周官疾医之端守一职也耶！张子将付剞劂，嘉惠后学，余漫书数言，弁其首。康熙乙巳春王娄东年家弟胡周鼎题。

八、《伤寒绪论》李瑾序

穆叔有云：太上有立德，其次有立功，其次有立言，此之谓不朽。信哉是言也。吾闻古之贤达，不居仕朝，即在医卜之中，屈指往古，名医如秦和之论六气，越人、仓公设为问难，历历垂之左史，未始无功德于后世也。若路玉张子者，可以希踪往哲，配德前人。但素抱夷旷，若不屑于应酬。曾有客长揖而谒先生曰："吾观今世之延医治病者，皆耳食，皆目皮相。余为先生效曹丘生可乎？"张子拒之。客又曰："今之习医者，数招权，顾金钱，事贵人，是其长技，临时验证，则先备一二语以探之，制剂时，则以杂揉汤液投之，若先生者，能悟医中最上源头，复有余为曹丘生，何虑名之不扬宇内哉？"张子抚手而啸，遂谢客。后知龊龊者流。穷困则辱身下志，富厚则快意骄人，不足与谈道。于是锐意精研《灵》《素》《金匮》诸篇，取赵以德、喻嘉言之注，而复斧正之。正其误，去其繁，明其晦，补其缺，诠仲景伤寒六经之次，至于结胸痞硬温热诸篇，凿然不混载。取往哲遗言，隶诸类证、细证，所以辅仲景之未逮，列为《缵》《绪》二论，三复读之，知天下未有之奇蕴于此矣，是书也，使智者目之，天颖迅发，愚者瞿然而悟，罔者危坐正襟，洗心涤虑，好自用者，目眩然而不瞬，舌拃然而不下，洵为伤寒之大成。其德被天下后世也，溥矣，岂特有功于仲景而已哉！嘻！张子真不愧乎立言矣。同邑李瑾撰。

九、张璐《本经逢原小引》

医之有《本经》也，犹匠氏之有绳墨也。有绳墨而后有规矩，有规矩而后能变通。变通生乎智巧，又必本诸绳墨也。原夫炎帝《本经》，绳墨之创始也；《大观》《证类》，规矩之成则也；濒湖《纲目》，成则中之集大成，未能达乎变通也。譬诸大匠能与人规矩，不能与人智巧。能以智巧与人达乎变通之道者，黄帝《灵》《素》之文也；能以炎黄之道随机应用，不为绳墨所拘者，汉长沙一人而已。长沙以天纵之能，一脉相承炎黄之道，信手皆绳墨也。未闻炎黄而外别有绳墨也。尝思医林学术，非不代有名人，求其端本澄源，宗乎《本经》主治者，《玉函》《金匮》而外未之闻也。长沙已往，唐逸士《千金方》独得其髓，其立方之峻，有过于长沙者，后世未由宗之。以故集本草者，咸以上古逆顺反激之用，概置不录，专事坦夷，以适时宜。其间琐琐，固无足论，即濒湖之博洽今古者，尚尔舍本逐末，仅以《本经》主治冠列诸首，以为存羊之意。唯仲淳缪子开凿经义，迥出诸方，而于委婉难明处，则旁引《别录》等说，疏作《经》言，朱紫之混，能无戾乎？昔三余乔子有《本经注疏》一册，三十五年前于念莪先生斋头曾一寓目，惜乎未经刊布，不可复睹。因不自揣，聊陈鄙见，略疏《本经》之大义，并系诸家治法，庶使学人左右逢源，不逾炎黄绳墨，足以为上工也。上工十全六，不能尽起白骨而生之。吾愿天下医师慎勿妄恃己长，以希苟得之利，天下苍生确遵有病不治，常得中医之戒，跳出时师圈缋，何绳墨之可限哉！康熙乙亥春王石顽张璐书于隽永堂时年七十有九。

十、张璐《诊宗三昧》郭琇序

夫人身尤天地也。天地失和，则宇宙为殃。人身失和，则四体为病。所以主之者，在天地唯君，人身唯心。故心为君主。君失其治，则宇宙灾困。心失其养，则四体疾疢。其弭灾困，唯相之调和燮理。治疾疢，亦唯医之调和燮理。故曰：不为良相，即为良医。然相失政则残民，医误治则残命。相之与医，岂易言哉？盖天地之九州，人身为九窍；天地之九野，人身为九脏。又石为之骨，土为之肉，江河为血液，草木为毫发，道路为脉络。风为气，雨为汗，雷为声。凡此则人身无不合于天地者。天地有灾，莫不载闻道路。人身有疾，莫不见诸脉络。故治疾犹要于测脉也。予当治邑江城，署多奇疾，遭识张路玉先生，其查脉辨证，补虚祛实，应如鼓桴。因问之曰：人身脉络众多，取病何独决两腕？云：两寸为心肺之关隘，一身之所主。尤君相之都邑，天下之总会。故天下灾无不肇于都邑，一身病无不形于两腕也。人之六脉，犹廷之六部，天下刑赏与罚，莫不由此。然其昂藏磊落，风论卓绝，迥越常识。其能运天时于指掌，决生死于须臾，又非泛泛可及知。无经天纬地之才者，不可与言医也。以之为良相，又谁曰不可？后以脉学一书索序，曰诊宗三昧。予虽不知医，观其论天地阴阳之常变，山川草木之脉理，灵机独发，无不贯通造化。予所云为良相，信然。时因取召赴都，碌碌未遑诸就。今于职务瘁劳，嗽疾复生。思良医不可得，因述数语，邮寄以志仰云。康熙己巳即墨通家弟郭琇撰。

十一、《伤寒绪论》张倬跋

古之名于医者,皆圣贤倜傥之士,胸具过人之识,故可以参化育、济生民、著至教于天壤间,而垂不朽之业,洵非流俗所能希及也。后人无前贤之实学,奢望前贤之闻誉,乃日趋于智巧便佞,而适人情,观轩岐仲景之书,高不足以得名,卑不足以瞻身,编尘简蠹,束而埋诸废籍之中。吾大人伤之,时有混类之悲,以语倬曰:自今已往,医术日以工,而医道日以晦矣。然学道者博而寡约,劳而鲜功何哉? 其患在于习之为精,知之不明,行而不得其道,入而不得其门。由是取仲景原文,诠次作注,采先哲格言,补辑成章,勒成缵绪二论,皆别出手眼,言必中累世之谬,其游辞以见奇,支辞以观美者,无一语焉。本欲藏之箧笥,为一家之学,讵意同人互引,日费钞誉,因复稍加裁酌,命倬整理付梓,以流演圣贤之一脉,而伤寒之道益研穷焉。礼云:藏焉,修焉,息焉,游焉,大人有焉。诗云:好乐无荒,良士瞿瞿。余小子敢不勉焉。男倬百拜谨述。

(《吴中医家与医著》,江苏凤凰科学技术出版社,2016 年)

张璐评中医的出版物

江苏省中医院　干祖望

《诊宗三昧》医学篇:"或问医药之书,汗牛充栋,当以何者为先? 答曰:医林著作日繁,葛藤益甚,而识见愈卑,总皆窃取狐涎,搜罗剩语,从无片言发自己意者。"

《诊宗三昧》一卷,系明末清初江苏吴江名医张璐所撰。他在 79 岁时,写成了名著《张氏医通》十六卷。他读书取用十分严格,抱有"一切晦滞难明者,虽出名贤,概不置录"。

张氏出生于明万历四十五年(1617)，殁于清康熙三十七年(1698)，他在81岁仙逝。康熙乙酉(1705)康熙巡江南，张氏儿子张以柔以张氏遗著包括本书在内的5部手稿呈报康熙，康熙嘱御医张叡审核。后张叡上书康熙，认为内容都是根据《内经》，可以媲美于王肯堂的《六科准绳》。于是康熙即批示发裕德堂(今的出版社)梓印发行，并编入《四库全书》内。

张氏诸书，的确精品，我的一些知识不少都来之于张氏著作中。而其中最最欣赏的就是本文开始的《三昧》几句话。

现在出版物很多，中医的作品当然也蓬勃起来，可是除了工具书之外，求得"开卷有益"者殊鲜。其中尤以以下4点，实在使人泛恶：

(1) 套用经文：不少常套用1~2句经文。目的我也理解，是要突出中医本色。可是真正显示出中医的理论，却不是一两句经文。而且甚至经文和正文有矛盾。

(2) 一套刻板常规。风寒证都是舌苔薄白，脉浮紧，治以辛温解表。风热证都是舌苔薄黄，脉浮大，治以辛凉解表。临床真是这样吗？

(3) 慢性病把全套西医检查都列出来。请问中西医是怎样接轨的？西医治病，中医治证。这样报告都是病，一个治证的中医，如何把两者接起轨来？

(4) 最使人不解者，是中医经常也学习西医的"原因不明"。请问这"原因不明"是病的原因还是证的原因。如是病的，与中医无关，多此一言。如是证的，那么你已不明证是什么？那么你下面的方药怎样写出来的。

300年前的张璐怎样知道今天的出版物而写下了这节评语？或许他凭了精于司天在泉、五运六气的功力而早已预知了。

（《江苏中医》，1999年第20卷第3期）

医学思想研究

　　张璐治学博采众长，贯以己意，务求于散漫纷繁中寻出条理，从而立说阐发，这是他学有成就的关键之一。张氏在《张氏医通》"凡例"中说："务在广搜历览，由博返约，千古名贤至论，流叙一堂，八方风气之疾，汇通一脉。"张氏著作《张氏医通》和《伤寒缵论》《伤寒绪论》是其学术思想的集中反映。

　　（1）阐释《经》旨，汇名贤至论：《张氏医通》在各种病症之前，首列《内经》病机及《金匮》治例等，但因其文辞深奥，故详加释义，以明其旨，且多夹以己见，其论述颇有见地。如解《素问》"五脏六腑皆令人咳"云："岐伯虽言五脏六腑皆令人咳，其所重全在肺胃，而尤重在'外内合邪'四字，人身有外邪，有内邪，有外内合邪，此云五脏之久咳乃移于六腑，是指内邪郁发而言，若外入伤肺合而咳，原无脏腑相移之例也。"

　　（2）善用古方，师古而不泥古：张氏善于博采众家之长，从不偏执一说。云："读古人之书须要究其纲旨，以意显之，是谓得之；若胶执其语，反或窒碍，岂先哲立言之过欤？"他在方法运用上十分重视对《内经》及仲景之方的研究，善用古方，师古而不泥古。例如张氏对虚劳的证治，并不囿于黄芪建中之类。曾云："余治虚劳，尝屏绝一切虚劳之药，使病气不陷入阴分，深得《金匮》之力。"由此可见张氏对经方的融会贯通，运用起来才得心应手。

　　（3）"阴阳传中"，挈伤寒辨治纲领：张璐研究《伤寒论》历三十余载，认为《伤寒论》完全是来自临床，平实而极具有应用价值。张氏对伤寒病的辨治，强调得其纲领，突出"阴阳传中"四字。所谓"阴阳传中"，即六经须辨三阴三阳，伤寒当别传经直中，病证又分寒证、热证。具体提出：邪在三阳，当辨其在经在腑；病入三阴，则当分其传经直中。

　　其他如张璐治疗血证的温通思想、治疗痹证的学术思想、男科诊治的学术思想、眼科针灸的学术思想，以及体质学辨治思想等，本章节皆有涉及，也是张璐医学思想的重要组成部分。

张璐学术思想简析

苏州市吴门医派研究院　　欧阳八四　周　曼

张璐治学博采众长,贯以己意,务求于散漫纷繁中寻出条理,从而立说阐发,这是他学有成就的关键之一。张氏在《张氏医通》"凡例"中说:"务在广搜历览,由博返约,千古名贤至论,流叙一堂,八方风气之疾,汇通一脉。"正是张氏在治学经验上的概括。张氏著作《张氏医通》和《伤寒缵论》《伤寒绪论》是其学术思想的集中反映。以下就结合其主要著作,择其要者阐述张璐的主要学术思想。

一、《张氏医通》

1. 阐释《经》旨,汇名贤至论　《医通》在各种病症之前,首列《内经》病机及《金匮》治例等,但因其文辞深奥,故详加释义,以明其旨,且多夹以己见。如释《灵枢》之"口颊㖞僻"云:"乃风中血脉也。手足阳明之经络于口,会太阳之经络于目,寒则筋急而僻,热则筋弛而纵。故左中寒则逼热于右,右中寒则逼热于左,寒者急而热者缓也。急者皮肤顽痹,营卫凝滞,故用马膏之甘平柔缓,以摩其急,以润其痹,以通其血脉;用桂酒之辛热急束,以涂其缓,以和其营卫,以通其经络。桑能治风痹,通节窍也。病在上者,酒以行之,甘以助之,故饮美酒,啖炙肉,若不饮者,自免强饮之。为之三拊者,再三拊其急处,但气血流动。其病自已也。"可谓明白而透彻。又如解《素问》"五脏六腑皆令人咳"云:"岐伯虽言五脏六腑皆令人咳,其所重全在肺胃,而尤重在'外内合邪'四字,人身有外邪,有内邪,有外内合邪,此云五脏之久咳乃移于六腑,是指内邪郁发而言,若外人伤肺合而咳,原无脏腑相移之例也。"其所论述颇有见地。

再如释《金匮》之"咳而上气,喉中水鸡声,射干麻黄汤主之;咳而脉浮者,厚朴麻黄汤主之;咳而脉沉者,泽漆汤主之。"曰:"上气而作水鸡声,乃是痰碍其气,气触其痰,风寒入肺之一验耳。发表、下气、润燥、开痰四法,萃于一方,用以分解其邪。若咳而脉浮,则外邪居多,全以散邪为主,用法即于小青龙汤中除去桂枝、芍药、甘草,加厚朴、石膏、小麦,仍从肺病起见。以桂枝之热,芍药之收，甘草之缓，概示不用，而加厚朴以下气，石膏以清热，小麦以引入肾中，助其升发之气也。若咳而脉沉，为邪在营气，即肺之里也。热过于营，吸而不出，其血必结，血结则痰气必外裹，故用泽漆之破血为君，加入开痰下气，清热和营诸药俾垒一空元气不损，制方之妙若此。"令人茅塞顿开。他如解《内经》之"少火"与"壮火"，以为"火在丹田之下端，是为少火，少火则生气。离丹田而上者是壮火，壮火则食气，食气之火，是为邪火；生气之火，是为真火。故少火亢极，则为壮火"。亦是见解独到。

除阐释《经》旨之外，《张氏医通》还保存了一些不可多得的医学文献，如《沽古要略》《制药秘旨》《黄安道读宣明论说》《丹溪或问》、邵元伟《医学纲目》、盛启东《医林黄治》、陆丽京《医林新论》、刘默生《治验》等。张氏所引，多属精彩之论，如论虚劳引李士材《病机沙篆》云："古称五劳七伤，六极二十三蒸，症状繁多，令人眩惑，但能明先天、后天二种根本之证，无不痊安。夫人之虚，非气即血，五脏六腑，莫能外焉。而血之源头在于肾，气之源头在于脾，脾为肺母，肺为生气之官，故肺气受伤者，必求助于脾土，肾为肝母，肝为藏血之地，故肝血受伤者，必借资于肾水。补肾补脾，法当并行，然以甘寒补肾，恐妨肾气，以辛温扶脾，恐妨肾水，须辨缓急而为之施治。或补肾而助以沉香、砂仁，或扶脾而杂以山药、五味，机用不可不活也。"

又如戴人论痹："痹病以湿热为源，风寒为兼，三气合而为痹，其脉沉涩，奈何治此者，不问经络，不分脏腑，不分表里，便作寒湿脚气，乌头附子，乳之没之，种种燥热攻之，中脘灸之，脐下烧之，三里火之，蒸之熨之，汤之炕之，以致便尿涩滞，前后俱闭，虚燥转甚，肌肤日削，饮食不下，虽遇扁华，亦措手。若此者何哉？胸膈间有寒痰故也。痹病本不死，死于医之误也。"再如陆丽京论内伤："内伤之原有三，曰劳役伤脾，曰饥饱伤胃，曰负重伤血，三者虚实悬殊。所谓劳役伤脾者，必发热头痛，恶风畏食，自汗喘乏，脉必气口虚大，平昔未惯劳役人多此，东垣补中益气证也。饥饱伤胃者，证必黄肿痞满，喘嗽恶食，发热身疼，脉必气口粗大，藜藿劳苦人多此，平胃散加枣矾。负重伤血者，在胃口则咳呕血腥，痞满少食，膈间隐隐刺痛，脉必气口见弦，饱食奔驰人多此，犀角地黄汤加酒大黄，稍夺其势，即当因病治宜，余积不攻而去矣。"凡此等等确实令人大开眼界，起到了承前启后的作用。

2. 善用古方，师古而不泥古 张氏善于博采众家之长，从不偏执一说。

云:"读古人之书须要究其纲旨,以意显之,是谓得之;若胶执其语,反或窒碍,岂先哲立言之过欤?"在方法运用上十分重视对《内经》及仲景之方的研究,善用古方,师古而不泥古。据《张氏医通》医案,牙行陶震涵子,伤劳咳嗽失血,势如泉涌,服生地汁、墨汁不止。张氏门人用热童便二升而止,邀张氏诊之,诊其脉弦大而虚,自汗喘乏,至夜则烦扰不宁,遂与当归补血汤四剂而热除。但患者时觉左胁刺痛,按之辘辘有声,认为系少年喜酒负气,常与人斗狠所致,与泽术麋衔汤,加生藕汁调服,大便即下累累紫黑血块,数日乃尽。后与四乌鲗骨一蘆茹为末,分四服,入黄牝鸡腹中煮啖,留药蜜丸,尽剂而血不复来矣。泽术麋衔汤与四乌鲗骨一蘆茹丸均为《内经》方,前者治酒风,后者治血枯,此处用之药证相符,即获良效。关于张仲景之经方,张氏更十分喜用,一女患虚羸寒热,腹痛里急,自汗喘嗽三月余,屡更医药不愈,忽然吐血数口,前医邀张氏同往诊。候其气口,虚涩不调,左皆弦微,而尺微尤甚。令与黄芪建中加当归、细辛。前医曰:虚劳失血,曷不用滋阴降火,反行辛燥乎?张氏曰:不然,虚劳之成,未必皆本虚也,大抵多由误药所致,今病欲成劳,乘其根基未固,急以辛温之药提出阳分,庶几挽前失;若仍用阴药,则阴愈亢而血愈逆上矣。从古治劳,莫若《金匮》诸法,如虚劳里急诸不足,用黄芪建中汤原有所祖,即腹痛悸衄,亦不出此,更兼内补建中之制,加当归以和营血,细辛以利肺气,毋虑辛燥伤血也。遂与数剂,血止。次以桂枝人参汤数服,腹痛寒热顿除。后用六味丸,以枣仁易萸肉,间或进保元、异功、当归补血之类,随证调理而安。张氏云:"余治虚劳,尝屏绝一切虚劳之药,使病气不陷入阴分,深得《金匮》之力。"由此可见张氏对仲景是推崇备至的。正因如此方能对经方心领神会,运用起来才得心应手。又治一孕妇,素禀气虚多痰,怀妊三月,因腊月举丧受寒,遂恶寒不食,呕逆清血,腹痛下坠,脉得弦细如丝,按之欲绝,与生料干姜人参半夏丸二服,不应,更与附子理中,加芩、半、肉桂调理而康。其门人问曰:尝闻桂、附、半夏,孕妇禁服,而此并行不碍,何也?张氏曰:举世皆以黄芩、白术为安胎圣药,桂、附为堕胎峻剂,孰知反有安胎妙用哉!盖子气之安危,系于母气之偏性。若母气多火,得芩、连则安,得桂、附则危。务在调其偏性,适其寒温。世未有母气逆而胎得安者,亦未有母气安而胎反堕者。所以《金匮》有妊娠六七月胎胀腹痛恶寒,少腹如扇,用附子汤温其脏者。然认证不果,不得妄行是法,一有差误,祸不旋踵,非比芩术之误,犹可延引时日也。此段论述精彩中肯，张氏不仅对《内经》、仲景之方应用颇有心得，对其他古方亦知之甚详，临床应用信手拈来，疗效恢宏。

吴江郭公，每岁交秋则咳，连发四载，屡咳痰不得出则喘，至夜坐不得卧，咳剧则大便枯燥有血。今仲秋咳嗽气逆又作，曾服越婢汤，嗽即稍可，数日间堂事劳心，复咳如前，后遍请诸医，治之罔效。遂求诊于张氏，诊之两尺左关弦数，两寸右关涩数。弦者肾之虚，涩者肺之燥，夏暑内伏肺络，遇秋燥收之令而发为咳嗽也。遂曰：公本东鲁，肾气素强，因水亏火旺，阴火上烁肺金，金燥不能生水，所以至秋则咳，咳剧则便燥有血，肺移热于大肠之明验也，合用《千金》麦门冬汤除去半夏、生姜之辛燥，易以葳蕤、白蜜之甘润，藉麻黄以鼓舞麦冬、生地之力，与越婢汤中麻黄、石膏分解互结之燥热同一义也。郭公曰：前医咸诋麻黄为发汗重剂，不可轻试，仅用杏仁、苏子、甘桔、前胡等药，服之咳转甚，何也？张氏曰：麻黄虽云主表，今在麦门冬汤中，不过借以升发肺气，原非发汗之谓。麻黄在大青龙汤、麻黄汤、麻杏石甘汤中其力更峻，以其中皆有杏仁也。杏仁虽举世视为治嗽之通药，不问虚实浑用，然辛温走肺，最不纯良，耗气攻血莫此为甚，熬黑入大陷胸丸，佐甘遂等搜逐结垢，性味可知。郭公以为然，连进二剂，是夜使得安寝，次早复诊，其脉之弦虽未退，而按之稍软，气口则虚濡乏力，因与六味、生脉，加葳蕤、白蜜作汤四服，其嗽顿减，后以此方制丸，三时恒服不彻，至秋庶无复咳嗽之虞。

3. 临证应用，多有创见

（1）论血证：张氏论气血，根据《内经》的理论，认为气血异名同类，虽有阴阳清浊之分，但都由水谷精微所生化，同时又十分重视五脏对气血生化的重要作用，指出气血"实不离五行之气化"。对气血关系，他说："人身阳气，为阴血之引导，阴血为阳气之依归。""虽气禀阳和，血禀阴质，而阴中有阳，阳中有阴，不能截然两分。"极为强调阳气与阴血之间相互依存的关系。

至于血有清浊之区别，其源虽一，但根据其作用的不同，可析而分为三种，即："其至清至纯者，得君火之令，以和调五脏，藏而不失，乃养脏之血也；其清中之浊者，秉输运之权，以洒陈六腑，实而不满，则灌注之血也；其清中之清者，会营周之度，流行百脉，满而不泄，此营经之血也。"在正常情况下，血在人体中各行其职，各守其乡，则阴平阳秘，使血循经免受上溢下脱之患。

对于出血的原因，张氏认为主要是由于人体阴阳偏胜偏衰和脏腑之气乖逆所致。他说:"缘人之禀赋不无偏胜,劳役不无偏伤,其血则从偏衰偏伤之处而渗漏焉。夫禀赋既偏,则水谷多从偏胜之气化,而胜者愈胜,弱者愈弱,阳胜则阴衰,阴衰则火旺,火旺则血随之而上溢;阴胜则阳微,阳微则火衰,火衰则血失其统而下脱",并进而说明"其上溢之血,非一于火盛也;下脱之血;非一于阳衰也,但以色之鲜紫浓厚,则为火盛;色之晦淡无光,即为阳衰,究其所脱之原,或缘脏气之逆,或缘腑气之乖,皆能致病。"说明论治血证,必须首先辨明人体的盛衰和阴阳的偏胜偏衰,并强调对出血的辨证,不能一概以上溢为火盛,下脱为阳衰而统之,必须对出血的色泽、性状加以鉴别。

张氏对出血之患,还十分重视与各脏腑功能之间的相互关系,并根据出血的不同特点加以辨识,如他以为:"从上溢者,势必假道肺胃;从下脱者,势必由于二肠及膀胱下达耳,盖出于肺者,或缘龙雷亢逆,或缘咳逆上奔,血必从之上溢,多带痰沫及粉红色者;其出于心包,亦必上溢,色必正赤如朱漆光泽;若吐出便凝,摸之不粘指者,为守脏之血,见之必死者;出于脾者,或从胃脘上溢,或从小肠下脱,亦必鲜紫浓厚,但不若心包血之光泽也;出于肝者,或从上呕,或从下脱,血必青紫稠浓,或带血缕,或有结块;出于肾者,或从咳逆,或从咯吐,或稀痰中杂出如珠,血虽无几,色虽不鲜,其患最剧,间有从精窍而出者,若气化受伤,则从膀胱溺孔而出,总皆关乎脏气也;其出于胃者,多兼水液痰涎,吐则成盘成盏,汪洋满地,以其多气多血,虽药力易到,不若脏血之笃,然五脏之本,亦不可忽。"此外,还对衄血、便血、崩漏等各种出血的辨证逐一进行详细分析。张氏对出血的辨证论述,条分缕析,颇具独到之处。

至于血证的治疗,他根据《内经》"血气者,喜温而恶寒,寒则泣而不流,温则消而去之"之旨,反对"不鉴其偏之弊,而制不寒不热之方""一见血证,每以寒凉济阴为务"的笼统治法。认为前者达不到补其偏救其弊的目的,后者虽可取效一时,但终致虚阳衰而生变证。因此,张氏从人体气禀阴阳胜衰着手,对各种出血之证,并不拘泥于以寒治热,以热治寒之常法,而是精于辨证用药。如治衄血,若实热衄血,脉实大,便秘者,用犀角地黄汤加木香、大黄;若内伤劳役之人,喘咳面赤,发热头痛而衄,以当归补血汤加薄荷、荆芥,不应,补中益气汤倍黄芪,慎不可用辛热之药;若瘀积停留,衄血不尽者,宜犀角地黄汤;久衄不止,热在下焦血分,以六味丸加五味子作汤。张氏治衄血还常佐以气药,如木香、香附之属,使血得气引而归循于经。对于吐血一症,张氏认为其治法不可骤止，止则使败血留积，同时亦不宜峻攻，攻则复伤其血，只宜清理胃气以安其血，方选犀角地黄汤，随证加桃仁、茜根、橘红、木香、大黄、童便之属；吐久不止，内虚寒而外假热者，用千金当归汤，不应用十灰散遏之。若血色瘀晦如污泥，为阳不制阴，宜花蕊石散温以散之；若见晦淡者为血寒，须加炮蒸干姜，或大剂理中汤温之；若吐血势不可遏，胸中觉气塞滞，血色紫黑者，宜桃仁承气汤加茜草根。对呕血一症，他认为证治有三：暴怒火逆伤肝，其症胸胁痛，甚则厥逆，宜柴胡疏肝散加大黄；极劳奔驰伤肝，其症遍身疼痛，或时发热，宜犀角地黄汤加当归、肉桂、桃仁；竭力房劳伤肝，其症面赤足冷，烦躁口渴，宜生脉散合加减八味丸。张氏特别喜用大黄以止血，虽于血证不避肉桂、附子，而又善于配伍，这一点是难能可贵的。至于出血证的善后调理，张氏从"心主血，胸裹血，肝藏血"的理论，主张"须按心、脾、肝三经用药"，方以归脾汤为主。云："归脾汤一方，三经之药也。远志、枣仁补肝以生心火；茯神补心以生脾土；参、芪、甘草补脾以固肺气；木香者，香先入脾，总欲使血归于脾，故曰归脾，凡有郁怒伤肝，思虑伤脾者尤宜。火旺者加山栀、丹皮；火衰者加肉桂、丹皮，又有八味丸培先天之根，治无余法矣。"从此可知张氏调治的重点在于脾。其如此简要地提出了调理血证的基本大法，为后人论治血证提供了丰富的理论与经验。

（2）论痢疾：张璐在《内经》《伤寒杂病论》以及历代医家之说的基础上论痢，认为痢疾即古人所谓肠澼之证，其"皆缘传化失职，津液受伤，而致奔迫无度"。

痢疾的辨证：张璐明确指出辨痢下赤白及辨身热是分辨痢疾的两个要点。① 辨痢下赤白：《内经》原有下血、下白沫、下脓血之异，后世医家多以下白沫属虚寒、下脓血属湿热辨之。张璐认为痢疾下白沫，不能以寒概之，痢疾有血者，亦不能皆以为热，临证中应辨证论治。若下痢有血者，当从血色的鲜暗辨识，血色鲜紫浓厚者则属于热，血色瘀晦稀淡或如玛瑙色者则为阳虚不能制阴，治疗上应温理其气，以气摄血。若皆以疏利之法，或乱投黄连、大黄之类，易致变证丛生。② 辨痢疾身热：张氏认为古代前贤常以身热与否来判断痢疾的预后转归。例如《素问》曰：肠澼便血"身热则死，寒则生"；张仲景论痢"以身热手足温，为阳回可治；厥逆不返，为阳绝主死"。两家之论看似不符，实不相悖。《素问》所言为阴虚下痢之证，张仲景所指是伤寒阴证，两者均不可与夏秋肠澼相提并论。另夹邪之痢与时行疫痢皆有身热,治当先撤表邪,表邪撤则自然身凉痢止。因此,概以身热作为判断痢疾生死的指征,实不可取。

痢疾的治疗:张璐治疗痢疾,主张温理气机为主,反对泥于苦寒疏利。他认为除脉滑大数实,或挟热后重、烦渴者宜予黄芩、黄连、芍药、泽泻、白头翁、秦皮之类苦寒疏利外,皆不宜恣行攻伐,而应注重气机的调理。例如:五色噤口及瘀晦清血诸痢,每用甘草、干姜专理脾胃,肉桂、茯苓专伐肾邪,其效如鼓应桴;痢疾初起腹痛后重者,则兼木香、槟榔、厚朴以泄之;痢疾见饮食艰进者,则兼枳实、焦术以运之;痢疾见阴气上逆、干呕不食者,则兼丁香、吴茱萸以温之;痢疾见呕吐涎水者,则兼橘皮、半夏、生姜以豁之;痢疾见脓血稠黏者,则兼茜根、乌梅以理之;痢疾见水道不通者,则兼升麻、柴胡以举之;痢疾而身热不除者,则兼桂枝、芍药、姜、枣以和之;痢疾而阴虚至夜发热痛剧者,则兼熟地、黄芪、阿胶、当归、芍药以济之;痢疾若数日不已而腹痛后重转甚者,必用人参、白术、升麻、柴胡兼补而升之;久痢后重宜用三奇散,取黄芪、防风以开阖,用枳壳以破滞气,俟后重稍减,便当改用补中益气。

另外,张璐还对噤口痢、休息痢、蛲虫痢等特殊痢在发病机制和治疗方面的特殊性进行了探讨。① 噤口痢:初痢噤口多因湿瘀胃口,故宜苦燥治之。若邪留胃中、胃气伏而不宣、脾气因而涩滞者,可用木香、黄连、枳壳、厚朴、橘红、茯苓等;若热毒冲心、头疼心烦、呕而不食、手足温暖者,可用甘草泻心汤去大枣易生姜,此证胃中有热,不可用温药;若阳气不足、宿食未消、噫而不食者,可用枳实理中汤加砂仁、陈皮、木香、豆蔻或山楂、神曲、麦芽之类;若肝乘脾者,可用戊己丸加木香、肉桂;若有水饮停聚者,心下必悸动不宁,可用五苓散加姜汁;若有火炎气冲者,可用黄连解毒汤去黄柏加枳壳、木香;若胃虚夹热而呕逆者,用连理汤;若积秽太多、恶气熏蒸者,可用大黄黄连泻心汤加木香;若久痢噤口不食,为胃气告匮,最为危候,较之初起口噤尚有浊气可破、积沫可驱,遇乎不同,非大剂参术佐以茯苓、甘草、藿香、木香、煨葛根之属、大补胃气兼行津液不能开之,但得胃气一转,饮食稍进,便宜独参汤略加橘皮或制香附,缓缓调补,兼疏滞气,最为合剂,如茯苓之淡渗、木香之耗气、葛根之行津,皆当摒除。② 休息痢:此证多因兜涩太早,积热未尽,加以调摄失宜,不能节食戒欲所致。可服补中益气汤加肉果、木香,吞服驻车丸;若阴虚多火,不能胜任升麻、柴胡、木香、白术者，只用驻车丸加人参、肉桂、乌梅之类；有积者，可加枳实、炮黑楂肉；若服补中益气汤数服不效、反下鲜紫血块者，此久风成飧泄，风伤肝而不能藏血，宜三奇汤（散），倍防风，加羌活、葛根、升麻、柴胡，切忌用利水破气之药。③ 蛲虫痢：病因寒湿侵袭，胃弱肠虚，蛲虫乘之所致。症见腹大，皮肤粗黄，或肛痒，或从谷道中溢出，治疗以芫花一撮主之，亦可使用乌梅丸、黄连犀角散。虫尽之后，即用六君子加犀角、黄连、乌梅肉丸服，以补脾胃，兼清湿热。

张璐论治痢疾，纲目分明，辨证以别下痢赤白、身热为要，论治不泥苦寒疏利而擅长温理气机，足资后人借鉴。

（3）论产后三冲、三急、三审：张璐对妇科疾病的诊治，在《医通》"妇人门"中，列经候、胎前、临褥、产后等篇，专论妇科诸证，其中产后三冲、三急、三审最为精要，适合临床应用。

1）三冲：张氏认为产后败血上冲有三。① 冲心：其症可表现为：或歌舞谈笑，或怒骂坐卧，甚者踰墙上屋，口咬拳打，山腔野调，号佛名神等神志狂乱之症。他指出此症预后欠佳，治疗以投花蕊石散为最捷，琥珀黑龙丹也可选用。若仅闷乱而不癫狂的轻症，可用失笑散加郁金。② 冲胃：其症饱闷呕恶，腹满胀痛，治疗当以平胃加姜、桂为先，不效可服来复丹。若呕逆腹胀，血化为水者，以金匮下瘀血汤主之。③ 冲肺：其症面赤呕逆，治疗则以二味参苏饮，甚则加芒硝汤涤之。

2）三急：张氏认为产后诸病，唯以呕吐、盗汗、泄泻为急，若三者并见则更为危急。如已见痰闭心窍，可用抵圣散去芍药加炮姜、茯苓治之；多汗加乌梅，慎不可用浮麦伤胃耗气，枣仁腻滑易于作泄，亦当慎用；芍药、乌梅虽酸收能敛汗，然防其阻滞恶露，故亦多不可浪用。

3）三审：凡诊新产妇之患，张氏提出应先审少腹痛与不痛，以证恶露之有无；次审大便通与不通，以证津液之盛衰；再审乳汁行与不行以及饮食之多少，以证胃气之充馁。此即产后之三审，他说："产后恶露，常以弥月为期，然向有六七朝即净者，又未可一概论也，此虽产母禀质不同，而胎儿之所禀亦异。如胎息壮盛，则气血尽归其子，瘀血自少；胎息屡弱，则气血涵养有余。亦有产时去多，产后必少，产时去少，产后必多，势使然也。"因此，张氏将审少腹痛与不痛，作为辨别产后瘀血多少的重要症状。由于产后血脱津伤，因而大便自应艰涩，一般五七日后即可畅通，若兼有发热谵语，脉滑实者，当急以攻之，以救津液；若少腹硬满，则应破瘀为先。对于产后乳汁行与不行，他认为："产后三朝，每有寒热蒸乳，寒热后，乳汁大行，此胃气孚化。"因此，乳汁充盛与否，与胃气充盛有密切关系，若产后无发热，又无乳汁，此为营卫不调，宜内补当归建中汤调之。

至于张璐在《医通》中论痰火、论湿热、论肺痈、论崩漏、论月经不调、论目疾等也各有特色，可参阅原书加以体会。

二、《伤寒缵论》与《伤寒绪论》

这两本著作体现了张璐在伤寒研究方面的造诣。

1. 整理《伤寒论》的思路 张璐研究《伤寒论》历三十余载，他对历代注家的多歧不一深有感触。张氏认为，仲景《伤寒论》完全是来自临床，平实而极具有应用价值。而后世一些注家，曲为衍释，多逞臆说，聚讼纷纭，使仲景之义反晦。张氏本着平实切用的原则，摒弃炫人耳目的玄说，释语质朴，言简意赅，令人涵泳不尽。

张璐在对《伤寒论》的编次释义方面，深受方有执、喻昌的影响，其中喻昌的观点，更令张璐赞赏有加。例如，在太阳病篇的分类编次方面，他强调："以寒伤营、风伤卫、营卫俱伤为大关钥。故篇中分辨风寒营卫甚严，不敢漫次一条。""至于释义，则嘉言独开生面，裁取倍于诸家，读者毋以拾唾前人为诮。"其响应"三纲鼎立"之说，并在喻昌所论基础上，增列了风伤卫犯本、寒伤营犯本、风伤卫坏证、寒伤营坏证及营卫俱伤坏证等几个类型。

张璐认为温热应与伤寒分列，不能混为一谈。其明确指出："仲景温病热病诸例，向来混入伤寒六经例中，致使后世有以黄芩、白虎汤误治伤寒者，有以黄芩、白虎证误呼伤寒者，良莠混次不分，以致蒙昧千古。自长沙迄今，唯守真一人独得其秘，则又晦其名目，不曰温热，而曰伤寒，何怪当世名家，动辄错误耶。"因此，他将《伤寒论》中论温热的内容另析成篇，以使后学明辨。张仲景谓："太阳病，发热而渴，不恶寒者，为温病。"张璐提示：此乃"提挈温病自内而发之大纲"。同时以黄芩汤作为治疗温病的主方。其进而按三阳发温热例及少阴发温热例类分条文，具体包括黄芩汤、白虎加人参汤、黄连阿胶汤、猪苓汤、猪肤汤等方证。

2. 伤寒病的辨治纲领 张璐对伤寒病的辨治，强调得其纲领，突出"阴阳传中"四字。所谓"阴阳传中"，即六经须辨三阴三阳，伤寒当别传经直中，病证又分寒证热证。

张璐具体提出，邪在三阳，当辨其在经在腑。经属表，宜从外解。霜降节后，太阳初病有风伤卫、寒伤营、风寒俱伤营卫三证，故立"桂枝、麻黄、青龙鼎峙三法"；邪入阳明之经，但壮热自汗脉浮数，能食者为阳邪属风，不能食者为阴邪属寒；邪交少阳之经，见往来寒热、口苦胁痛，只宜和解，而有汗、下、利小便三禁。至于春时则多三阳证混杂，治宜辛平解散，如香苏散、参苏饮、十神汤、神术汤等，均可随证选用。若夹有食积，当以藿香正气散加减用之。腑属里，必须攻下而除。邪热入胃，悉宜攻下，但须邪气结定，热邪尽归于胃，然后下之；若邪未结实而下早，则有结胸、痞硬、挟热利等变证。邪在少阳，有入犯胆腑，或入血室，皆宜按证求治，但此经之要，全重在胃气，胃和则愈，胃不和则烦而悸。

病入三阴，则当分其传经直中。传经属热，治宜清泄。虽然有阳极似阴、厥逆自利等证，但须审辨清楚，如先前曾有发热头痛、至四五日或数日后而见厥利者，均属阳邪亢极、厥深热深之证，急当清理其内，误与温药必死。直中属寒，治宜温中。虽有阴极似阳、发热躁闷等证，亦须辨别清楚，若初病不发热无头痛，便呕吐清水，蜷卧足冷，自利腹痛，脉来小弱，至四五日或六七日，反见大热躁乱，欲坐卧泥水中，渴欲饮水而不能下咽，脉虚大不能鼓击者，此乃阴盛格阳之假热、阳欲亡脱之兆，当峻用参附无疑。

张璐论治伤寒，主张灵活变通。他指出："伤寒杂病，世分两途。伤寒以攻邪为务，杂病以调养为先。则知工伤寒者，胸中执一汗下和解之法，别无顾虑正气之念矣，杂病家宁不有攻邪之证耶？只缘胶执己见，不能圆通，以致伤寒一切虚证、坏证不敢用补，杂病一切表证、实证不敢用攻。"就临证而言，伤寒杂病之治，可分而又不可分，两者攻邪调养，虽各有所重，但却常互用，如此认识，才更全面。

三、《石顽老人医门十戒》

《石顽老人医门十戒》是《张氏医通》的一部分，位列篇首，是张璐对为医之道德的专论,有着重要的现实意义,故专门列出加以阐述。该篇主要是针对当时医界种种流俗与弊病,张璐提出了十大诚言与忠告,扼要介绍如下。

一戒薰莸时习:主张为医应该正派、本分,不可沾染弄虚作假、沽名钓誉之陋习。

二戒恃才妄作:要求为医当须谦逊谨慎,不可过于自负,恃才妄作,以免同道见隙,招怨致祸。

三戒任性偏执:夫医之任,在乎补偏救弊,不能偏执己见,信手妄治,以致虚虚实实之误。

四戒同流合污:谓医秉安危之机,必医术深湛,精诚专一方能胜任,不可坠为碌碌无为,庸庸乏术之流。

五戒因名误实:医家治病当先明确诊断,而后方可议治,切忌诊断未明,即肆意妄治,招致医疗失误。

六戒师事异端:倡导实事求是,尊重科学的学风,对于医界存在的以异端邪说欺世,仙方幻术惑众之种种伎俩应予鄙弃。

七戒贵贱混治:强调辨证论治,在面对富贵膏粱之体与贫薄藜藿患者时应区别其体质营养等差异,采用不同的治法。

八戒贫富移心:司轩岐业者,当以济世为任,不可货利为心,不论病家执敬多少,贫富悬殊,都应一视同仁,极力图治。

九戒乘危苟取:医者应该轻财重义,不可忘义敛财,甚至于病家危难之时乘机敲诈钱物。

十戒诋毁同道:同道之间,应互资相长,切磨相向,不可妄自尊大,诋毁诽谤他人以抬高自己。

张璐在其《医通》中指出医与百艺相较,往往为治病殚心竭力,伤神劳心,甚至以身殉职者为数不少。如列举"昔沈朗仲先生,抱病赴高澹游之招,归即喘汗而脱;儿科赵蕙田,轻舟应鸣先项公之请,比及到崖,舟子呼之不应,脱然而逝;吴羽仁先生,先予丽候如农姜公……握手言别,切切嘱予归当谨察病机,毋失气宜,订期明晨早至,共圈竭厥之治。诘朝坐候,吴子不至,询之姜使,云是昨暮复过半塘,坐脱肩舆之中"。

在《医通》所载治案中亦可看出张璐对同道之尊重理解,而同道亦对其信任膺服。如卷二伤寒门:石顽治徽商黄以宽风温十余日,壮热神昏,语塞便血，苔黑鼻煤案，时歙医吴辰敷在坐，相商后投以凉膈散加人中黄、生地及大剂大黄兼黄连、犀角而获效。事后张璐认为此证全在同人契合，无分彼此，得以挽回。

又卷七痢案：张璐治一兵船上妇胎前下痢产后三日不止，原有某医经治罔效，为兵船所扣，当此急迫之际，张璐一方面灵活调解，一方面巧思方药，既使某医体面脱身，又为病家欣然得瘥。大兵去后，某医谢曰："若非金蝉脱壳，不免为螳臂所执也。"

另外，张璐对脉学、本草等方面的贡献体现在《诊宗三昧》和《本草逢原》《千金方衍义》等著作中，在此不加多述。

（《吴中医家与医著》，江苏凤凰科学技术出版社，2016 年）

张璐学术经验研讨

江西省波阳县中医院　　朱炳林

《张氏医通》（以下简称《医通》）十六卷，是书乃张璐半个世纪的心血结晶，足以代表他的学术思想。由于他有六十多年的临床实践，才学兼备，故议论翔实，颇多经验之谈。本文试就《医通》作一研讨，供同道借鉴。

一、精审脉理，洞察细谛

医之于脉犹听讼之于情，讼得其情则刑不妄措，医得其脉则方不混施。然脉理玄通，非一朝一夕可达，须抉往哲之精微，摸索于临证，如是有年，方可有体会。张氏积六十年经验，于脉学可谓得其精髓，《医通》各门中，在"诊"项下，均详言脉象，确有见地。如中风之脉，每见沉伏，很快便转为洪盛，因"初中之时，周身之气，闭塞不行，故多沉伏，少顷气还微省，则脉随气奔而见洪盛，皆风火痰湿用事也"，但中风证毕竟是真气内亏，因此，"浮小缓弱者生"，与病相应也,而坚大急疾者、兼涩者、伏涩不调者,均为危兆。再如伤食一证,脉可见数滑、迟滑、紧、沉紧而细、模糊不清等象。前四种好理解,《金匮要略》有"脉数而滑者实也,如有宿食,下之愈"及"紧脉如转索无常者,宿食也";《伤寒论》有"下利脉迟而滑者,实也";脉诀曰"沉而有力积并寒",沉紧而细,冷食伤脾也。而模糊不清的脉象颇为惑人,如小儿汪五符,夏月伤食,症见呕、热、利、胀,六脉模糊。家长认为是阴寒之病,自予服五积散,致使热炽,昏卧,谵语;一医以为伤暑又予香薷饮,药下而头汗如蒸,喘促,足冷。见证如此,有以证大热而脉模糊,认为是亡阴危证而欲猛进参附者;有以为是热盛津伤,当用人参白虎者,一阳一阴,北辙而南辕。石顽先生于此证举用凉膈散下之,果一下而神思大清,脉息顿起。张氏之所以放胆使用凉膈散,固然是认证准,更得力于脉象的理解,他指出:"伤食脉有滑涩之异,脾虚不能鼓运,胃虚不能腐熟,故其脉不滑而涩,涩甚则模糊不清矣。"可见,精于脉学则临证不致茫然。如一夏月热淋患者,一医予香薷饮、益元散治之,五日淋涩转甚,又见心烦不寐,唇赤齿燥,多汗喘促,引饮。张氏诊其脉左手微细,右手虚数,均为津气耗伤之征,毅然予生脉散频进代茶,益气养阴,至夜稍安。明日复苦溲便涩数,张氏据脉已向和,知药已中病,以前方继进而愈。不治淋而淋愈,乃精审脉理而作出的正确判断。

张氏认为,求脉关键当求其有神,所谓神者,胃气也。这对于审病机,断预后,有相当的参考价值。

二、重视脾胃,善用六君

《医通》杂门中有《过饥胃竭》与《药蛊》两篇论文,笔者认为这两篇文章体现了张氏重视脾胃的医疗经验。人赖水谷以生,水谷敷布则五脏安和,这是常理。但是,人体一旦生病,该禁食抑或进食乎?张氏认为临证必须权衡:如胃中营气为寒邪所伤或挥霍撩乱、胃气反戾之证,应当禁食。"胃气有权者,感邪不深,虽不服药,自能蒸发正汗,所谓壮者气行则已也;苟元气虚人,胃中津液本少,且复夺其饮食,药虽中病,尚难作汗,况堪恣行表药,重伤本虚之胃气乎?"张氏根据六十年目睹误夺饮食而至剧至毙的现状,才苦心孤诣撰写了这篇《过饥胃竭》,殷殷垂教,后人临证当以保护胃气为重。"《经》云:浆粥入胃，则虚者活。所以往往令其勿药，以收十全之功耳。"而用药治病实不得已也，前哲于立方之下，每云中病即止，不必尽剂，不是很能说明问题吗？而世人不得尽其天年，实多医药之误，因此张氏又痛诉药蛊之患，所重全在胃气，操司命之权者确应熟玩。

此外，《医通》治虚损，他医恒守肝肾，而张氏则以扶脾益肝建功，以甘温调补来扶助生发之气，力辟多加削伐而损既病之胃气之谬误。对嘈杂一证，张氏认为系土虚木摇，应当补脾运痰，使土厚载物，则风木自安，"以六君子汤为专药"。又如久症坏症，张氏令患者先进稠饮，继进稀糜，使胃气输运可行药，再行施治，"力戒伤犯中州之药"。治湿而利小便，常法耳，但不可过利，"病去六七，即当改用理脾之剂"。对于素多湿热者，张氏主张不治已病治未病，提倡常服六君子加黄连、沉香、泽泻之类。诸如此等治法，无一不从脾胃着眼。在这种学术思想指导下，张氏临证喜用六君子、补中益气和理中等方。如郭然明之室患五色痢，医用苦寒通下，而噤口不食，夜间大热，躁渴不已，六脉弦细而疾，张氏断为阴证，毅然予理中加桂、苓、木香、乌梅以调胃，次予加减八味作汤，导其阴火，药下则愈。再如中风门中的三则医案，两则因气虚痰盛而呃呃可危，均疏六君子加味而愈。尤妙在平素多痰的沈云步先生一案，因其恒有麻木之患，为防类中，予六君子汤作防微杜渐之举。另，《医通》中尚有不少进粥扶胃及不药而痊的病例，均发人深思，颇能启迪后学。

三、救治急症，秩序井然

《医通》各门下附有医案，是张氏理论与实践相结合的心血结晶。这些医案大多为急症病例，细读精研，大有裨益。例如"伤寒"门中钱顺一案，患者素有内伤，因劳力感寒，发热头痛，汗后，又见胸膈痞闷不安；复予之痞闷更甚；再行消导，遂厥逆昏愦。邀张氏诊之，六脉萦萦如蜘蛛丝，舌苔焦黑燥涸，势渐濒危。不顾体质，恣行汗、下、消，致中气受戕，热邪内结，阴血大伤，如不急下，真阴立槁。张氏治以生地黄连汤（由生地、当归、川芎、赤芍、黄连、黄芩、栀子、防风组成，主治失血后燥热瘛疭，脉数盛者）去黄芩、防风，加人中黄、麦冬、酒大黄；另以生地黄一两，酒浸捣汁和服。既大滋阴血，又以补药之体作泻药之用，在滋阴的基础上凉血泻火。药后，患者夜半下燥屎六七枚，天明复下一次，即见转机;又与生脉散二帖拯救气阴,便不再予药,嘱糜粥调养,以俟胃气渐复。后大便数日不行,魄门迫迫如火,张氏为保护刚恢复之胃气,不用泻药,仅用导法通之,更予异功散健脾益气而安。又如"衄血"门中朱圣卿一案,朱鼻衄如崩,三日不止,服犀角、地黄、芩、连、知、柏、石膏、山栀之属转盛。张氏诊之,脉弦急如循刀刃,认为"此阴火上乘,载血于上,得寒凉之药,转伤胃中清阳之气,所以脉变弦紧",予生料六味加五味子作汤,纯阴重味,三阴并治,"壮水之主,以制阳光";又用肉桂末三钱,面糊丸,用煎药调下,引火归元,以息无根之火。辨证无误,方纯药精,而获"甫入喉,其血顿止,少顷,口鼻去血块数枚而愈"的疗效。再看"吐血"门中的钱曙昭一案,钱久咳吐血,四五日不止,烘热面赤,夜间发热自汗,薄暮骤涌不已,神气昏昏欲脱,灌童便亦不止,同道束手无策,张氏毅然治之。第一步猛进独参汤,以挽虚脱,患者稍定;第二步见脉数疾无力,略加肉桂、炮姜、童便,药后血止;第三步不予药,嘱糜粥渐进,得脉息渐和;第四步以六味丸作汤,半月而安。有形之血不能速生,无形之气所当急固,不进独参,不能脱其险境;虚阳不敛,血必不止,故略加肉桂等品因势利导;血虽止,胃气恐不能立即复元,真阴固当补,尚为时过早,仅宜糜粥养胃,以俟中气来复;待脉息平和,脾胃能够转运,再予六味丸作汤调补真阴,辨证论治,秩序井然。又如褚某久痢一案,时已深秋,痢仍不止,所下皆脓血,昼夜百余次,口噤不食,仅饮开水及瓜瓢汁,啜后呕胀肠鸣,绞痛不已,烦渴闷乱,小便不通,如此急症,诸医拱手告辞。张氏诊之,六脉弦细乏力,观其大便,瘀淡色晦;检阅前医所用方药皆芩、连、朴、槟之类。辨为中阳不足,脾胃虚寒证,予理中加桂、芩、紫菀,燮理中阳。药后中土有权,升降复常,小便即通,夜间得寐。又令其糜粥渐进,药疗、食疗,同时并举,总以振奋中阳,恢复脾胃为目的,如此痢渐减。更予理中倍参,伏龙肝汤泛丸调理而痊。伏龙肝汤丸由黑楂肉、熬黑糖及伏龙肝组成,本治胎前下痢,产后不止及元气大虚,瘀积小腹,结痛不胜攻击者,移用于此例,十分吻合。从上可见张氏于急症,敢于负责,临危不乱,察证周全,方纯药精,已入轩岐之堂奥,堪为医家之翘楚矣。

四、选方用药,匠心独运

张氏习古而不泥古,随证选方,加减灵活,古为我用,匠心独运,是为我侪楷模。要不泥古，首先必须吃透古人制方之意。如张仲景治肺胀的越婢加半夏汤及小青龙加石膏汤，一加半夏，一加石膏，这样一来两方便都有半夏、石膏。张氏指出，关键就在这两味药协力建功，"石膏清热，藉辛温亦能豁痰；半夏豁痰，藉辛凉亦能清热也"。又如中风门中的《金匮》之千金三黄汤（麻黄、黄芩、独活、细辛、黄芪），既用麻黄之温散，何取黄芩之苦寒？既用麻黄复用黄芪，岂不碍表气之闭拒？这的确是后辈学方之疑问。张氏认为本方主治卫虚不能胜邪，又兼风热内蕴，因此麻、独、细开发腠理于外，黄芩解风热于内，更虑卫虚难于作汗，乃以大剂黄芪一佐麻黄开发之权，一杜虚风复入之路。言简意赅，得其要领。古方一旦了然于心，临证便可对证择方，如其治郭公水亏火旺，火烁肺金咳嗽便血案，予千金麦门冬汤（麦冬、桔梗、炙桑皮、半夏、生地、紫菀、竹茹、麻黄、炙甘草、五味子、生姜），去半夏、生姜，加玉竹、白蜜。诸医见之便有责难，谓麻黄不当。张氏自有见解：此乃"藉麻黄以鼓舞麦冬生地之力，与越婢汤中麻黄、石膏分解互结之燥热同一义也"。连进二剂，立见效验，患者是夜便得安寐，复予六味生脉加玉竹、白蜜四服而嗽减。又如周徐二人伤酒欲饮葛花解酲汤，请张氏决之。根据见症，知其一为热伤胃气，一久患滑精，肾气有伤。葛花解酲汤虽本五苓、四君子，但益入辛散之味，大损元气，两例都不宜采用，张氏分别采用不同的方法为其治愈。张氏再三强调，用方定要明其配伍之妙，如人参这味药，在生脉散中当然取其补益气阴之功，但是，人参败毒散之人参"始则鼓舞羌、独、柴、前各走其经，而与热毒分解之门，继而调御津精血气各守其乡，以断邪气复入之路"；黄龙汤之人参是用来助胃气以行药力，使芒硝、大黄之力更锐，并非虚而兼补；固本丸之人参是在阴柔之味中助以阳和之力，阴得阳升，可望其有补益之验，见解颇为独到。

张氏不为古方所囿，根据自己的临床经验进行改方。如其改定的三痹汤（人参、黄芪、白术、当归、川芎、白芍、茯苓、炙草、桂心、防风、防己、炮乌头、细辛、生姜、红枣），系将三痹汤中的生地、牛膝、杜仲、续断、秦艽、独活去除，"恐地黄、牛膝辈阴柔之药难振迅扫之威"，增入防己、白术、乌头以祛风湿。不用附子而用乌头，取其性烈以祛痹着。这样一来，参附、芪附、术附、桂附、真武等法俱在其中，两方孰优孰劣，自有实践检验，但张氏敢于创新的精神是非常宝贵的。既然敢于改方，也就能创制新方，张氏自拟的治痰火的玉竹饮子（玉竹、茯苓、甘草、桔梗、橘皮、紫菀、川贝、生姜、熟白蜜，其中生姜、橘皮同蜜煎），系针对痰火症外内合邪，两难分解，温之、燥之、升之、摄之咸非所宜的情况下而立的，是方化痰而不助火，养阴而不碍痰，健脾而不温燥，祛邪而不碍胃，确为良方。

（《江苏中医杂志》，1986 年第 11 期）

《张氏医通》的学术特色

东平县中医院　　杨　玲　宋益东

《张氏医通》是一部论述内、外、妇、儿、五官诸科杂病证治的丛书，共十六卷，系清初张璐著。张璐，字路玉，号石顽，长洲（今属江苏苏州）人。弱冠之年，弃儒治医，励志岐黄六十余载。张氏治学，撷采百家，参以己意，验之临床。在精研勤思，荟萃折衷之中，不乏自己的创新和卓识。兹不揣愚陋，试将《医通》的学术特色探讨于下。

一、撷采百家，撮其精华

凡在医学上有较大成就者，无不从研究经典入手，溯本寻源，在此基础上，并能采撷百家，融贯古今，取其长而舍其短，结合临床实际，然后有所彻悟，张璐就是这样一个杰出的医学大家。《医通》中参考书目达 130 种之多，每种病首列《灵》《素》病机，次列《伤寒》《金匮》治例，并详加诠释，继则精选摘录历代名著。所引内容或病因病机之发挥，或诊病辨证之方法，或治法方药之纵横，这些论述中颇多精辟灼见。如引王安道，《经》云："阴虚生内热奈何？曰：有所劳倦，形气衰少，谷气不盛，上焦不行，下脘不通，胃气热，热气熏胸中，故内热。"有所劳役，脾胃气虚。脾胃为气机升降的枢纽，气虚则清阳不升，浊阴不降，升降失常，中焦气机郁滞，阻则气火不得泄越，则"少火皆成壮火，而为内热，东垣所言，正与《经》旨相合"。王氏准确地阐发了气虚火热的病机。又引陆丽京"劳役伤脾者，证必发热头痛，恶风畏食，自汗喘乏，脉必气口虚大，平昔未惯劳作之人多此，东垣补中益气汤证也"之言，此为气虚发热之典型表现。以上二家对东垣学说的发挥，不但医论通达，亦符合临床实际，诚经验有得之言，实有功于东垣。

所录辨证方法，亦精切有理，如张景岳辨痢云："相似之际，尤当审察。"如以口渴为实热，似矣，但凡泻痢，必亡津液，安得不渴，当以喜热喜冷别之。以腹痛为实热，似矣，但痢生于内，肠道损伤，安得不痛，当以痛之缓急，按之可否，腹胀与否分之。以小便黄赤短少为实热，似矣，但水从痢去，尿必量少黄赤，当以小便灼热与否，津液之盈亏，肤色之泽夭辨之。如此辨析入微，直至今日，亦常为我们所遵循。

有关治法，引喻嘉言"凡治水气喘促，以顺肺为主，肺气顺，则膀胱之气化，而水自行矣……故水道不利，而成胀满，以清肺为急"，清肺顺气，肺气肃降，则水道通调，水行则喘定胀消。喻氏之说，识见宏博，理明法妙，临床用之，每获捷效。

二、析疑启奥，迭出新意

张氏在撷采百家，融贯古今的同时，结合临床实际，勤思精研，察其是非，明其真伪，绝不盲目苟同，人云亦云。因此，他不论是对经典医籍的研究，还是临床实际问题，都多析疑发微，真知灼见。如《内经》"脱营"一病，他谓营气内夺，五志之火煎迫为患，"原夫脱营之病，靡不本之于郁"。他详细地描述了本病的症状：外则如膺乳腋胁，肘腕胫膝，各随阴阳偏阻而痰聚其处，初如痰核，不赤不痛，见证甚微，病者略不介意，久而不已，则上下连属，如流注然，渐而增大，坚硬如石，破后无脓，唯流血水，其破败之状，有如榴子之裂于皮外，莲实之嵌于房中，与翻花疮形象无异。若郁于脏则为噎膈等证，与流注乳岩同源异派。"是百死一生之病""常发与疏忽之中"，治疗"攻补皆为掣腕，良工无以易其情志""在始萌可救之际，一以和营，开结为务"。张氏不拘前人旧说，根据临床实际，阐发脱营的精辟见解，补前贤之空白，开后世之先河，确是难能可贵的。

又如肺胀的病机，谓"肺胀而咳，左右不得卧，此痰挟瘀血碍气而胀"，用活血化瘀之品治之。张氏依据丰富的实践经验和创造性思考,提出如此切中肯綮的见解,内蕴精奥,和现代医学的研究正相吻合,值得临床深入研讨。

三、医术精湛,独树一帜

张氏毕生诊务繁忙,临证从不因循敷衍,而是勤思不苟,析疑解惑,辨病识证独具只眼,遣方用药巧运匠心,达到了炉火纯青的境界,形成了独特的风格,享有医名,对后学教益匪浅,归纳之有以下几个方面。

1. 精于诊脉 张氏对脉诊的研究和应用,深得脉法真谛,每一病种之后,都附以辨脉之法,把脉诊作为审查病机、拟定治法、选方用药、判断预后的重要依据,尤其对脉理的分析,脉形的体会,都颇有心得,符合临床实际。如论火脉说,脉法所云"浮而实大为虚火,沉而实大为实火",其说似是而实不然,火性燔烈,抑之则空,虽有虚实之分,实无沉实之脉,但以洪盛满指者为实火,火盛之脉,浮取虽洪盛滑疾,中按则软阔不坚,重按则豁然中空,寻之脉见指旁,举指涩涩然,如轻刀刮竹之状。若洪盛中重按益坚实,指下如循薏苡子状者,皆有形湿热之蕴积。若弦细而数,按之益坚,为肝肾真脉。或虚大数疾,为火邪耗劫真阴,虚阳飞越之征。他把实火、虚火之脉交待得清清楚楚,并把易误诊为火象的肝肾真脏之脉,痰湿蕴积之脉并举出来,以资鉴别,朴实无华,有血有肉,确是颇有心得之论。

张氏临证中脉诊的运用,更是推勘精细,意究病源,如一人伤食呕吐,发热颅胀,自利黄水,六脉模糊,指下寻之似有似无。诊之,六脉虽皆涩弱模糊,而心下按之大痛,舌上灰刺如芒,认为食填中宫,不能鼓运其脉,乃脾不消运之兆。又治一媳,疟久大虚,饮食大减,经水不调,今春时发寒热,腹满不食,拟进破血、通经之剂。石顽诊其脉,左寸厥厥动摇,右关与两尺虽微弦,而重按、久按却滑实流利,唯右寸左关虚濡而数,寻之涩涩少力,此阴中伏阳之象,胎脉无疑,良由中气虚乏,不能转运其胎,故而作胀。可谓议论风生,切合病机,对后学颇多启悟。

2. 详析病机 张氏在每一病种开端,或借阐释经文,或摘录先贤妙语,或增广其说,阐发病机深入精微,后提出治法方药,如前王安道关于气虚发热的病机。在医案中更见其辨析细微,剖根探源。如一夫人,恒有眩晕之疾,六脉皆带微弦,而气口尤甚,缘性多郁怒,怒则饮食不思,每服消导之味,则中土愈困,饮食化为痰,痰从火化,而为眩晕。又如一女,发热头痛、腹痛、咳逆无痰,十指皆紫黑而疼,脉弦细而数,右大于左,乃怀抱不舒,肝火郁于脾土而发热,热蒸于肺故咳。肺本燥,故无痰,脾受木克,故腹痛;阳气不得发越,故头痛;四肢为诸阳之本,阳气不行,气凝血滞,故十指疼紫。条分缕析,不遗纤毫,类此案例颇多,足资我辈鉴之。

3. 活用成方 张氏对于病证的辨证论治,善用古人成方灵活化裁。在成方选用、加减变通方面,以理贯之,以法约之,出新意于法度之中,极尽变化之妙。如用二陈汤治呕吐,气滞者加白豆蔻、砂仁,热吐者加黄连,冷涎吐加丁香,气升呕加沉香,气不和加木香并入姜汁少许,寒吐加丁香、炮姜,热吐加栀子、黄连、竹茹、枇杷叶、葛根、姜汁、芦根汁,怒中饮食呕吐加青皮、木香,痰满胸喉,粥药到口即吐,加枳术、砂仁、厚朴、姜汁,虚加人参。又治咳嗽,咳嗽呕吐并作,为肺胃俱病,先安胃气,二陈汤加芦根、姜汁、制枇杷叶;咳嗽吐痰与食俱出者,此饮食失节,脾气不利清浊相干,二陈汤加枳术、杏仁、细辛;有食积痰饮发热,二陈汤加香附、枳壳;食积发热加姜汁炒川连,寒食作嗽,加炮姜。加减法有十四种之多,守法严而不拘,变化活而不乱。在医案中,更是方与法合,药随证变。如他治某公,仲秋喘嗽气逆,诊之两尺左关弦数,两寸右关涩数,弦者肾之虚,涩者肺之燥,因水亏火旺,阴火灼燥肺金,用千金麦门冬汤去半夏、生姜之辛燥,易以葳蕤白蜜之甘润,藉麻黄以鼓舞麦冬、生地之力,麻黄虽主表,今在麦门冬汤中,不过借以开发肺气,原非发汗之用,连进二剂,是夜便得安寝。后以六味、生脉加葳蕤、白蜜调治而安。可谓"医必有方,医不执方",值得后人效法。

4. 金针度人 张氏在《张氏医通》中颇多精当之笔,虽寥寥数语,着墨不多,但实为金针度人之处。如"咳嗽声嘶、咽喉不适,皆是火郁痰滞,必用生姜之辛以散之"。临床治疗痰气互结,郁热灼津之慢性咽炎,用生姜散结行滞,可使郁热得以宣泄,有"火郁发之"之妙。"栝蒌仁甘能润肺,寒能降火,治热嗽之要药""肺胀喘满,当以葶苈为向导也"。葶苈泻肺降气,近代研究其有强心利尿作用,治慢性支气管炎、肺源性心脏病、左心功能不全有良好效果。又如在葶苈大枣泻肺汤后指出"此治肺痈吃紧之方也,若畏其峻而守王道之方,真养痈以待毙耳"。其治淋病,谓"朴硝雪白者,治痛淋殊效""石膏火煅,同琥珀、滑石,乃石淋之要药""加味葵子茯苓散,专治石淋之圣药"。又如治小便不通,谓"若右寸独数,小便点滴而下者,此金燥不能生水,气化不及州都,生脉散去五味子、易大剂紫菀,可一服而愈"。总之,张氏作为一代名医、大家,其勤学析疑,勇于创新的治学精神,师古不泥,别具特色的丰富经验,值得我们深入学习研究。

(《中医研究》,2012 年第 25 卷第 7 期)

《张氏医通》初探

江西省波阳县中医院　　朱炳林

　　张璐(1617—1699),字路玉,晚号石顽老人,清代长洲人。著《张氏医通》(简称《医通》)十六卷,是书采集历代 60 余家的著述,参考用书凡 130 种,其于志学之年即留心是道,稿经十易,历 50 余年,在"桑榆入望,历世颇多"之后才著成,可见不是随意所为。无怪乎刊行以来,流传极广,影响较大。

一、崇尚《经》旨,广纳群言

　　《灵》《素》《金匮》均为中医的奠基性著作,临床医家无不致力于此。《医通》首列《灵》《素》病机,次则《金匮》治例,以冠诸篇,再取法朱丹溪、薛立斋、张景岳、王肯堂诸家,于文辞质奥者,略加详释;理明辞畅者,胪列其说;自无新意,便不赘述。不掠人之美,不掩己之短,不拘守一家,"一切晦滞难明者,虽出名贤,概置不录"(《凡例》);身临亲验,确有体会处,不避标榜之嫌,和盘托出。如首卷中风门,开头即引《灵》《素》《金匮》的有关条文,以明中风的病因、病机、证候、治法及方剂,以为绳墨;继而广纳群言,以较多的篇幅引用前人的论述,如《千金》的中风大法,刘河间的主火,朱丹溪的主痰,喻嘉言的阳虚邪害空窍说,薛立斋的认识脏腑经脉之病为治,缪仲淳的真中、类中之分,张景岳的外风、内风之鉴别,李士材的辨证论治等。由于时代的局限,所引并非尽善尽美,但是,有三点值得我们注意。第一,中风名义,其说纷纭,迄无定论,只要持之有故,言之成理者,作为一种医学信息,应当介绍给后学。第二,张氏并非一味祖述前言,也有自己的看法,这些看法均出自临床经验,为阅历之言。如根据东垣主气虚之说,指出阳气衰微风邪入中者,寒痰上壅,浊阴蔽塞,须以一两三生饮加一两人参救治,即便脱证,也多有得生者;对半身不遂,丹溪从左血右气用药,张氏认为不妥,"左半虽血为主,非气以统之则不流;右半虽气为主,非血以丽之则易散",仍须"察脉辨证",比较平允;就水土之刚柔,张氏指出西北为真中风一语,是对待东南类中而言,并不是说西北之人就没有类中风,张氏50年来诊过不少西北人之中风,因此他嘱后学"读古人书,须要究其细旨,以意逆之,是谓得之,若胶执其语,反成窒凝"。第三,四诊之中,张氏于脉学最有体会,多补前人之不足,应当细心推求,不可草草读过。

再说,张氏引用《金匮》的条文,没有按原文顺序,而是将各证各方分别按内科病证分类归属于各门,一加以注释;一补充后世的理论与方药;一介绍自己的体会。其注释简明扼要,如对"夫短气有微饮,当从小便去之,苓桂术甘汤主之,肾气丸亦主之",对这一证二方的条文,他指出"二方各有所主""必视其人形体之偏阴偏阳而为施治",颇合临床实际。《金匮》以血便之先后定远近,张氏不为所囿,指出辨证的关键在机体的盛衰,寒热虚实的属性及所在脏腑,"但使归经,不必论其远近也"。鼓胀一门,张氏虽崇尚《灵》《素》,但观察之细致远胜前人,如"腹上青紫筋见,或手足有红缕赤痕,小水利,大便黑"为蓄血成胀,非临床经验丰富者不知。

二、长于辨证,善于用方

张氏临床经验之丰富,体现在长于辨证、善于用方上。书中各门都细致地阐述了辨证之法,或示以前人经验,或出于己见,一一笔之于书,使后学有法可宗。例如湿热证,可见鼓胀水肿、呕逆吞酸、黄疸滞下、腰腿重痛、脚气痹著气候,"然皆别有所致而然,咸非湿热之本病也",因此必须因人因证而治,如素多湿热者与素禀湿热而挟阴虚者,及阴阳两虚、真元下衰、湿热上盛者,证治迥异。又如遗精证,大体上是阴虚火气用事,但临证还须注意:① 本病病在肾肝，但与心肺脾胃有关，必须辨其标本。②梦遗必须与精滑、白淫相鉴别。③见证有下元虚惫、郁火内燔，肝热胆寒、精气不足、肝肾俱虚、脾胃湿热、阴阳升降淆乱等不同，因此，不能一味固涩，体现了治病必求其本的精神。再如不寐的辨证示后人因病不得卧者，当详所因，不可一味补心安神，张氏所示医案是堪师法。如其治一少年因恐虑两月不卧，服安神补心药无算，以温胆汤倍半夏，加柴胡而愈；一人遗精烦扰不得卧，与六味丸加枣仁而安寝；一人溃疡久不敛而不得卧，用十全大补而安。尤堪玩味的妊娠下痢的"五审"，更可见其辨证之精细。孕而痢有别于平人痢疾，既要治好孕妇，又要保全胎儿。临证必须一审饮食之进与不进，以明胃气之盛衰存亡；二审溲之通与不通，以防转胞胀闷之患而误伤津液；三审腹之痛与不痛，以明病性之火、寒、虚、实；四审后之重与不重，以明调气与升阳之选择应用；五审身之热与不热，以明系表里俱困还是真阴内亡，抑或卫虚邪犯。知此则元气之厚薄，病患之寒热，可晓然无惑矣。

张氏的宝贵经验还体现在其用方上。古来方剂可谓多矣，均因病而制，苟能得病之真髓，明方之主使，临证必然心手合辙。张氏用方一以辨证为指归。试以暑病为例，香薷饮确是一张治暑的常用方，张氏指出此方有一定的指征，不是不管虚实寒热都能有效的，假如热伤形当用白虎汤；兼伤无形之气用人参白虎汤，或生脉散；暑伤气兼挟风热伤经用清暑益气汤；风热湿杂合用十味香薷饮；偏表用消暑十全散；偏里者用六和汤；中脘痞满，用消暑丸；热阻溺涩用益元散；冰果内伤用大顺散；饮冷而肾伤用冷香饮子；阴气固结于下用来复丹；阳气遏于里，用五苓散。随机应变，招招中式，真是医不执方，合宜而用。再举医案一则，张氏治吴兴韩晋度春捷锦旋，患腹痛泄泻下血，一医用香连丸，遂饮食艰进，少腹急结，小便癃闭，不喜汤饮，面色萎黄，昼夜去血五十余度，瘀晦如苋汁，气口脉沉细而紧。张氏予理中加肉桂二钱，一剂溺通，小腹即宽；再剂血减食进；四剂泄只三四次，微有白脓，与补中益气加炮姜，四剂而康。"阳虚阴必走"，温之则中阳振奋，血有统率，不止血而血自止，故取理中燮理中阳，"损者益之""劳者温之"，脾胃为营卫气血之源，故续以补中益气汤调补脾胃，升阳益气以善后。尤妙在首加肉桂之助阳，继加炮姜，仍含理中之意。这两首都是很普通的方子，可在张氏手下竟起重症，其善于用方于此可见一斑。

三、解析方剂，发微启奥

《医通》十六卷中，以四分之一的篇幅将诸家类集方药，随论次第，编于"专方"之下，对于籍大方加减各门可通用者，另立"祖方"一卷，以"祖方"为纲，将相互出入之方从属之，如清脾饮从属于小柴胡，七味白术散从属于四君子，佛手散从属于四物汤之类。这样编的好处是：知其源流、同异、变化，也使后学易于记忆。由于张氏是一位有 60 年临床经验的医生，所以其解析方剂，发微启奥，多经验之谈，像峻厉、迅烈难于轻试之方，顺逆反正配合、寒热补泻互用之方，故用相反之性、激其成功之方，以及奇兵暂用、随手转关者，均一一阐明。不啻专论，就在前十二卷的内、妇、儿、五官、疮疡各科中谈方说药，比比皆是。总结其特点，主要体现在对比论方，给人启迪；见解独到，颇费心机。

如治历节疼痛之"《千金》大枣汤"，系麻黄附子甘草汤加黄芪、姜、枣。张氏指出麻黄附子甘草汤、麻黄附子细辛汤，可治少阴病，又可治水肿。仓公于麻附细辛方中加当归、防风、独活以治贼风口噤发痉，而《千金》此方治历节疼痛，"总赖麻黄、附子彻外彻内，迅扫其邪，杲日当阳，何有阴霾之患乎"？如治中风卒倒，寒闭不省人事之三生饮（生南星、木香、生川乌、生附子、生姜）为中风门中"破的之方"，张氏指出此方本于星香汤（南星、木香、生姜），得大省风汤（胆南星、生姜、防风、独活、生附子、全蝎、甘草）之妙用，而与续命汤（麻黄、桂枝、当归、人参、石膏、干姜、炙甘草、川芎、杏仁），"相为犄角，夺门革鼎，各有专功，贵在先声夺气"。如后学记张氏之嘱，胆必大；得方之精髓，用必准，优柔寡断者真不可同日而语也。又如治肾气不化、小便涩数的济生肾气丸，与金匮肾气丸的区别在于药量不同，另多牛膝、车前二味药。两方相较：① 金匮方宣布五阳，开发阴邪，加车前、牛膝为太阳厥阴之向导，通津利窍，不伤正气。② 金匮方用桂枝，因阴气固结于内，势必分解于外，则肾气得以流布周身，本方牛膝配桂、附，引入至阴，蒸动三焦，助其气化，复其决渎。③ 倍用肉桂是暗藏桂苓丸之妙用。余如羌活胜湿汤与神术汤，安肾丸与地黄饮子，紫草饮与保元汤等都教人由此及彼，同中辨异，的确可拓宽人的眼界。

张氏解析方剂，不为前人所囿，如由生脉散加黄芪、甘草、紫菀、白芍、当归组成的门冬清肺饮，是用来治疗火乘肺胃的咳喘吐衄证。张氏指出，紫菀佐黄芪而兼调营卫,深得清肺之旨,但芍药酸收,当归辛散,于清肺不宜;如由小建中加味的乐令建中、十四味建中、一味前胡、细辛走表,一加熟附、苁蓉补下,"均失建中之义"。尚有不少临床常用方剂,张氏使用颇有经验,见解很独到,如桂枝龙骨牡蛎汤,是以桂枝汤调和营卫,加龙、牡为"固蛰封藏之本";小柴胡汤为和解表里剂,以柴胡升发其邪,合姜、枣使从外解,以半夏、黄芩清在里之热痰,甘草协辅参、柴,共襄匡正辟邪之功,而人参"挡截于中,不令内犯"是一味要药;《局方》益黄散,治婴幼儿脾虚乳食不化之久泻,由陈皮、青皮、煨诃子肉、炙甘草、丁香组成。既云"益黄",何不补益中州?妙就妙在"二皮专理肝脾宿阴,即兼诃子以兜涩下脱,丁香以温理中州,甘草以和脾气,深得泻中寓补之法",此方在临床上确有较好疗效。再如治肾水真阴不足的六味地黄汤,方中熟地用砂仁制,不特无减食作泻之虞,且使气转食运,脾肾安和,阳生而阴长。那么金匮肾气丸又为何无缩砂之制呢?张氏言"以中有附子之雄,肉桂之窜也",可谓得其三昧。《医通》中此类经验之谈俯拾即是,限于篇幅,不再一一列举了。

(《江西中医药》,1987 年第 2 期)

《张氏医通》体质学思想探析

安徽中医学院　　姚实林

　　《张氏医通》是清初张璐在引用历代医学文献的基础上,结合 50 余年的临床经验,不断修订,严加取裁,共参考医籍 130 种,十易其稿,加以阐述而成。本书分内、外、妇、儿、五官各种疾病证治,并附验案,是反映张璐学术思想的代表作。本书蕴含着丰富的中医体质学思想。现探析如下。

一、辨禀赋

　　张璐临证善辨体质,常"临病审察,随其所禀之偏胜、形志之苦乐而为处方""贵在临证之活法耳"。通过辨析患者的"素禀""所禀""禀赋""禀质"，以知其阴阳气血之盛衰，及体内痰湿、湿热之有无，进而推断疾病的原因、确定治法及用药宜忌。

在论及小儿鹤膝风时，认为"小儿非必为风寒湿所痹，多因先天所禀肾气衰薄，阴寒凝聚于腰膝"，治疗时"以六味丸补肾中之水，以鹿茸补肾中之火，以牛膝引至骨节而壮其裹撷之筋，此治本不治标之良法"。即对于小儿肾气素衰者，其鹤膝风的治疗不能拘泥于"风、寒、湿三气合而为痹"之定论，而应以调节体质偏颇为主。

在经候门论及无子嗣的治疗，认为辛热壮火之剂，"若施之于气虚精寒之人，固所宜然，设概用于火旺精伤者，得不愈伐其阴乎"？进而探讨无子嗣的原因，认为"人之所禀不同，勇怯各异，有因男子真火式微者，有因湿热伤精者，有因妇人胞门浊腻者，有因血海虚寒者，有因子宫枯燥者"。张璐关注无子嗣者的所禀和勇怯，对于气虚精寒之人，才可用辛热壮火之剂，而对于火旺精伤者，大辛大热之剂断不可用。

"诸气门上"记载，其治疗 1 例眩晕痞闷之疾，病由"青年罢职，乐志林泉，偶因小愤"所致。3 个月来服豁痰利气药不应，反觉疲倦，饮食日减，下元乏力。张璐详细诊断后认为病因是"素多痰湿，渐渍于水土二经，复加剥削之剂屡犯中气，疲倦少食，迨所必至"，治疗时"先调中气，输运水谷之精微，然后徐图温补下元，为疏六君子汤加当归兼调营血"。即素多痰湿之体，脾阳多不运，不可用攻伐之剂损伤脾胃之气，而应以六君子汤健脾祛湿为主，待标证一去，尚应长期服用温补下元之药，以补肾健脾，调痰湿之体。

在探讨药蛊的成因时，认为"若禀质素弱，及病后产后，亡血脱泻之后，不能即愈，日以汤药为务，多致轻者重而重者剧，病气日增，饮食日减，以致寒热咳嗽，吐痰吐血，诸证百出，而犹以为药力未逮，邪热未除，日以清火消痰为务，遂成药蛊之病矣"。即体质素弱者，病后不宜过多服用攻伐之剂，宜中病即止，以补虚之药继之，否则易致药蛊之患。

在"诸伤门"，张氏认为"素禀湿热而挟阴虚者"多见于"膏粱辈"，多为"体肥痰盛之人"。其治疗"又与寻常湿热迥殊。若用风药胜湿，虚火易于僭上；淡渗利水，阴津易于脱亡；专于燥湿，必致真阴耗竭；纯用滋阴，反助痰湿上壅。务使润燥合宜、刚柔协济，始克有赖，如清燥汤、虎潜丸等方，皆为合剂"。

这种非常有见地的论述,解决了临床上湿热兼夹阴虚治疗的棘手问题。

张璐常用达生散(紫苏饮去川芎加白术、苏杨脑3枚,紫苏饮为四物汤去地黄加紫苏、陈皮、大腹皮、人参、甘草、生姜、葱白)治疗妇人难产,善于随母之性禀与时会加减,服者无不应验。其族妹苦于难产,"遇胎则触而去之"。张璐"视其形弱而勤于女工,知其气虚",于是用补母气以养胎的方法进行治疗,即母亲在妊娠6个月时,服用紫苏饮加补气药数十剂,这样就"得男甚快"。

对于虚羸者,其药量宜轻,如用茸朱丹治肾虚火炎头痛,"强者倍加,羸者量减用之"。用"白散(玉函)治寒实结胸""羸者减之"。

二、察肥瘦

辨禀赋体现了张璐临证重视辨识体质,但并未言明具体的辨识方法,而察形体肥瘦则是张璐辨识体质的重要方法。书中多处论及"肥人""形盛之人""肥白人""肥大肉厚赤白者""苍黑肥盛之人""体肥痰盛之人""素禀丰腴""禀质肥盛者""湿热肥盛之人""肥盛多痰湿者""肥盛色白痰多者""肥盛气虚者""瘦人""形瘦之人""黑瘦者""素禀清癯"等。大抵肥人多湿、多痰、多气虚,瘦人多阴虚火旺。张璐在临证时常根据体型肥瘦,推断病因、预后,决定疾病的治疗及"治未病"方法。

1. 根据体型,推断疾病的病因　认为"形盛色苍,肌肉腘坚者,必多湿多痰"。认为"妇人肥盛,阴冷者,多是湿痰下流所致"。对于阴痒者,认为"阴中痒,亦是肝家湿热",而"瘦人燥痒属阴虚"。

2. 根据体型肥瘦,推断疾病的预后　如论及脚气的预后,认为:"其人本黑瘦者易治,肥大肉厚赤白者难愈。黑人耐风湿,赤白不耐风冷;瘦人肉硬,肥人肉软,肉软则受疾至深,难愈也。"又如,对于用下法治疗"大便不通而腹中雷鸣者",认为"肥人下后,多有脱泄不止之虞,瘦人汗后,每多干热不止之患"。对于"噎膈之人",认为:"体肥痰逆者可治,枯癯津衰者多不可治。"对于妊娠痁疟,"若妊娠形盛色苍、肌肉腘坚者,必多湿多痰,无论何疾,必显湿热本病,脉多滑实有力,绝无虚寒脉弱之候"。即禀质强壮者,在发病倾向上其证候不会演变为虚寒证。

3. 根据体型肥瘦,决定疾病之治疗及宜忌 张璐认为"瘦人阴虚多火,忌用燥药"。对于眩晕的治疗,认为"肥白人眩晕,清火降痰为先,而兼补气药;黑瘦人眩晕,滋阴降火为要"。对于"腹中窄狭"者,认为"肥人乃是湿痰留滞,气不升降"所致,治疗"当行气燥湿,越曲、平胃为主";而"瘦人乃是阴虚火旺,熏蒸脏腑"所致,治疗当以"逍遥、左金降火开郁为主"。对于痰火的治疗,若患者"形体虽肥,而色白气虚","则以六君子汤加竹沥、姜汁";若"瘦人阴虚多火",则"六味地黄去泽泻合生脉散,使金水相生,自然火息痰降"。如以辰砂七珍散治疗产后血虚不语,注明"肥人,加半夏、茯神、僵蚕;瘦人,加当归、蝎尾、钩藤"。对于不孕的治疗,也视体型肥瘦而异。认为:"肥白人不孕,多见痰湿内阻证,予导痰汤……如黑瘦多火人不孕,多见胞血枯而精被烁,四物汤易生地加芩连,养血清热。"对于自汗不止的治疗,根据患者体型肥瘦而异。论曰:"故治肥盛之人,溃疡多汗,则宜托里消毒散加减;气虚形盛者,则宜六君子为主;酒客则加糵衔、泽泻之属;形瘦之人,溃疡多汗,则宜保元汤加归、芍,或生料六味加枣仁救其津液。"

4. 根据体型肥瘦而定"治未病"之法 张璐认为当时湿热证的治疗,"皆治标之法,绝无治本之方",故而认为"苍黑肥盛之人,及酒客辈,皆素多湿热",其治疗应"在无病之时,即宜常服调气利湿之剂,如六君子加黄连、沉香、泽泻之类,夏秋则清燥汤,春夏则春泽汤加姜汁、竹沥,使之日渐消弭,此谓不治已病治未病也",即对肥盛湿热体质的人,应平时常服清利湿热之药,以达到"治未病"之功。

三、问饮食贵贱

问饮食贵贱,也是张璐辨体质的重要方法。大凡贫贱者常以藜藿充饥,富贵者多食膏粱醇酒厚味,故贫贱者与富贵者的体质常迥然有别。张璐常称之为"酒客""多饮人""富贵人""肥贵人""膏粱本虚之人""膏粱之人""膏粱过厚之人""膏粱肥盛""酒客膏粱""膏粱柔脆之人""膏粱豢养者""膏粱逸豫""豢养柔脆之家""藜藿劳勤之人""力作劳勤躯体坚韧之人""藜藿艰虞之辈"等。张璐认为,"膏粱太过,食积为痰""膏粱之人,醇酒厚味之湿热不得施化""膏粱肥盛,多味痰湿热""素禀湿热而挟阴虚者,在膏粱辈,每多患此",由此可知膏粱醇酒厚味者多见湿热体质。张璐在推断疾病的病因、预后及确定治疗方案时,常先了解患者的饮食贵贱。

1. 推断疾病的病因和发病倾向 认为肿疡乃"营气不从,逆于肉理乃生痈肿,皆因膏粱厚味,七情阴火,或炙爆甘美积毒,气血不和所致"。即恣食膏粱厚味,酿酒生热,发为肿疡。对于暴脱之患,认为"每尝见于膏粱充饫之家,藜藿艰虞之辈,未之有也"。即膏粱之家,体质柔脆,易有暴脱之患。其认为"脾伤不能收精"为药蛊的病因之一,其证多见"脏气固结不舒而羸瘦腹大"。关于其发生人群,则认为"此性膏粱豢养者有之,在藜藿劳勤之人,未之见也"。又认为膏粱厚味者易发痈疽,论曰:"背恶寒疼重寒热者,为发痈疽之兆,膏粱多此。"

2. 确定治疗方法及用药宜忌 贫贱者耐攻伐之剂,患病易愈;而富贵者耐补益之药,罹病难瘥。其对富贵贫贱之治不同的原因详加论析:"若夫膏粱之治,与贫贱之治,迥乎不侔。夫膏粱之家,素嗜肥甘,肌体柔脆,譬之阴地草木,未经风日,奚堪胜任,况一有微疴,即日历数医,虽具法眼,亦难独出己见,稍用一有关之品,即众口谗谤,功未见而咎有归,此亦世道使然,无足憾也。而贫贱之家,日甘粗粝,风霜切体,纵有疾苦,力能胜受,即或从事医药,则专任于一,虽证剧可危,尚堪重剂推扳,功成反掌。"张璐在临床实践中常常遵从贫富异治的原则。对于肿胀之疾,可用泻法治疗,但应视患者贫富而异,认为"可施之于壮盛及田野之流,岂膏粱老弱所能受"。对于久治不愈的黄瘅和疸黄者,可用温中丸、枣矾丸,但张璐强调指出:"然此仅可治实人,及田家力作之辈,若膏粱柔脆之人,未可轻试也。"张璐驳斥"产中禁用人参"之说,认为:"产中误用人参为害者,皆是力作劳勤躯体坚韧之人,虽有疾病,祛之则安,奚俟补为,设强与服,心胆先裂,是不能无助火发热、凝滞恶露之患矣。若夫膏粱逸豫、豢养柔脆之家,平时惯服,服之泰然。"即产中藜藿之人不可用人参而膏粱之辈可服用。对于丹方治乳痈初起,用蒲公英草捣汁,和陈酒服,以滓敷肿处即消。但张璐强调:"然此施于藜藿之人辄效,若膏粱七情内郁所致者,良非所宜。"对于"脾家痰气宿滞,及蕴积少阳经中风热之邪",治疗时"乃于小柴胡中除去人参,益入青皮、白术、厚朴、草果一派克削之味"。但强调指出:"在藜藿之人,固为相宜,若膏粱豢养柔脆者,即有留滞,亦难胜此。"总之,张璐认为攻法宜用于体质壮实的贫贱之人,不宜用于体质虚弱的富贵之辈。

四、审方宜

《素问·异法方宜论》已论析了五方之人体质有异，张璐临证时也根据不同地区人群的体质特点而灵活用药。例如，在"诸伤门"论及虚损的治疗，一般虚损宜治以扶脾益肝，但也有医家用三黄、四物等方治疗，其中三黄为攻伐之药，用于治疗虚损，是"风土不同故也"。对于西北之人和东南之人的虚损之疾，其治疗应当有别。"西北之人，恒食煤火……是以西北之人，患中风者多，虚赢者少，即或有之，唯以苦寒清火为务，虽有虚证，无藉辛温也。""东南之人，唯食薪火……是以东南之人，患中风者少，虚赢者多，纵有肝邪，最忌苦寒伤中之剂，虽有木郁，难于升发也。"不同地区人群的体质特点虽有其共性，但也有个体差异，不可一概而论。张璐进而指出："然西北之人，岂无真阳虚剧，宜用姜、附者；东南之人，岂无邪热亢极，宜用芩、连者。"

在"中风门"中，认为西北之人与大江以南之人中风的治疗有别。其原因为"西北土地高寒，风气刚猛，真气空虚之人，卒为所中"，中风多为外中风；而大江以南，"天地之风气既殊，人之所禀亦异，其地绝无刚猛之风，而多湿热之气，质多柔脆，往往多热多痰，真阴既亏，内热弥甚，煎熬津液，凝结为痰，壅塞气道，不得通利，热甚生风"，多为类中风证。对于"真中外来风邪之候"，其治当"先以解散风邪为急，次则补养气血"；而类中风是"内虚暗风，确系阴阳两虚，而阴虚者为多"，其治疗"与外来风邪迥别，法当清热顺气开痰以治标，次当补养气血以治本"。这里张璐详细论析了西北之人与东南之人所患中风的类别及其治法上的差异。

总之，张璐通过临床实践，总结出肥人多湿多痰多气虚、瘦人多阴虚火旺、膏粱醇酒厚味者多湿热、藜藿之人多禀质坚固的人群体质特点，提出根据风土不同而异治的因地制宜的治疗观，这些学术思想能够有效地指导当时的临床实践，提高临床疗效。目前中医体质理论已从人体的形态结构、生理功能和心理特征三个方面全面地辨识人体的体质状态，重视后天环境因素及生活习惯对体质类型的影响。但张璐的中医体质学思想对当今的中医体质学研究仍具有一定的指导意义，宜在中医体质类型的临床流行病学调查中对上述人群的体质特点进一步验证。

（《中医杂志》，2011 年第 52 卷第 16 期）

浅论张璐的血证治疗思想

浙江中医药大学　　王　勇　朱乔青　戴其舟

　　清代医学家张璐，字路玉，号石顽老人，明末清初江苏长洲人。张氏于治学，重视经典理论；于临床，则重视辨证论治与方药分析。著述计有《张氏医通》《本经逢原》等多种。张氏汇集上自《内经》、下逮明清的历代名贤至论而自成一家之言，对血证的治疗尤具特色及创新。他从机体的盛衰与阴阳的偏胜偏衰入手，强调对出血的辨证，不可一概以上溢为火盛、下脱为阳衰而统而论之，必须针对出血的色泽、性状加以鉴别，较深刻地揭示了血证的发病机制及其证治规律。

一、病因病机

　　张氏根据血所在脏腑、经络各自功能之异划分为三类，如《张氏医通·诸见血症》："其至清至纯者，得君主之令，以和调五脏，藏而不失，为养脏之血；其清中之浊者，秉输运之权，以洒陈六腑，实而不满，则灌注之血也；其清中之清者，令营周之度，流行于百脉，满而不泄，此营经之血也。"而气血同源难两分，张氏宗《素问·决气篇》所云："中焦受气，取汁变化而赤，是谓血。"认为气血的相互关系是"异名同类"，虽有阴阳清浊之分，总由水谷精微所化。其血与气互相调和，各司其职，阴平阳秘，则血无上溢下脱之虞。《张氏医通·诸见血症》云："《经》言血之与气，异名同类，虽有阴阳清浊之分，总由水谷精微所化……气主煦之，血主濡之，虽气禀阳和，血裹阴质，而阴中有阳，阳中有阴，不能截然两分。"由此可以看出张氏对血液生理的认识与阴阳、脏腑、经络、营卫等紧密结合，一旦脏腑功能失常，阴阳偏胜偏衰，必然会导致血出于脏腑以及不循常道而溢于脉外。关于血证的病因病理，历代医家都十分重视火与气。如张景岳云："凡治血证须知其要，而动血之由，唯火唯气。"张氏在继承前人的基础上结合自己长期的临床经验，对血证的病因病机有更深刻的认识，他认为出血的主要原因在于人体阴阳偏胜偏衰。如其认为"其上溢之血非一于火盛也，下脱之血非一于阳衰也"。

张氏认为出血的病因主要是由于人体阴阳偏胜偏衰和脏腑之气乖逆。人体阴阳偏胜偏衰所致的出血，主要"缘人之禀赋不无偏胜，劳役不无偏伤，其血则从偏衰偏伤之处而渗漏焉。夫人之禀赋既偏，则水谷多从偏胜之气化，而胜者愈胜，弱者愈弱。阳胜则阴衰，阴衰则火旺，火旺则血随之上溢；阴胜则阳微，阳微则火衰，火衰则血失之统而下脱"。"从上溢者，势必假道肺胃；从下脱者，势必由于二肠及膀胱下达耳。"（《张氏医通·诸见血症》）因此，只有脏腑、经脉之血各有所司属，恪守其乡，才能阴平阳秘，无有上溢下脱之患矣。

二、血证鉴别

李氏等认为张璐为临床医学大家，其治血证最大特点就在于重视辨证。张氏认为不能笼统地从血之上溢或下脱来辨火盛阳衰，由于各脏腑的功能、所属关系和所在部位不同，导致其血证的临床特点亦有所不同。因此还须根据脏腑特点、出血部位与出血颜色，分辨其病变脏腑及虚实寒热。他说："其上溢之血，非一于火盛也；下脱之血，非一于阳衰也。但以色之鲜紫浓厚，则为火盛；血之晦淡无光，即为阳衰。"（《张氏医通·诸血门》）表面血证症状错综复杂，应根据各脏腑功能之间的相互关系和出血的不同特点加以辨识。张氏认为："从上溢者，势必假道肺胃，从下脱者，势必由于二肠及膀胱下达耳。盖出于肺者，或缘龙雷亢逆，或缘咳逆上奔，血必上溢，多带痰沫及粉红色者。其出于心包，亦必上逆，色必正赤如珠漆光泽。若吐出便凝，摸之不黏指者，为守脏之血，见之必死。出于脾者，或从胃脘上溢，或从小便下脱，亦必鲜紫浓厚，但不若心包之血光泽也。出于肝者，或从上呕，或从下脱，血必青紫稠浓，或带血缕，或有结块。出于肾者，或从咳逆，或从咯吐，或稀痰中杂出如珠,血虽无几,色虽不鲜,其患最急;间有从精窍而出者,若气化受伤,则从膀胱溺孔而出,总皆关乎脏气也。其出于胃者,多兼水液痰涎,吐则成盘成盏,汪洋满地,以其多气多血,虽药力易到,不若脏血之笃,然为五脏之本,亦不可忽。"

三、治疗特色

1. 温养止血 张氏崇尚"温""通",反对偏执一端,滥用寒凉或专用人参,以及不鉴其偏辄投不寒不热之方。因为黄连、黄柏、栀子等苦寒药或可取效一时,但有时往往寒凉太过,反而寒盛伤阳,血未止而变生他病。如《张氏医通·诸见血症》:"但证有虚中挟实,治有补中寓泻、从少从多之活法,贵乎临病处裁。大抵血气喜温而恶寒,寒则泣不能流,温则消而去之,此轩岐密旨。但世之名于医者,一见血证,每以寒凉济阴为务,其始非不应手,而取效于一时,屡发屡折,而既病之虚阳愈衰,必致呕逆喘乏,夺食泄泻;尚以为药力未逮,猛进苦寒,在阴不济阳而上溢者尚为戈戟,况阳不统阴而亡脱者,尤为砒鸩。盖因阳药性暴,稍有不顺,下咽立见其害,不若阴柔之性,至死不知其误,而免旁人讥谤也。"如在治疗吐、衄过多,屡服犀角地黄汤而不止,此为内虚寒而外假热,用千金当归汤,兼标本而治之。诸失血气脱者,浓煎独参汤加橘皮,益气固脱,此固之急也;补之缓者,则用玉屑膏,以人参、黄芪等分为末,白莱菔切片蜜炙,不时蘸末食之;血渴者,十全大补汤或生脉散加黄芪、葛根、枇杷叶;治疗出血日久兼见滑脱者,用妙香散合四味鹿茸丸。张氏不仅对温法治疗血证具有独特的见解,而且对误用寒凉提出解救方法:"误用凉血药致瘀热内结,胸中作痛者,一味木香酒磨,顿服钱许立效。"

2. 重视脾胃 张氏在治疗血证中对脾胃的作用亦非常重视,这与他善用温法治疗此病也是一脉相承的。如他认为:"脾胃虚寒,不能统血,失其营运而失血者,黄土汤温之,或柏叶、干姜等分,加艾少许,入童便服,或大剂理中温之。健脾之阳,一举有三善,一者脾中之阳气旺,而龙雷之火潜伏也;一者脾中之阳气旺,而胸中窒塞,如太空不留纤翳也;一者脾中之阳气旺,而饮食运化精微,复生其已竭之血也。此以崇土为先,土为厚则浊阴不升,血患自息也;积劳伤脾,中气受损,出血不止,补中益气汤倍黄芪、当归,不应,归脾汤加童便、藕节。"在临床治疗上，张璐还常选用当归补血汤、四君子汤等治疗血证。

总之，张氏对血证的治疗，善用温通，重视脾胃。却又不泥于一法，而是立足临床实际，从整体中把握疾病的内在规律，辨证分析，药随病转，用药灵活多变。这对后世在血证的理论认知和临床治疗中具有重要的指导意义。

（《现代中医药》，2012年第32卷第6期）

《张氏医通》辨治血证机制

河南中医学院　　丁盈戈　刘　明　朱平生

《张氏医通》系明末清初一代儒医张璐（字路玉，号石顽）所著。全书共分十六卷，其《卷五·诸血门》论治血证自成系统。该卷先详论病机，列《内经》《金匮要略》之言阐释古人临证之所见；再分论衄血（大衄、舌衄、齿衄、耳衄、眼衄、肌衄）、吐血（呕血、唾血、咳血、咯血、血溢、九窍出血）、溲血、便血、蓄血。观其所述，皆有独到见地，孜孜所得，非漫言酬对也。今按其所列，浅析治血证的机制如下。

一、血证病因病机——寒热偏胜，血络虚损所致

1. 寒热偏胜，淋溲有别　张氏对血证认识尊承《经》旨，重火热偏盛。如对溲血，《内经》有云："胞移热于膀胱，则癃溺血。可知溺血之由，无不本诸热者。"是以下焦之热移于膀胱为溲血的主要病机，且以有痛属火盛，则谓之血淋；无痛属虚火，则谓之溲血，来区分血淋与溲血。但张氏于血证病机又不拘于邪热之所故，亦与人自身禀赋的偏胜密切相关。"盖缘人之禀赋，不无偏胜"：有冬日尚身不需裹棉，往往口渴数饮，大便数日一行的人；又有虽夏天衣不敢稍减，饮食得凉，便觉腹痛泄泻的人。张氏记载的这两种人便是典型

的各禀阴阳寒热之偏者也。若使胜者愈胜，弱者愈弱，一则阳胜则阴衰，阴衰则火旺，火旺则血随之而上溢。一则阴胜则阳微，阳微则火衰，火衰则火失其统而下脱。故对这两种人的辨证，应各执其性寒热之一偏，作为临床诊治的重要依据。而其时医治病，不务辨证，始终顺旧。"今之为医者，不鉴其偏之弊，而制为不寒不热之方，举世宗之……至死不知其误，而免旁人讥谤也。噫！医之弊，仅为知己道，难为世俗言"之行，令张氏痛心疾首，深恶痛绝。总之张氏对于血证的病机概括，为阴阳寒热之所属，为疾病之所发生，血证重阳热，又不绝于寒虚，因人因病制宜。

2. 脏腑各异，色质不同　张氏认为血由水谷精微所化，脾统血，又为气血化生之源；肾藏精，精不泄，则可归精于肝而化清血。血不泄，则可奉心化赤，而《内经》上有"上注于肺，乃化为血"之说。而养脏之血，其清中之浊者，秉输运之权，洒陈六腑，《经》所谓"实而不满"，则是为灌注之血也。故血的化生，正常运行，濡养机体等功能的发挥，与五脏六腑有分不开的关系。张氏推究血证所脱之源："或缘脏气之逆，或缘腑气之乖，皆能致病也。"故血证的发生为脏腑功能的失调，虽非究于一，但应明血之出处。如血出鲜紫浓厚，无论从胃脘上溢，还是由小肠下脱，皆责之于脾。而血出于肝者，或从上呕，或从下脱，血色必青紫稠浓，或带血缕丝丝，或有结块内附；如辨治蓄血，若连血蓄在何处都不明，见之犀角地黄、桃核承气、抵挡汤丸纷纷，上下不分，徒惹笑耳。同时，以脏腑为总源在预后上能对血证的发展作出判断：血吐出便凝，摸之不黏指者，为守藏之血，见之必死。这对于面对急危重症有难得的借鉴价值。

3. 经络所伤，上下不一　张氏遵从轩岐之旨，对血证总源归于脏腑，而伤脱起于经络，临床上重视经络所伤，认为"经络热甚，阳气壅重，迫血妄行"，是为杂病里热之出血。妇人经癸胎产之出血，虽都由起二阳，并无区别，但颇关系经络，虽以随经下趋，各有不同，而至于崩淋下脱，倒经上溢，然下上之歧路攸分，皆为冲脉为病。以淫邪所侵，经气失约而致，或风热，或经火，或实，或虚。所以治疗也有从阴从阳，顺治逆治之辨别。再如对衄血，张氏主张虽经有脏腑、诸衄不同，然不离手太阴之经。若喘嗽面赤，发热头痛而衄，此肺经气虚，失护卫之职故也。若六脉俱大，按之空虚，心动数，面色赤，易惊，膈上瘀热，乃手少阴心经火旺，而上熏于肺太阴脉也，为血气两虚，虚阳迫肺，不能摄血，当知经络所伤。同时，张氏对血证辨治旁取他山，《医通》中录有刘默生对吐血有血络膈膜破伤之说："吐血一证，人唯知气逆血溢，火升血泛，不知血在脏腑。另有膈膜隔定，其血不能渗溢。夫膈膜者，极薄极脆，凡有所伤则破，破则血溢于上矣。故有阳络伤则血上溢。"拓展了脏腑总源理论及经络所伤的内容，除脏腑经络邪侵失和外，更添以膈伤络溢而发病，对血证病机有了新的阐发。

4. 他病致因，不循常道 血证的成因、发展还与自身情况变化有关，张氏提出血证有"寒热兼备，病状不一，渐成劳瘵"的情况，而治疗当于虚损诸证详辨之。如至夜而发之衄，是缘于多汗，致使卫气大虚。疑难见症，当知人本身情况，且尤应重视虚劳。张氏还认为七情致病也是血证的一大病机，如鼻衄可因七情喜怒，情绪的改变所致，此不同于自身病变直接引发，但情致失调可引起前面提到的各种病因病机的发生，酿成血证。

二、血证治则——调燮阴阳，法则天地

1. 温凉择施 针对血证的治疗，张氏认为"以寒治热，以热治寒。此方士之绳墨也"，此应为治疗血证的重要准则。同时他又针对"世之医者"一见血证，便以寒凉济阴为务之弊，指出不明寒热病机之别，一味寒凉虽初见效力，但只因寒凉凝滞直折，必难痊愈，且虚阳愈衰，又致呕逆喘乏，食少泄泻，而医者以为药力未逮，再进苦寒，无异砒鸩。张氏颇善于运用温通之法治疗血证，如对诸见血证血色晦淡不鲜，无论上吐下失，俱当用温热之剂，以先救其脱。衄血若至夜发，补血行气不效，则为血虚火旺，应养血滋阴，若误用凉血药，致瘀热内结，徒误害命。而"伤寒衄血，责热在表；杂病衄血，责热在里"，火热炎盛，经脉热甚，慎不可用辛热之药，应行清道之法。便血者，若瘀滞色晦不鲜，久当用温血药，始得奏效。但对便血若大肠受热不能摄血，营行过疾而下，故宜清之，择用寒凉。对吐血，张氏以今治有两大弊端，其一便为专用寒凉之味，往往伤脾作泻，以致不救；二为专用人参，以有肺热伤阴，执用人参滋补，此无一非温凉错施之故。

2. 脏腑补泻 张氏辨治血证以脏腑为本，用药顾及其间的生克顺逆，提出"证有虚中挟实，治有补中寓泻，从少从多之治法，贵于临病处裁"，治疗首

重其本,如治疗吐血,提出宜补肝,不宜伐肝,以平肝气而令血有所归,伐肝则肝虚不能藏血,血愈不止矣。同时以各脏腑功能的不同,所发生血证的特点也不尽相同来辨证施治。便血色鲜紫者为热伤阴络,色稀淡者则为脾虚,气血不足,统驭失节,张氏以一味白术,健脾益气止血,蓄血。若呕逆不食,五六日后下血如漆,脉得弦小而疾,按之则衰,此瘀去而肝气未平,首要降气散疏,一味沉香治之。且在治疗的时候,张氏尤重胃气,因血证伤及人身正气,虚劳百伤,不管见何样血证,治先量胃气虚实用药。如对吐血暴涌如潮者,若脉见虚大,此火势未敛,不可便与汤药,急以热童便,或藕汁灌之滋阴降火,俟半日许,脉势稍缓,方可进调养之剂。而对见吐血一吐则倾盆盈碗,或鲜血中兼紫黑大块,吐后不即凝结的,盖吐血出于胃,胃为水谷之海,多气多血,所以吐多而不即凝,以中杂水谷之气也,皆劳力内伤中气而得(亦有醉饱伤内而致者)。治不可骤止,止则使败血留积,为瘀血之根,不时举发,为害非轻,亦不宜峻攻,复伤其血,只宜调治胃气以安其血。

3. 调理善后 因血证在发病中伤血伤气,张氏在血证的治疗中提醒:"苦寒频进而积热弥炽,辛热比年而沉寒益滋者何耶?"故应重视前后调理,血证需按心、脾、肝三经用药,心主血,脾统血,肝藏血。治血张氏尤善归脾一方,以远志、枣仁补肝以生心火,茯神补心以生脾土,人参、甘草补脾以固肺气,木香者,香先入脾,总欲使血归于脾,故曰归脾。大衄血、劳心太过,吐血不止、唾血等皆有用之。而对虚人,若血出瘀滞色晦不鲜者,久当用温血药,始得奏。若蓄血,其脉芤,一部带弦,虽有瘀血,应兼补以去其血,先顾其正气。而在诊治之当,血来若火盛燥急,应待其人面白气平,血亦渐止,方可诊切,乘此时用药,瘀积荡尽,缓缓清理,徐徐调补,不可骤壅,亦不可用耗气之药。

三、医案赏析,触类旁通

石顽治朱圣卿鼻衄如崩,三日不止,较之向来所发之势最剧。服犀角、地黄、黄芩、黄连、知母、黄柏、石膏、栀子之属转盛。第四日邀余诊之,脉弦急如循刀刃。此阴火上乘,载血于上,得寒凉之药,转伤胃中清阳之气,所以脉变弦紧。与生料六味(作者按:六味地黄丸)加五味子作汤,另用肉桂末三钱,飞罗面糊（作者按：《本草纲目》"医方中往往用飞罗面，取其无石末而性平易尔"，民间指磨面时飞落下来混有尘土的面），分三丸。用煎药调下，甫入喉，其血顿止。少顷，口鼻去血块数枚而愈，自此数年之患绝不再发。

本案，朱圣卿鼻衄如崩，服寒凉之药加剧，脉弦急如循刀刃，为肾水虚，阴血不能安养于内，血被火逼迫外出，而阳之失配为肾阴不足，无根之阳不能潜于阴，且胃阳被伤兼有虚劳不足之象。故张氏以生料六味丸作汤滋补肾阴，固护阴血，又加五味子，既可以其酸涩收敛来止血，又可用来"补不足，强阴，益男子精"，而肉桂用以引火归元，温阳补益，最后以药性平和的飞罗面为糊调和服用，补脾益气，即顿见神效！

总之张璐对于血证机制以阴阳寒热为纲，联络脏腑，精于辨治，善施调补。《医通》一书内容丰富，见识独到，在此仅对其中血证的内容浅谈感受，以抒己说，仍有许多方面望待今者医家细究精研，承扬前人学问。

（《河南中医》，2016 年第 36 卷第 5 期）

张璐治疗血证的温通思想

青海水泥厂职工医院　　周正明

清初医学大家张璐，治疗血证有两大特点，一是"温"，忌寒凉；二是"通"，忌固涩。本文就《张氏医通》对血证的论述，探讨其治疗的"温""通"特色。

一、气血同源难两分

阴阳胜衰出血，张氏论血证是从气血的最根本处着眼的，认为气血的相互关系是"异名同类"，虽有阴阳清浊之分，总由水谷精微所化。其初始，混然一区，未分清浊，通过五脏之气化，生为气血；气主煦之，血主濡之，虽气禀阳和、血禀阴质，而阴中有阳，阳中有阴，阳气为阴血之引导，阴血为阳气的依归,不能截然两分。更进一步,根据血液的生理功能,又分为养脏之血、灌注之血和营经之血,其源则一,析而为三,各司其属,各守其乡,则阴平阳秘,而无上溢下脱之患。

人之禀赋有偏胜,禀赋即偏,则水谷多从偏胜之气而化,故胜者愈胜,弱者愈弱。阳胜则阴衰,阴衰则火旺,火旺则血随之而上溢;阴胜则阳微,阳微则火衰,火衰则血失其统而下脱。判别是火盛还是火衰,是以血之色泽为依据,"但以色之鲜泽浓厚则为火盛,色之晦淡无光即为阳衰。"无论上溢、下脱,均有阴胜和阳胜之别,"上溢之血,非一于火盛;下脱之血,非一于阳衰"。

二、血气喜温而恶寒

治疗务须温且通。血气喜温而恶寒,寒则泣不能流,温则消而去之。因此,血证治疗以"温""通"为主要原则,反对寒凉固涩。"世之名于医者,一见血证,每以寒凉济阴为务,其始非不应手,而取效于一时,屡发屡折,而既病之虚阳愈衰,必致呕逆喘乏,夺食泻泄,尚以为药力未逮,猛进苦寒,在阴不济阳而上溢者,尚为戈戟,况阳不统阴而亡脱者,尤为砒鸩。盖因阳药性暴,稍有不顺,下咽立见其害,不若阴柔之性,至死不知其误,而免旁人讥谤也。"对于血溢血泻,诸蓄妄证,当其病始,正气尚支者,概以行血破瘀之剂折其锐气,如其骤加止塞,每使败血留积,成为瘀血之根,时常反复,为害非轻,"血即妄行,迷失故道,不去蓄利瘀,则以妄为常,曷以御之?且去者自去,生者自生,何虚之有?失血家须用下剂破血,盖施之于蓄妄之初,亡血虚家不可下,盖戒之于亡失之后也"。同时,治疗血证,重视保护胃气,"久之不愈,宜理胃气,当以胃药收功,不可徒用寒凉"。明确提出调理心、脾用归脾汤,培补先天用八味丸。

三、方药特色

1. 解表止血 伤寒衄血,责热在表,乃太阳证失汗,邪留经中,迫血妄行而作,夺其汗则血自止,非麻黄汤汗之不解,杂病衄血,责热在里,无发散之理;伏暑而病吐、衄者,俱宜五苓散加茅花;风邪壅结,齿龈肿痛而衄,消风散加犀角、连翘,外擦青盐藁本末;风邪外袭,引发头风,血衄不止,用童便浸川芎一两、童便制香附二两、炙甘草半两，共为末，每服三钱，清茶调下，间用搐鼻法；风伤肠络，肠风下血，四射如溅，方用人参败毒散，不应，用升阳除湿和血汤。肠风挟湿毒，下如豆汁兼紫黑瘀血，此醇酒厚味所酿之湿，脉细有寒者，升阳除湿防风汤，脉数有热者，去二术加黄连、当归、甘草。湿毒肠澼，阳明少阳证也，宜升阳益胃汤，"下血虽曰大肠积热，亦当分虚实，不可纯用寒凉，必加辛散为主"。

2. 降气止血 气有余便是火，气降则火降，火降则气不上升，血随气行，无溢出上窍之患。降火必用寒凉之剂，反伤胃气，胃气伤，则脾不能统血，血愈不能归经，因之在治疗大衄不止、面浮肿时，用苏子降气汤，使血随气下，此方"得力全在肉桂一味"；衄血，或有时吐血两口，随即无事，数日又发，经年累月不愈者，小乌沉汤送服黑神散；怒伤肝木，血菀于上，使人薄厥者，沉香、木香、青皮、芍药、丹皮之属，暴怒火逆伤肝致呕血、耳衄者，柴胡疏肝散加酒大黄。

3. 化瘀止血 饮食起居失节，血瘀不行，不循经络则妄行失血，行血则循经络，不止自止，反之则血凝，血凝则发热恶食，病日痼矣，活血化瘀行血是止血的主要法则。血蓄上焦者，衄，犀角地黄汤。血蓄中焦者，心下手不可近，桃核承气汤。血蓄下焦者，脐腹下肿，大便黑，抵当丸、下瘀血汤及代抵当汤，随轻重选用；跌扑损伤而致九窍出血者，频灌热童便，童便者，引血归下窍，兼有行瘀之能。跌扑而致胸腹积血不散，以童便同酒煎大黄，随轻重下之，或香壳散加童便；血蓄寒热发黄，脉弦细而伏，服补泻诸药不应，引《千金》用大黄、芒硝、归尾、桃仁、人参、桂心为散，酒服二方寸匙，藉参、桂之力以攻之；肥人多年内伤，血蓄于胃，杂以痰涎，诸药不效者，用浚血丸，祛痰瘀，培胃气；虚人瘀血，宜兼补以去其血。气虚者，桃核承气汤加人参缓攻之，或人参、白术各二两为末、桃仁一两同干漆炒，去漆研细，蜜丸弹子大，早晚细嚼一丸，醇酒下。阳虚不能制阴者，血色瘀暗如污泥，用破血峻剂、功专化血为水之花蕊石散。

4. 温养止血 吐、衄过多，屡服犀角地黄汤而不止，此内虚寒而外假热，用千金当归汤，兼标本而治之；脾胃虚寒，不能统血，失其营运而失血者，黄土汤温之，或柏叶、干姜等分，加艾少许，入童便服，或大剂理中温之。健脾之阳，一举有三善，一者脾中之阳气旺，而龙雷之火潜伏也；一者脾中之阳气旺，而胸中窒塞,如太空不留纤翳也;一者脾中之阳气旺,而饮食运化精微,复生其已竭之血也,此以崇土为先,土为厚则浊阴不升,血患自息也;积劳伤脾,中气受损,出血不止,补中益气汤倍黄芪、当归,不应,归脾汤加童便、藕节。诸失血气脱者,浓煎独参汤加橘皮,益气固脱,此固之急也。补之缓者,则用玉屑膏,以人参、黄芪等分为末,白莱菔切片蜜炙,不时蘸末食之;血渴者,十全大补汤或生脉散加黄芪、葛根、杷叶;虚劳失血,宜乌骨鸡丸、巽顺丸选用;房室劳惫,气竭伤肝而有干血者,四乌鲗骨一蘆茹丸,兼童便、藕汁之类;阴伤出血久不止者,六味丸加五味子作汤,不效,加童便;出血日久兼见滑脱者,王荆公妙香散合四味鹿茸丸。

5. 其他 张氏治疗血证崇尚"温""通",但不固执一法,而是立足于临床实际,不拒斥清热、固涩等法。如犀角地黄汤、泻心汤、十灰散等方择证而用,但谆谆告诫不可过用寒凉,"其性大寒,能凝滞瘀血,须谅证虚实寒热加减"。并指出误用寒凉的解救之法,"误用凉血药,致瘀热内结,胸中作痛者,一味木香酒磨,顿服钱许立效"。

(《青海医药杂志》,2005 年第 9 期)

张璐的脾胃观探析

湖南中医学院　　易法银

张璐其学术成就是多方面的,从基础理论到临床各科均有涉猎,其论治脾胃是源于东垣,实不亚于东垣,且对脾胃与其他脏腑在生理、病理上的关系颇多发挥。笔者拟就其脾胃观探析如下。

一、立脾胃阴阳相依之论

治病求本是辨证论治的一个基本原则。张璐认为治病之本,脾胃应是所本之一。脾为阴，胃为阳，故本于阴阳。阴阳之用，欲其相济；脾胃之用，贵在化纳。因而立法以脾胃阴阳相依为其指导思想，强调阴阳相济、升降互用，达到脾胃化纳正常。

1. 强调脾胃阴阳相济　张璐在论述脾胃本身阴阳属性时指出："然胃之土，体阳而用阴，脾之土，体阴而用阳。"可见脾胃本身就存在着这种阴阳相用，相辅相成的关系。他说："虽有脾胃之分，所重全在胃气，胃为五脏之本。""夫人之胃气，全赖水谷滋养，胃气旺，则诸病不生，纵有贼邪侵犯，气复自已，原无急于调治也。"可见张氏在重脾之时，也不轻视胃之功。脾与胃两者在生理的分工合作主要体现在脾胃之用，"脾为之使，胃为之市"。"脾与胃以膜相连，而能为胃行其津液"，即是说脾胃互为存在的条件，共同构成促进机体消化吸收、新陈代谢，生长发育的源泉。人身之气血，全赖后天水谷以资生，水谷入胃，其清者为营、浊者为卫。如论述营卫之气的化源问题，张璐言："营卫之气出入脏腑，健运周身，本生于谷，复消磨其谷，营卫非谷不充，谷非营卫不化。"脾具生血统血之功，但血为阴也，配于阳，气得以和，神得以安，咽得以润，经脉得以行，身形之中，不可斯须离也。在病理上，主要表现在脾胃阴阳之体的亏损，因为脾胃为一身之津梁，主周身之运化，在脏为土，长养万物，莫不由此。其对脾胃亏损之治指出："脾胃亏损，亦多患之，乃虚象也，无风可追，无痰可消，当大补脾土为急，若阳气脱陷者，补中益气加姜桂，阳气虚败者，十全大补汤加姜附，亦有得生者。"因此张璐治脾胃强调阴阳相济的思想，是符合临床实际的。

对于治疗脾胃病证，张璐亦本阳气阴血兼顾之。脾为气血生化之源，气为阳，血为阴，两者相互依存。故认为："夫气有生血之功，血无益气之理，故气不可亏，亏则阳位不及……血不可盈，盈则阴乘阳位。"主张补气药与补血药合用，补气生血，养血益气。故常在补脾气方中多含补血之品，养血之剂中常配伍补气之药。是以治虚证，必当补气为先，盖气有神而无形，补之则易充，血有形而无神，补养难收速效，况气阳而血阴，阴从阳位，血从气理也，故补气不补血，使气盛而充，血亦随之而盛矣。如石顽治项鸣先尊堂，下痢血色如苋汁，过服消克苦寒芩、连、大黄之类不愈，损伤脾气，不时发热痞闷，六脉瞥瞥虚大，右关独显弦象。然按之则扎，此气虚不能统血之候，与补中益气加炮姜、肉桂，四剂而安。

2. 重视脾胃升降互用　脾胃的升降不仅是自身消化功能的关键，而且对整体气机的正常运转亦至关重要。张璐指出：脾之清气不升而下陷，胃之浊气不降而上逆，就会导致脾胃升降失序之病证。他认为如清阳不升所致的脾虚中气不升，会引起胃下垂、脱肛久泻、子宫脱垂、便血、崩漏等。如浊阴不降者皆因脾胃气虚，清浊相干。浊阴不降，则现胀满、痰饮、呕吐；食浊上逆，则食滞、中满痞塞。如清浊相干所致清不得升，浊不得降，则清浊相干而眩晕、泄泻。由于脾胃升降不调也可致阻碍心肾交通，因脾具土德，土位中央，交通上下。所以心肾相交之正常与否和脾胃升降有较密切关系。张璐认为脾脏阴盛逆胃的呕泻证的病机是脾胃本虚，机关不利，升降失序，不能运化。要"使中央枢轴转，机关利"，即脾胃升降有序，多用"能治内寒逆气之茱萸，能补中益气之人参，缓脾之大枣，发胃气且散逆止呕之生姜，故胃之阳行，则胸满消矣。"对呕而肠鸣证，他认为是证由阴阳不分，塞而不通……于是胃中空虚，客气上逆为呕，下走为肠鸣，故用分升阴阳，使之脾胃升降恢复正常，则留者散，虚者实也。又如中焦气虚而致脾胃升降失济，谷气因之不宣，变为哕逆，故"用橘皮升降中气，人参、甘草补益中焦，生姜、大枣宣散逆气"，可见张璐论治脾胃使之升降互济又是一大特色。

二、保肺益肝需补脾胃

张璐对于肺肝之亏损除补其本脏外，亦从资其化源，温补脾胃着眼，强调："土旺而金生，勿拘于保肺。""扶脾益肝"以扶生发，此又是张璐重视脾胃崇尚温补的一个方面。

1. 扶脾以保肺，甘温补其虚　肺与脾，具有相生关系。脾胃为肺之母脏，肺主气而脾益气。李中梓说："血之源头在乎肾，气之源头在乎脾，脾为肺母，肺为生气之宫，故肺气受伤者，必求于脾土。"张璐对此论大加赞同，但又认为："脾性喜温喜燥，而温燥之剂不利于保肺；肺性喜凉喜润，而凉润之剂不利于扶脾，两者并列而论，脾有生肺之机，肺无扶脾之力。"

张璐对肺虚及脾亏损证认为："扶脾保肺，多不可缺。"其具体治疗原则是："土旺而生金，勿拘于保肺。"他认为虽有泻火之亢，以全阴气，壮水之主以制阳光之说，但是从肺脾二脏的本脏之性来说，泻火之剂多寒而损阳气，苦寒过投，将有败胃之忧。所以他用春夏、秋冬之令气来比喻温凉之药性，殊不知药之温者，行天地发育之德，药之寒者象天地肃杀之刑。如四物汤加黄柏、知母名坎离丸，举世奉之以为滋阴上剂，降火神丹，不知秋冬之气，非所以生长万物者也，凉血之药常腻膈，非痰多食少者所宜，凉血之药多滋润，多用必致泄泻，常见虚劳之死，多死于泄泻，泄泻之因，多因清凉，况黄柏苦寒，苦先入心，久而增气，反能助火，至其败胃，所不待言。可见扶脾以保肺之理是张氏经验所在。

2. 补脾益肝，以扶生发 脾肝之间具有相克关系，即所谓木克土。因此张璐多用扶脾之法来益肝，使之达到脾健而肝柔。

张璐指出：一般的人都恒守肝只是有余，其治肝大部以"清热平肝为务"。又指出："至于平肝之说，关系匪轻。"即不能以此为平肝之法。若症见脘腹胀闷或痛，攻窜不定，嗳气食少，每因抑郁恼怒或情绪紧张之时发生腹痛泄泻等，皆由七情所伤。情绪紧张之时，气机不利，肝失条达，横逆犯脾，失其运化，故《金匮要略·脏腑经络先后病脉证治》"有见肝之病，知肝传脾，当先实脾"之论。可见肝脾同病之际，健脾柔肝是重要手段之一。张璐受仲景思想之启示，认为肝虚者，宜补肝顾脾，肝实者，宜泻肝健脾，肝病虚实虽当异治，但兼顾脾脏则一。总之，注意顾脾，这是治肝病的一项重要原则。"肝为生发之脏，主藏精血，精血内充，证脉俱无见也。"可见，肝之功能实赖脾胃之化，故"凡虚劳里急，亡血失精，烦热脉弦诸证，良由生气内乏，失其柔和而见乖戾"。若出现这种烦热，似乎邪热有余之象，是乃假象，其治"是须甘温调补，以扶生发之气"。即甘温调补脾胃，使其精血充足，则肝之生发之气亦旺也。

同时张璐又指出："虚损之宜于扶脾益肝。"但"纵有肝邪，最忌苦寒伤中之剂"，可见其治肝病多从顾护脾胃着眼。总之甘温补中为要，故有"培土以厚载，使之荣茂而保其贞固"之论。

综上所述，张璐学源李东垣、张介宾、薛己诸家，在论治脾胃方面重其阴阳互济，升降有序，特别是对脾胃之阳气的重视，并不逊于东垣，指出苦寒之剂要慎用，以免克伐脾胃之阳气，是确有见地的。其用药之核心为温补，给清代以后诸家治虚多用温养补益之法启发甚大，丰富和发展了中医学"扶正达邪"的治疗内容。

张璐脾肾观探析

湖南中医学院　　易法银

张璐,字路玉,号石顽,江苏苏州人。为清初医学三大家之一。其学术成就是多方面的,从基础理论到临床各科都有涉猎,"其治病取法薛己、介宾为多"。其注重脾肾之于人体的作用,对脾肾在生理、病理上的关系颇多发挥。笔者仅就其脾肾观探析如下。

一、宗前哲,脾肾有新论

脾肾二脏为人先后天之本,但二脏病有先后,症有主次。其治孰先孰后,孰主孰次,历代学者颇多争论。归纳之,主要有三:一是以金元李东垣为代表,以后天说为基础的,主张脾为人生之本,故有"补肾不如补脾说"。二是以明代赵献可为代表,立意于先天水火而尤重于命门之火,同时他强调欲补太阴脾土,则先补肾中少阴相火,故力主"补脾不如补肾"之说。三是以明代绮石为代表,认为"肺为五脏之天,脾为百骸之母,肾为性命之根,治肺、治肾、治脾,治虚之道毕矣",即理虚三本也。可见他不仅要脾肾双补,而且还要兼补肺气。这比一般泛论五脏者,能突出重点,比主张脾肾先后天之论者,亦显示出他的特色。此三大学说争执不休,后来还是以后天为基础的"补肾不如补脾说"占了上风。其理由是:肾虽为人之根本,但还是需要后天水谷精微的不断滋养,方能不乏其源。至于脾肾双补和脾肺肾兼顾者,其实质还是以补脾为要。因不管是补肾之剂,还是益肺之方,总是通过脾胃的消化、吸收,才能取效。若脾虚胃弱不运,虽有峻补之分,也若漏器承浆。故张璐在此基础上,通过长期的临床实践认为:脾肾均属人生之本,但临证须辨主次、先后。若脾弱肾不虚者,则应以补脾为先;若肾虚而脾不弱者则以补肾为要;若脾肾两虚之际,法当补肾而不助其湿,健脾而不伤其阴;健脾补肾,须分孰轻孰重而治之,以达到脾肾互济为贵之目的。可见张氏宗前哲,参己见,求新意,对脾肾关系之说,是比较全面的。

二、论机制，脾肾贵互济

肾为人体阳气之根，故肾主气而气属阳；脾为人体精血化生之源，然脾生血而血属阴。可见表现在脾肾关系上有阴阳气血的之用、之变。

张璐认为"脾旺则能生血"，而阴血为阳气所依归，"肾主藏以施化气"，但阳气为阴血之引导。所以他认为：虽气禀阳和，血禀阴质，而阴中有阳，阳中有阴，不能截然分开。"气与血，异名同类也。"然肾主藏之功，需赖水谷精微补充，方有生生不息之机；脾主运，需借肾中阳气温煦，才有腐熟水谷之能。因此，两脏之间存在互为因果的关系，即脾肾在生理上有互济之用，可见脾肾之于人体有阴阳气血之用。

张璐又指出："脾病则不能统血。""肾病则气不约束调布。"因脾肾以五行论之则具有相克之关系，故在病理上亦常常相互影响而为病。若气血阴阳失调，则虚损诸证由生。或因脾土久虚而致肾亏，或因肾亏而不能温土，如脾阳不足者每每因其不能制水而导致肾虚水泛；肾虚水泛也多因其不能制水而导致阴邪太甚而反侮脾土。故张璐曰："土衰不能制水，先后天脾肾俱败也。"可见脾肾之于人体亦有阴阳气血之变。

总之，张璐论脾肾关系多从阴阳气血关系着眼，其治亦重阴阳气血之变，这是符合临床实践的。

三、法温补，脾肾不偏废

张璐治疗脾肾之病，基本上继承了东垣、洁古理脾，立斋、养葵补肾之法，但又学而不泥。其特点是：理脾不拘于辛燥升提，治肾谨防滋腻呆滞。主张理脾与补肾兼施，取脾肾互济之意，即达到先天温后天，后天充先天之功。

其治肾虚之证，多补肾与健脾之法共行，如欲以甘温补肾，恐减食不利于脾，故在温肾之中，佐以白术、甘草以健脾。他说："肾气虚乏之人，外风直入无禁，而扶肾中浊阴之气，厥逆上攻，其头问重眩之苦，至极难耐，兼以胃气亦虚，不知食味，故处方全不用风药，但用附子暖其水脏，白术、甘草暖其土脏，水土一暖,则浊阴之气尽趋而下,而头苦重眩,食不知味之证除矣。"其治脾虚之证,如欲用辛温扶脾,需防愈耗肾水,故在扶脾之中,参以五味。因脾胃具坤顺之德,而有乾健之运,倘使坤德或渐,当补土以培其监;乾健稍弛,应益火以助其运。故在论治脾阳虚衰之证,常用补火生土之法。如对久泻不止,使中气下陷,易致脱肛、子宫脱垂等证,常用健脾温肾、益气升清、双补脾肾之法。其有用六味丸加远志、益智仁,兼调脾肾而愈者,有用六味丸,杂二神丸者,亦有用二神丸加五味子、山茱萸、肉桂、茴香而获功者。故曰:"命门火衰,不能温土致病,故必兼温少阴,所谓治病求本也。"

综上所析:张璐论脾肾宗东垣、献可、绮石等医家之说,融会贯通,形成自己的见解。其论脾肾关系发互养之用,贵互济之理,倡补脾顾其肾、先天温后天、温肾不废脾、后天充先天。其治脾肾偏胜偏衰之法也较前人灵变,药多以温养补虚为主。给清代以后诸家治虚损启发甚大,对今天亦颇有实践指导作用。

(《江苏中医》,1988 年第 2 期)

《张氏医通》痢疾辨治思想探析

上海中医药大学　　彭君伟　方　静
上海中医药大学附属普陀医院　　周　帆
南京中医药大学苏州附属医院　　陈　江

张璐早年习儒,适逢明末战乱,隐居洞庭山十余年,精研医术,后返归故里,业医 60 余年,与喻嘉言、吴谦并称为清初医学三大家。张氏不仅在伤寒学上有所成就,而且对内科杂病的辨治也颇有创见。《张氏医通》是一部以内科杂病为主的综合性医学著作,书中引经据典,博采众家,却又师古不泥,最能反映张氏的杂病学术思想。张氏在《张氏医通》中对前人痢疾不辨赤白、身热和滥用苦寒推荡的做法提出质疑,并立新论,使痢疾的证治体系更加完备。

笔者不揣浅陋，现就《张氏医通》痢疾辨治思想阐述如下。

一、痢疾概述

中医学中的痢疾，是指因邪毒结于肠腑脂膜，致气血凝滞，化腐成脓，传导失司，以腹痛、里急后重、下痢赤白脓血为主症的一类病证，与现代医学的细菌性痢疾、阿米巴痢疾以及一些结肠病变如溃疡性结肠炎等较为相似。中医对痢疾的认识由来已久。《内经》称本病为"肠澼"，并认为其发病与湿热和饮食不节有关。张仲景《伤寒杂病论》将本病与泄泻统称为"下利"，创制了治疗湿热痢的白头翁汤和治疗虚寒久痢的桃花汤，开创了痢疾辨治之先河。宋代严用和《严氏济生方》首见痢疾病名，沿用至今。明清时期对痢疾的病因病机认识较为趋同，即以湿热下注肠腑为主。如林佩琴认为痢疾病由"胃腑湿蒸热壅，致气血凝结，挟糟粕积滞，进入大小腑，倾刮脂液，化脓血下注"而成。此时期张璐独树一帜，提倡温补治痢，弥补滥用苦寒之不足。

目前多认为痢疾由外感湿热、疫毒之气，内伤饮食，损及脾胃与肠腑而成。临床主要分为寒湿痢、湿热痢、疫毒痢、阴虚痢、虚寒痢等证型，治法以热痢清之，寒痢温之，兼顾阴虚、阳虚为要点，以胃苓汤、芍药汤、白头翁汤、驻车丸和桃花汤等为通行方药。

二、张氏对痢疾的辨证

1. 辨痢下赤白　《内经》最早提出痢疾有下血、下白沫、下脓血之异，后世医家在此基础上多以"利下白沫属虚寒，利下脓血属湿热"辨之。张氏分析认为，"及观先辈论痢，并以白沫隶之虚寒，脓血隶之湿热，至守真乃有赤白相兼者，岂寒热俱甚于肠胃，而同为痢之说。丹溪从而和之，遂有赤痢从小肠来，白痢从大肠来，皆湿热为患。此论出，后世咸为痢皆属热，恣用苦寒攻之，蒙害至今未已。即东垣之圣于脾胃……亦认定脓血为热"。他主张：痢疾下白沫，不能都以为寒；痢疾有血者，亦不能皆以为热，临证时需仔细辨别。若下痢有血者，尤应从其血色鲜暗区分寒热：如血色"鲜紫浓厚"者，病属于热；

"瘀暗稀淡"，或"如玛瑙色者"，为阳虚不能制阴而下，病属于寒，治当"温理其气"。若血色不辨，盖行疏利之法，则"五液尽随寒降而下"，以致变证丛生。

2. 辨痢疾身热 先贤常以身热与否来判断痢疾的预后及转归。如《内经》论肠澼便血，认为"身热则死，寒则生"；而汉代张仲景论痢则认为，"身热手足温为阳回可治，厥逆不返为阳绝主死"。张氏认为，此二论看似相反，实则不悖：《内经》所言为内伤阴虚下痢之证，与兼并客邪之外感痢疾不同；仲景所指是伤寒阴证，与夏秋肠澼有异。此外，挟邪之痢与时疫之痢也均有身热，治当解表邪，表邪去则身凉痢止。因此不能简单地将身热与否作为判断痢疾生死的指征，应将其作为寒热虚实之辨的参考。这也反映出张氏实际上是把外感初起痢疾、外感热病后期痢疾和内伤杂病痢疾的三种身热及其预后进行了鉴别。

三、张氏对痢疾的治疗

1. 擅用温理气机，顾护脾胃元气 《张氏医通·痢》言："夫痢疾起于夏秋，湿蒸热郁，本乎天也。因热求凉，过吞生冷，由于人也……气弱伤人者，阴寒为甚，须知寒者必虚。"可见，张氏认为痢疾一病，外因湿热蕴蒸，内源于贪凉饮冷，损伤脾胃。脾胃阳气既虚，大肠传导失司，又因湿邪凝滞肠腑气机，气血腐败为脓血，发为痢疾。且其强调气弱者，务必重视阴寒为甚，由此奠定了温理气机法的理论基础。张氏继承刘完素"调气则后重自除，行血则便脓自愈"的思想，在痢疾治疗中多用温中理气药。譬如，痢疾初起，腹痛后重者，用木香、槟榔、厚朴以泄之；痢疾见饮食难进者，用枳实、焦术以运之；痢疾见阴气上逆、干呕不食者，用丁香、吴茱萸以温之；痢疾见呕吐涎水者，用橘皮、半夏、生姜以豁之；痢疾见水道不通者，用升麻、柴胡以举之；痢疾而身热不除者，用桂枝、芍药、姜、枣以和之。病案举例：《张氏医通·痢》载一老年患者，"下痢血色如苋汁，服消克苦寒芩、连、大黄之类愈甚，不时发热痞闷，六脉瞥瞥虚大，右关独显弦象，然按之则芤"，治以"补中益气加炮姜、肉桂"，四剂而安。此案患者痢血如苋汁可知为阳虚不能制阴而下，又误服苦寒之芩、连、大黄，则脾胃清阳愈陷，中气更伤。发热痞闷、脉虚大、右关弦、按之芤，皆为中气不足，摄血无力，虚阳外越之候。故以补中益气汤甘温除热，温中补气为主，配合炮姜、肉桂安胃回阳，如此则虚热可去，痢血可止，余症悉安。

2. 痢有虚损，久痢温肾暖脾 张氏对当时治痢"百无一补"和"痛无补法"的风气进行批判：中本虚寒，而复攻其积，则元气愈竭；湿热伤血，自当调血，若过欲推荡，则血亦为之伤；津亡作渴，自宜救阴止泻，若只知渗利，则津液转耗；下痢腹痛，若但知痛无补法，而不知因虚致痛，则愈攻愈虚愈痛。因此，痢疾治疗不能一概攻伐，虚证痢疾亦多有之，宜行补法，而其中又以培补脾肾二脏为要。脾肾为先后天之本，脾气健运与化生精微需借肾阳温煦，肾中精气亦有赖于水谷精微的培育和充养。张氏继承了李中梓《医宗必读·痢疾》中"痢之为证，多本脾肾"的观点，认为："肾为胃之关，开窍于二阴，未有久痢而肾不损者，故治痢不知补肾，非其治也。"若痢疾独有脾虚，则重用四君子补中益气，以复中焦运化而已；凡久痢属"火乘土位"，不可畏热不前，应以桂枝、附子等大补命门，以复肾中之阳，救脾家之母，若"仅以参、术补土，多致不起"。病案举例："屯田孙侍御夫人，久痢不止，口干发热，饮食不进，犹服香、连等药，完谷不化，尚谓邪热不杀谷，欲进芩、连，数日不食，热甚危迫。诊之，脉大而数，按之极微，询之小便仍利，腹痛而喜手按。此火衰不能生土，内真寒而外假热也。小便利则无热可知，腹喜按则虚寒立辨，急进附子理中汤，待冷与服，一剂而痛止，连进二十余剂，兼进八味丸而康。"此案痢疾虽热象明显，但腹痛喜按为虚寒，小便通利为无热，脉象轻取数，沉按微为外热内寒。张氏更认为此乃火不暖土，脾失健运，虚阳外越之候。急进附子理中丸，温肾暖中，再以八味丸兼作调理。

四、张氏对特殊痢疾的辨治

1. 蛲虫痢 张氏将有下痢症状，同时伴有"腹大，皮肤粗黄，或肛痒，或从谷道中溢出"的疾病称为蛲虫痢。西医学认为此种下痢主要为蛲虫活动所产生机械性肠道刺激所引发的痢疾性腹泻。张氏提出蛲虫痢病因寒湿侵袭，胃弱肠虚，蛲虫乘虚作乱所致，故虽有下痢症状，仍以驱虫为先。治以芫花一撮主之，亦可应用乌梅丸、黄连犀角散。现代研究也证明，芫花具有杀线虫及驱肠虫的作用。待虫尽之后，再用六君子加犀角、黄连、乌梅肉，以补脾胃，清湿热,涩肠止痢。

2. 休息痢 休息痢是指痢疾时发时止,日久不愈者。张氏认为此证多因固涩过早,积热未尽,加之调摄失宜,不能节食戒欲所致。张氏以补中益气加肉豆蔻、木香合驻车丸为基本处方,滋阴除热,行气补中。阴虚有火,不能胜任升、柴、木香者,只用驻车丸滋阴止痢,少加人参、肉桂,振奋胃气。若服补中益气不效,反下鲜紫血块者,为久风成飧泄,风伤肝而不能藏血,宜三奇汤开阖气机,倍防风,加葛根、羌活、升麻、柴胡之类,增强祛风破气之力。

3. 噤口痢 痢疾不能进食,或呕不能食者,为噤口痢,多因湿浊热毒蕴结肠中,邪毒亢盛,胃阴受劫,升降失常;或因久病脾胃受损,中气衰败所致。张氏也认为初痢噤口多因“湿瘀胃口”,宜苦燥治之。若湿邪留于胃中,脾胃升降失和者,多以木香、黄连、枳壳、厚朴、橘红、茯苓燥湿和中;若热毒冲心,头疼心烦、呕而不食、手足温暖者,为胃中有热,不可用温药,可选甘草泻心汤泻中寓补。久痢噤口不食为“胃气虚败”,最为危急,治疗非黄连之类所宜,应以大剂独参、理中急复胃气,再以茯苓、甘草、煨葛根之类补养胃阴,之后方可再图他治。

五、结　语

张氏针对前人凡痢皆属于热,恣用苦寒疏利的偏见,强调温理气机一法,认为气行则血可摄,凡投黄连、大黄之类更是逆病情而治,致变证丛生。这一观点无疑丰富了痢疾的证治体系,对后世辨治痢疾具有一定的启迪作用。但需要指出的是张氏并非一味拘泥于温理气机之法,他也指出“脉来滑大数实”或“或挟热后重烦渴者”为湿热痢,不可用上述温法,应以“芩、连、芍药、泽泻、白头翁、秦皮之属”清热燥湿方为正法。目前关于张璐学术思想的研究主要集中在张氏对伤寒学的发挥及对血证的辨治经验,少有关于其痢疾辨治思想的报道,应引起足够的重视。

（《中国中医急症》,2018 年第 27 卷第 8 期）

张璐治疗痹证学术思想

黑龙江中医药大学　　黄暹燕

　　张氏的痹证理论，是他溯本寻源，以《内经》为基础后撷采百家，融贯古今，取其长而舍其短，结合临床实际，然后有所彻悟而来的。他治学认真，加上聪颖，对于历代医家所提的医理，都能运用自己的见解来析疑，且其所论述的观点，颇具启发。

　　《医通》曰："痛风一证，《灵枢》谓之贼风，《素问》谓之痹，《金匮》名曰历节，后世更名白虎历节。"而其病因病机基本相同，"多由风寒湿气乘虚袭于经络，气血凝滞所致"。此想法与《内经》"风寒湿三气杂至，合而为痹"一致。换言之，张氏的治痹理论，全遵循《内经》《医通》提及的痹证，毫无疑问源于《内经》的三因痹、五体痹、五脏痹及六腑的胞痹及肠痹。难能可贵的是，张氏将理法方药贯穿其中，使得后来的阅读者，有"通"之感，这也是书名医通的涵义所在。"千古名贤至论，统叙一堂；八方风气之疾，汇通一脉。"能做到这点，是因为他基础功底深厚，临床实践多，体悟也深，这样的医家，真正地做到了现代人所说的：中医的灵魂在临床。

一、遵循《内经》，贯以己意

　　《经》云："风、寒、湿三气杂至，合而为痹。风气胜者为行痹，寒气胜者为痛痹，湿气胜者为着痹。以冬遇此者为骨痹，以春遇此者为筋痹，以夏遇此者为脉痹，以至阴遇此者为肌痹，以秋遇此者为皮痹。"

　　张氏对三气致痹进行注解并提出了治则。这些治则紧密联系临床并且指导着临床。"行痹者，病处行而不定，走注历节疼痛之类，当散风为主，御寒利气，仍不可废，更须参以补血之剂。盖治风先治血，血行风自灭也。"近代中医内科教材把"治风先治血，血行风自灭"当作临证要点，认为风为百病之长，其性善行数变，常与其他邪气合而发病。无论外风、内风的形成，总与营血的功能不足或耗损有关，临床遇上血虚、血热、血寒、血瘀、血燥皆可引起风证，而治疗则可以通过补血、养血、活血、凉血等使气血充足，运行通畅，最终风证以治血之法得到解除。至于痛痹和着痹，张氏曰："痛痹者，寒气凝结，阳气不行，故痛有定处，俗名痛风是也。治当散寒为主，疏风燥湿，仍不可缺，更须参以补火之剂。非大辛大温，不能释其凝寒之害也。"治疗寒邪偏盛的痛痹，散寒为主，宜结合温阳补火，即所谓"阳气并则阴凝散"。"着痹者，肢体重着不移，疼痛麻木是也。盖气虚则麻，血虚则木，治当利湿为主，祛风解寒，亦不可缺，更须参以理脾补气之剂。盖土强自能胜湿，而气旺自无顽麻也。"治湿邪偏盛，宜结合健脾益气，即所谓："脾旺能胜湿，气足无顽麻。"这样的理论思想，至今仍然指导临床。

对于五体痹，张氏的认识是："以上诸证，又以所遇之时而命名，非行痹、痛痹、着痹外，又有皮脉筋肌骨之痹也。"故他做出了这样的归类："骨痹者，即寒痹、痛痹也；筋痹者，即风痹、行痹也；脉痹者，即热痹也；肌痹者，即着痹、湿痹也；皮痹者，即寒痹也。"至于五体痹的证候，他提出了："骨痹者，其证痛苦攻也，四肢挛急，关节浮肿。筋痹者，其证游行不定，与血气相搏，聚于关节，筋脉弛纵，或赤或肿。脉痹者，脏腑移热，复遇外邪客搏经络，留而不行，其证肌肉热极，皮肤如鼠走，唇口反裂，皮肤色变。肌痹者，留而不移，汗出四肢痿弱，皮肤麻木不仁，精神昏塞。皮痹者，邪在皮毛，瘾疹风疮，搔之不痛，初起皮中如虫行状。"对于五体痹内舍于五脏的肝、心、脾、肺、肾痹，他在《内经》的理论基础上，提出了自己的体悟。《经》云："故骨痹不已，复感于邪，内舍于肾；筋痹不已，复感于邪，内舍于肝；脉痹不已，复感于邪，内舍于心；肌痹不已，复感于邪，内舍于脾；皮痹不已，复感于邪，内舍于肺。所谓痹者，各以其时重感于风寒湿之气也。肺痹者，烦满喘而呕；心痹者，脉不通，烦则心下鼓，暴上气而喘，嗌干善噫，厥气上则恐；肝痹者，夜卧则惊，多饮数小便，上为引如怀；肾痹者，善胀，尻以代踵，脊以代头；脾痹者，四肢懈惰，发咳呕汁，上为大塞。"张氏对这理论的理解是："肺痹则肺气不清，胃热上逆，故烦喘而呕；心痹则脉道不通，心火内衰，湿气凌也，故恐；肝痹则血液阻滞，水饮客之，故上为引急，如有所怀也；肾痹则胃之关门不利，故善胀。浊阴湿邪伤其阳气，所以脚挛不能伸，身偻不能直也。脾痹则阳气不运，故四肢懈惰。上焦痞塞也。"

六腑痹的肠痹和胞痹，他亦有所体悟和注释。《经》云："肠痹者，数饮而出不得，中气喘争，时发飧泄。"张氏云："肠者，兼大小肠而言，肠间病痹，则下焦之气不化，故虽数饮，而小便不得出，则本末受病，故与中气喘争，盖其清浊不分。故时发飧泄也。"故他提出了以吴茱萸散来治疗。至于胞痹，张氏认为本病分三阶段，痹在胞，肾沥汤；痹在胞证见虚寒，茯苓丸；痹在胞证见虚寒甚者，巴戟丸。《经》云："胞痹者，少腹膀胱按之内痛，若沃以汤，涩于小便，上为清涕。"张氏云："胞者，膀胱之胂也，膀胱气闭，则水道不行，故按之内痛。若热汤沃之，小便得外热之助，方得稍通，而犹滞涩不利，则治宜温助气化，可知膀胱之脉，从巅入络脑，故上为清涕。以太阳经气不固而精气上脱，又须温补无疑。盖缘精泄之后，寒气乘虚入于膀胱之内，而致小便淋沥不通，茎中痛引谷道，甚则脐腹胀痛，此属津液枯竭之故，误与利水药，必致喘逆胀急而死。老人阴虚泉竭，多有此证，曾见膀胱胀破，淋沥无度，时虽暂宽，不久即毙。"

二、借鉴仲景，阐释新见

张璐对仲景非常敬仰，除了注解伤寒，编著了《伤寒缵论》和《伤寒绪论》，他还将仲景治痹的方剂，收录在痹门篇。34首之中8首借鉴自仲景方，计有防己黄芪汤、桂枝附子汤、金匮乌头汤、桂枝芍药知母汤、黄芪桂枝五物汤、甘姜苓术汤、五苓散及越婢汤。张璐借鉴仲景方，并结合临证体会后，给这些方编上按语，见解精辟，这对后世医家的临床用药，深具启示，值得细读。

张氏对仲景方也提出看法。如黄芪桂枝五物汤治疗血痹，张氏云："血痹者，寒湿之邪，痹着于血分也。辛苦劳动之人，皮膜致密，筋骨坚强，虽有风寒湿邪，莫之能客。唯尊荣奉养之人，肌肉丰满，筋骨柔脆，素常不胜疲劳，行卧动摇，或遇微风，则能痹着为患，不必风寒湿之气杂至而为病也。上条言脉自微涩，而关寸小紧，为湿痹血分，所以阳气不能外行，故宜针引阳气以和阴血。下条言阴阳俱微，而尺中小紧，为营卫俱虚，所以身体不仁，故宜药通营卫，行散其痹，则紧去人安而愈矣。夫血痹者，即《内经》所谓在脉则血凝不流，仲景直发其所以不流之故，言血既痹，脉自微涩，然或寸或关或尺，其脉见小急之处，即风入之处也，故其针药所施，皆引风外出之法也。"甘姜苓术汤治疗腰以下重着而痛，张氏云："此证乃湿邪中肾之外廓，与肾脏无预也，虽腰中冷如坐水中，实非肾脏之真气冷也。今邪着下焦，饮食如故，不渴，小便自利，且与肠胃之府无预，况肾脏乎？此不过身劳汗出，衣里冷湿，久久得之，但用甘草、干姜、茯苓、白术,甘温淡渗行湿足矣,又何取暖肾壮阳哉?"

桂枝芍药知母汤治肢节痛,脚肿如脱,张氏云:"此即总治三焦痹之法,头眩短气,上焦痹也;温温欲吐,中焦痹也;脚肿如脱,下焦痹也;肢节疼痛,身体尪羸,筋骨痹也。由是观之,当是风寒湿痹其营卫筋骨三焦之病,然湿多则肿,寒多则痛,风多则动。用桂枝治风,麻黄治寒,白术治湿;防风佐桂枝,附子佐麻黄、白术。其芍药、生姜、甘草,亦如桂枝汤之和其营卫也。知母治脚肿,引诸药下行;附子以行药势,开痹之大剂也。"越婢汤治风水恶寒,一身悉肿,张氏云:"越婢者,发越湿土之邪气也。水湿之气,因风流播中外,两相激搏,势难分解,不得不藉麻黄祛之从表而越,石膏清之从里而化,《内经》开鬼门法也。本方加术以助腠理开,汗大泄,于加术方中更加附子,以治脚痹恶风,开中寓合,信手合辙。其大青龙、小续命、麻杏甘石汤,或加桂枝以和营,或加参、归以鼓气,或加杏仁以泄满,总以此方为枢局也。或问表无大热,何得轻用麻黄?内无烦渴,何得轻用石膏?盖恶寒身肿自汗,浑是湿气郁着,非风以播之,不能解散,麻黄在寒伤营剂中,则为正治;在开痹湿门中,则为导引。石膏在白虎汤中,则为正治;在越婢、青龙、续命方中,则为导引。不可以此碍彼也。"

五苓散治伤寒表里未解,渴而小便不利,张氏云:"五苓散,本治太阳经邪犯本,渴而小便不利,饮水即吐之水逆,故用二苓、泽、术,利水生津,又需桂以蒸动其津,则渴者自不渴矣。后人不达此义,每用五苓治阴虚泉竭之证,重涸其水,发热发渴,势必转加,岂方之咎欤?况有去桂而用四苓者,易知此方全赖桂之辛温,则术不至壅满,用方者当须识此,无愧圣贤一脉。"论防己黄芪汤,张氏云:"服药后若出现如虫行皮中,腰以下如冰,此乃卫阳振奋,风湿欲解,湿邪下行之兆。另可嘱患者坐被上,或以被绕腰下,意在保暖及取微汗。"《金匮》乌头汤治病历节痛,不可屈伸,及脚气疼痛,张氏云:"痛痹者,痛有定处,乃湿气伤肾,肾不生肝,肝风挟湿,流走四肢。肩髃疼痛,拘急浮肿,金匮乌头汤加羌活、官桂,服后啜热稀粥助其作汗乃解。"

三、自创方剂,编注按语

除了仲景方,《医通》所列的 34 首治痹方,其中 4 首为张璐自创方,分别是治胞痹的茯苓丸,治胞痹虚寒的巴戟丸,治冷痹的巴戟天汤和治肾虚风袭的安肾丸。这也是他治疗的心得和总结，是后世可以借鉴和学习之处。

茯苓丸治疗胞痹，张氏曰："此方，虽以茯苓通利为名，全赖牛膝、地黄、山茱、山药调补津液为主，更需桂、附之辛以行牛膝、地黄之滞，深得若沃以汤、涩于小便之旨。其用紫菀者，上滋化源，下利膀胱也。妙用更在细辛一味，开发上窍，专主上为清涕而设。九味相配成方，更无遗议。世本尚多黄芪、白术、甘草、芍药、花粉、半夏、防风、独活等，味不特滋繁，而且滞气耗阴，因从上编削去。"

巴戟丸治胞痹虚寒，张氏曰："巴戟丸，治胞痹虚寒之候。详溲数不利，当是膀胱热壅，何以见其虚寒而用桂、附、巴戟、苁蓉、鹿茸等大热之剂？当知其人肾气久虚，寒气乘虚而入，所以脐腹痛。巨阳之气化不行，纵溺积郁化为热，非温补不能蒸动气化。因仿地黄饮子之制，稍兼生地、石斛为假热之使，不必更用利水药也。上编止十二味，世本尚多杜仲、续断、龙骨、五味子等药，得无转助酸收之患乎？"

安肾丸治肾虚风袭，下体痿弱疼痛，不能起立。张氏曰："肾脏为风寒所袭，所以不安，故用乌头、蒺藜祛风散寒之剂，风去则肾自安，原无事于温补也。其他桂、苓、术、薢、脂、戟、苁、斛，虽曰兼理脾肾，而实从事乎祛湿利水。只缘醉饱入房，汗随风蔽，所从肢体沉重，非藉疏通沟洫，病必不除，因仿地黄饮子而为制剂。彼用地黄、菖、志、冬、味、萸、附以交心肾之气，此用蒺、薢、术、蒨、骨脂、乌头以祛坎陷之风，与崔氏八味丸，迥乎不同也。"

此外，对于其他借鉴方，张氏也标上按语，让后人更容易明白运用此方的意义。神效黄芪汤治疗肌痹，张氏曰："肌痹初期虽类似湿痹、著痹，但后期必损阳气，故用神效黄芪汤主之。"肾沥汤治胞痹尿涩不通，蕴积为热，小腹急痛。张氏曰："此名肾沥者，形容胞中之气，痹而不化，水道滴沥不出，甚则结块阻塞溺孔，艰苦异常。乃虚热壅滞，膀胱气化不行所致，桑皮、螵蛸，咸为治肺而设，不可误认肾气虚寒而用温补之剂。若淋沥而静坐频数，临事相忘，睡则遗出不知者，方是肾气虚寒之候，又非此汤可治也。"三痹汤治风寒湿气合病，气血凝滞，手足拘挛。张氏云："此方合保元、四君、内补建中、防己黄芪、防己茯苓汤、千金防己汤等方。但加防风以搜气分之风，川芎以搜血分之风，细辛以搜骨髓之风。于原方中削去生地、牛膝、杜仲、续断、秦艽、独活，增入防己、白术、乌头以祛除风湿，则参附、芪附、术附、桂附、真武等法，俱在其中。彼用附子之雄以播真阳，此藉乌头之烈以祛痹着，盖杂合之气，须杂合之方，方为合剂。第恐地黄、牛膝辈阴柔之药,难振迅扫之威,是不得不稍为裁酌用力者,毋以擅改成方为妄也。"当归拈痛汤治湿热走注,遍身骨节烦疼,胸膈不利,足胫赤肿重痛,张氏云:"此湿热疼肿之圣方,若不赤不肿痛上不热为寒湿,禁用。"

（节录自硕士论文"《张氏医通》治疗痹证的方药研究",2016 年）

浅谈《张氏医通》的男科学术思想

北京市鼓楼中医医院　　姜　琳

张璐少攻举子业,时值明末国势颓废,自叹生逢乱世,遂弃绝科举,精研医道,著书立说,被时人赞誉为"国手",与吴谦、喻昌并称为"清初医学三大家"。《张氏医通》是张氏的代表作,本书证类编次,"悉如《准绳》"。广搜博览,涉猎 130 余种医学文献,并能由博返约,自谓"千古名贤至论,统叙一堂;八方风气之疾,汇通一脉"。内容涉及临床各科,男科及其相关病症主要分布在"妇人门"的子嗣及"大小府门"的闭癃、淋、遗精、赤浊白浊、前阴诸疾等章节中。本文试对其分析归纳,以求对现今中医男科的不育症、阳痿、前列腺疾患等的诊疗有所帮助。

一、男子之艰于嗣者,"一如妇人经病调理"

《千金》方云:"凡人无子,当为夫妻俱有五劳七伤,虚羸百病所致,故有绝嗣之患。治法为男服七子散……若丈夫阳气不足,不能施化,庆云散主之。"张氏在引用《千金》观点后,认为:"古方悉用辛热壮火之剂,若施之于气虚精寒之人,固所宜然。设概用于火旺精伤者,得不愈伐其阴乎。"提出治疗应"一如妇人经病调理",并按"不生不育、生而不育"分别论治,立法本于"补偏救弊"。张氏认为导致无嗣的原因很多,其中就男子方面的致病原因:"有因男子真火式微者,有因湿热伤精者……有金石药毒伏于髓中者,有酒客湿热混于髓内者，有欲勤精薄者，有得胎后不戒房室频泄母气者……"等，"此岂一法所可治乎"。张氏认为在古方中，"唯葆真丸、千金种子丹、五子衍宗丸等方，治男子阳道不振，精气寒薄，与夫斫丧太过及年老无子者，咸为得宜。若精髓稀薄，阳气不固，聚精丸是佳"。并根据自己的经验，给出变通方法。"阳衰，更加人参、鹿茸尤妙。生女不生男者，当大补督脉益阳气，鹿茸四具、人参一斤、远志四两，醇酒丸服。"对膏粱富贵，饱饫肥甘，恣情房室，气竭精伤，不能生子者，他建议服炼真丹，勿令断绝。

二、阴痿，责之精衰，亦有郁火甚而致痿

前阴所过之脉有二，一为肝脉，二为督脉。张氏认为"阴痿，当责之精衰，斫丧太过所致。《经》云足厥阴之经，伤于内则不起是也"，治疗以仲景八味丸特妙，甚者，加人参、鹿茸，或加巴戟、苁蓉、锁阳、枸杞，从督、肝二经精虚论治。同时，他依据自己用滋肾丸治疗肾经郁火得效的经验，提出"然亦有郁火甚而致痿者，《经》云：壮火食气。譬人在夏暑而倦怠，遇冬寒而坚强……故须审察，不可偏认火衰也"。并引名医薛立斋语为证治法则："按阴茎属肝之经络，若因肝经湿热而患者，用龙胆泻肝汤以清肝火，导湿热；若因肝经燥热而患者，用六味丸以滋肾水，养肝血，而痿自起。"且给出了方药的适应证："阴痿弱而两丸冷，阴汗如水，小便后有余滴臊气，尻臀并前阴冷，恶寒而喜热，膝亦冷，此肝经湿热，宜龙胆泻肝汤、柴胡胜湿汤选用；肾脉强盛，右尺尤甚，此相火盛而反痿，宜滋肾丸、六味丸。"

三、闭癃，肝与督脉三焦膀胱主之，有暴久之殊

闭癃一证，临证常见。"闭癃者，溺闭不通，淋沥点滴也，唯肝与督脉三焦膀胱主之"，张氏根据《经》云"膀胱之胞薄以懦，得酸则缩蜷，约而不通，水道不行，故癃"，又云"膀胱不利为癃，不约为遗溺"，得出辨治原则："盖实则闭癃，虚则遗溺。遗溺则补之，闭癃则泻之，"并认为"然遗溺闭癃，不取膀胱俞者，盖膀胱但藏溺，其主出溺者，皆从三焦及肝与督脉也"。在此基础上，张氏进一步分析说："闭癃者，合而言之，一病也。分而言之，有暴久之殊。"盖闭者，暴病，为

溺点滴不出,俗名小便不通是也,可用疏通利窍之剂,甚则用吐法以提其气自通。若补中益气、二陈、五苓,俱可探吐也;癃者,久病,为溺癃淋沥,点滴而出,一日数十次,名淋病是也,唯宜滋养真阴,兼资气化,如六味、生脉之类。亦可合用。就小便不通的具体治疗方药而言:"气分热,渴而小便闭,或黄或涩者,黄芩清肺饮;血分热,小便闭而不渴者,滋肾丸。不应,并中焦亦有热也,加连、柏、甘草,等分煎服;阴虚血热,人渴而小便不通,或涩痛淋沥者,切禁五苓燥剂,宜导赤散;津液偏渗于大肠,大便泄泻,小便涩少,或水停心下,不能下输膀胱者,五苓散渗泄之;若六腑客热转于下焦而不通者,用益元散以清之;若气迫闭塞,升降不通者,二陈汤去半夏,加木通、滑石、柴胡、升麻以提之;汗出过多,小便赤涩,此五内枯燥,慎勿用利水之剂,生脉散加黄芪、当归;若右寸独数大,小便点滴而下者,此金燥不能生水,气化不及州都,生脉散去五味子,易大剂紫菀,可一服而愈;小便不通,腹下痛闷难忍如覆碗者为实。亦分在气在血。气壅于下者,四磨、六磨选用;血瘀于下者,代抵当丸;有火虚者,非与温补之剂则水不能行,如金匮肾气丸;元气下陷而水道不通者,补中益气汤加木通、车前,升清以降浊也;小便不利,审是气虚,独参汤少加广皮如神。"另外,有外治法,"凡小便不通,用独蒜涂脐法。以独囊蒜一枚,栀子三枚,盐少许,捣烂,摊纸贴脐。良久即通。未通,涂阴囊上立效。或用食盐半斤,炒热布包熨之。天行热病,小便不通,用蚯蚓泥升许,以水浸澄清,渴即与饮。不应,用地龙数枚,同芦根,捣汁饮之。"并提出注意事项和禁忌,"若疏泄利气之药,皆为戈戟矣。夏秋热伤癃闭,以滑石调水饮之即通。但阴虚泉竭者禁用"。

四、赤白浊,宜分脏腑气血,赤白虚实以治

赤白浊,指"茎中热痛,如火灼刀割,溲溺自清。唯窍端时流秽浊如脓,淋沥不断。初与溲溺不相混滥",张氏认为:"盖由败积瘀腐者十中六七,由湿热下注与脾虚下陷者,十常三四。必先补中气,兼升举之。而后分其脏腑气血,赤白虚实以治。与夫他邪所伤者,固在泻热补虚。设肾气虚甚,或火热亢极者,则不宜纯用寒凉,必反佐治之。在达人观变耳。"若不明病机,多以利水之剂,杂投不已,往往增剧。治病先当识证,"色白如泔,或如腐花腐浆,而马口不干结者为湿;色黄赤而马口干靥者为火,此皆为浊,胃中湿热下流也。又浊而

清者为湿，痛者湿兼热也。有溺时结块阻滞作痛，块中内蓄水泡者，此必醉酒使内，酒湿乘虚袭入精窍也。黏腻如胶，或心动辄遗，或溺后遗下者，皆精病，与浊无干"。再论治法，"肥人白浊、白带，多是胃中湿热，浊痰下流，渗入膀胱，谓之便浊，与肾绝不相干，虽溺后便出浊块，却不牵腻，用二陈加川萆薢、泽泻、姜汁炒黄柏。浊物中有水泡者，二陈倍半夏加猪苓、泽泻、滑石、麝香、赤小豆、竹沥、姜汁之类；赤者，去半夏加琥珀、延胡索、赤芍药、椿根皮；若肾虚淫火易动，精离其位而成精浊者，其精牵腻如膏，虽不便溺，亦常有之，用九龙丹收摄之；若忍精不泄，流入窍隧而患白浊，用五苓散；赤浊，用猪苓汤，并加麝少许；小便频数，茎中痛，调下益元散，赤者，少加朱砂；昼甚者，属上焦燥热，气化不行，益智、乌药，皆不可用，宜清心莲子饮；虚者，妙香散二方选用；心经伏暑而赤浊者，五苓散减桂合生脉散；肥人湿痰成浊，二陈加二术、黄柏、神曲；黑瘦人脉洪数，五心烦热，颊赤唇干，小便赤浊，龙胆泻肝汤……脾虚下陷者，补中益气加半夏、茯苓；有小便如常，放流浊物，两尺脉沉弱，足膝痿弱，白浊频数，凝白如油，光彩不定，漩脚澄下如膏糊，六味丸加萆薢、麦冬；茎中大痛，便赤口渴，脉来滑数者，宜与清热利水，津液自行，四苓散加生地、麦冬、苓、栀、知、柏之类。"

张氏为清初医学大家，临证 60 余年，经验丰富，论理精辟，治则准确，方药灵活，文笔畅达，对后世影响深远。其在《医通自序》中说："齐一变至于鲁，鲁一变至于道。道之兴废，靡不由风俗之变通……今夫医道之变，至再至三，岂特一而已哉！"他博采众长，贯以己意，师古不泥，颇多创见。虽推崇古方，而能极尽活用，可谓达权通变，达道者也。

（《中华中医药学会第十届男科学术大会论文集》，2010 年）

张璐父子的伤寒学术思想

浙江省嘉兴市王店人民医院　　沈敏南

张璐，字路玉，号石顽，江苏长洲（今属江苏苏州）人，生于 1617 年，卒于

1700 年，为清初之名医。其长子为张登，字诞先。其次子为张倬，字飞畴，幼承家业，秉承父的学术经验。他们精于临床，学术上有所造就，特别在伤寒领域中尤为突出，故为医学史上较有影响的医家。张璐著有《伤寒缵论》（以下简称《缵论》）《伤寒绪论》（以下简称《绪论》），张登、张倬参与诠次；张登著有《伤寒舌鉴》（以下简称《舌鉴》）；张倬著有《伤寒兼证析义》（以下简称《兼证》）。《缵论》分二卷，将《伤寒论》原文全部打乱，进行逐条注释，对王叔和的平脉、辨脉、伤寒例篇章也进行注释，还对《伤寒论》原文进行适当修正。《绪论》分二卷，上卷研究外感病证 27 种，下卷研究 100 种症状，最后还载 148 首方剂（包括附方 35 首）。《舌鉴》记载伤寒舌诊 120 种，图文并茂。《兼证》记载伤寒兼杂病证候 17 种，后附经脉、奇经、司运、方宜等篇。从这些内容分析，其学术思想是一脉相承的，在理论上既有渊源，又有发展，在临床中又切合实用。就此，笔者从以上四书述张璐父子的学术思想，仅作抛砖引玉之举。

一、宗尚成氏，发展症状研究

金元成无己的《伤寒明理论》侧重理论，对伤寒 50 种症状进行研究。疾病是在不断运动着，证候是有许多症状组成的，但并不是无规则的堆聚，《伤寒论》的六经条文记载 159 种症状，故成氏的症状研究尚属粗略，仅开伤寒学症状研究法的先河。张璐的《绪论》对伤寒的症状研究，除采用成氏的方法外，还发展了一些内容，主要有如下三点。

1. 相似症状 相似症状的类比以求异同，是《绪论》研究症状的基本方法。如衄血、吐血均为血症，伤寒衄血为鼻中出血，吐血是从口中而出，是外感热病的常见症状。《伤寒明理论》仅述衄血，未及吐血。张氏认为衄血多属在经表邪，伤寒因表邪失汗，温病因表邪蕴盛不宣之故，吐血皆属传经里证，以当汗不汗，热毒入内，迫血妄行所致。这样类比研究，有助于区别症状的性质。

2. 原发、误治症状 《伤寒论》中记载的症状，可分原发、误治二类，同一症状因原发、误治的不同，其性质也有所区别。如心悸：《伤寒明理论》仅从"心悸之由，不越二种，一者气虚也，二者停饮"研究。《伤寒论》中的原发病机，有气虚、饮邪之别，误治心悸是正气甚虚所致。张璐说："（心悸）其证有三，一者气虚而悸，一者汗下后悸，一者停饮而悸。气虚者阳气内弱，心中空虚而为悸也；汗下后正气内虚，邪气交击而悸，较之气虚尤甚；停饮者，由饮水过多，水停心下，心为火，恶水不能自安，而为悸也。"重视原发、误治症状研究，与成无己就症论症相比，尤胜一筹。

3. 主要症状 证候是若干症状的有机组成，其症状有主、次之分，窥察主要症状的特性，将有助于揭示证候的本质。张璐在《绪论》中从证候的角度，对主症进行剖析。如头汗，在外感病中常见的症状，《伤寒明理论》从经络循行部位以论三阳经之头汗，又采《内经》《脉经》之文论关格之头汗。张璐认为《伤寒论》头汗常见于瘀血、发黄症，尝曰："盖瘀血头汗，则小便自利，大便色黑，发黄头汗，则小便不利，发热而渴。"提醒读者头汗必须从二便这主要症状进行辨析，才能判别头汗之属性。这种研究法侧重临床，与成无己参阅经文、侧重理论，可互为媲美。

二、立足临床，补亡辨治内容

《伤寒论》为临床札记式的条文，主要记叙风寒二邪致病的辨证施治，从临床运用出发，尚有缺漏。张璐父子进行补亡，欲全辨证论治的基本元素，以期提高临床疗效。

首先，张璐在《缵论》中对《伤寒论》原文进行补亡。如 363 条："下利清谷，不可攻表，汗出必胀满。"该条仅示证候，未出方药，张璐认为"见误表其汗，则阳出而阴气弥塞胸腹，必致胀满而酿变耳，合用厚朴生姜半夏甘草人参汤，以温胃消胀为务也。"张氏分析病机，善用《伤寒论》方药以补亡之，这样既深谙《经》旨，又启迪后学。又如 338 条："伤寒，脉微而厥至七八日肤冷，其人躁无暂安时者，此为脏厥……"该条仲景仅示脏厥之证候，未述方药，张璐认为"脏厥用附子理中汤及灸法，其厥不回者，死。"他善于化裁经方，运用多种疗法治疗危重病证，并测其预后。此非临床老手，安能道及之。

其次，张倬补亡兼证。在临床中单纯外感病较为少见，往往是宿患杂病，正气不足，以致感染风寒之邪，新病宿疾一并而发。《伤寒论》的有些条文虽也记载伤寒兼证，仅示禁忌之法，并未出治法，张倬进行适当拾遗。如亡血家仲景有禁汗之训,血证又患伤寒表证如何治疗呢?张倬曰:"衄血则宜小建中加犀角、丹皮;咯血则宜小建中加丹皮、童便;吐血则宜黄芪建中加童便、阿胶。"张倬还对《伤寒论》未提及的兼证进行论述,如《兼证》的"心腹诸痛伤寒论"一章,张倬曰:"腰痛而兼外感,亦须桂枝汤以分解太阳之邪,则里气亦得疏通而痛必大缓,寒者则加附子以温之。"从而说明,张倬强调兼治,并指出治外感伤寒为主,其他杂病为次。《兼证》论述 27 种兼证,虽种类欠多,但其内容相当实用。

再次,张登补亡舌苔。《伤寒论》详于脉、症,而略于舌苔。舌苔在伤寒病中占有重要位置,不仅能辨别病证的性质,而且又能提示病证之处所,在复杂的病证中,有时是辨证的主要依据,张登为此撰写《舌鉴》。他先补亡伤寒证候的舌苔,如阳明腑证,是实热之病机,张登认为"黄胎黑刺舌"是该证之舌苔,尝曰:"舌苔老黄极而中有黑刺者,皆由失汗所致,邪毒内陷已深,急用调胃承气汤下之。"张登再与症状结合研究舌苔,如红尖白根舌,是"红尖是本色,白苔为表邪,如恶寒、身热、头痛,宜汗之;不恶寒、身热、烦渴者,此太阳里证也,五苓散两解之"。此即白苔,张登按症状分太阳经证、腑证二类,是切中肯綮的。《舌鉴》是继杜清碧《伤寒金镜录》后,又一论述伤寒舌苔的专著,与杜清碧氏相比,论述更为全面、精深。

最后,张璐还立足临床,补亡了许多方药。例《绪论》用三分之一篇幅对方药进行拾遗,从记载的 148 方分析,其中解表剂(23 首)、清热剂(14 首)、利湿剂(13 首)为最多。特点有二:① 组方精微,用药贴切:如生犀饮,由犀角、苍术(麻油炒)、黄连、黄土、茶叶组成,以治湿热久羁,内侵血分之血证。用犀角咸寒,清热凉血,散瘀解毒,苍术苦温,麻油炒后有燥而不伤血之用,黄连苦寒,清热解毒,三味合用,有止血不留瘀,燥湿不动血,清热不滞血之优,黄土有温涩之功,茶叶有清泄之力,协同止血之功用。② 用方之活:如二陈汤是宋代和剂局创制,后世推崇为治痰利湿之要方。张璐善用修治药物,以权变此方。如胁下引痛,陈皮醋炒;热痰内聚,半夏竹沥制;痞胀不舒,砂仁汁制甘草。他还穷诘辨证,不囿前人血证禁用二陈汤之说,尝曰:"不可一律论也,如面色正赤凝结,为阴气受伤,故禁辛燥;设瘀晦淡薄如水者,为阳不统而阴不守,安得不用姜、半、术、附之辈之温乎?"

综上所述,张璐父子立足辨证,在伤寒理论上发展了三纲学说,又发展了伤寒学的症状研究法，并能补亡伤寒病的辨证素材，故其学术理论是可法可传的。惜方剂未标出处，此乃大醇中的小疵。

试述《伤寒绪论》的学术思想

浙江省嘉兴市王店人民医院　　　沈敏南

《伤寒绪论》（以下简称《绪论》）是张璐的代表作之一。该书立足辨证，不仅对《伤寒论》的症状进行研究，还对外感热病进行补亡。笔者殊觉其学术思想可法可传，现试述于下。

一、注重症状，穷诘伤寒精微

《伤寒论》记载 159 种症状，这些症状是构成伤寒病证的基本元素。虽成无己《伤寒明理论》创症状研究之端，尚属简陋。张氏从以下四方面进行研究。

1. 相似症状　相似症状的类比以求异同，是《绪论》研究症状的基本方法。如衄血、吐血均为血证，是外感病的常见症状，衄血多属在经表邪，伤寒因表邪失汗，温病因表邪蕴盛不宣而致；而吐血皆属传经里证，以当汗不汗，热毒入内，迫血妄行所致。这种类比研究有助于区别其本质。

2. 原发、误治症状　《伤寒论》的症状可分原发、误治二类，同一症状因原发、误治之不同，性质有所区别。如心悸，原发心悸有气虚、饮邪之别，误治心悸是正虚邪盛。张氏说："（心悸）其证有三，一者气虚而悸，一者汗下后悸，一者停饮而悸。气虚者，阳气内弱，心中空虚而为悸也；汗下后正气内虚，邪气交击而悸，较之气虚尤甚；停饮者，由饮水过多，水停心下，心为火恶水，不能自安而为悸也。"重视原发、误治症状研究，有溯源穷本之用。

3. 相关症状　证候是若干症状有机组成的,而这些症状并不是平列的,有些症状之间关系甚为密切。例如头汗,在外感病中常见瘀血、发黄二证,张氏曰:"盖瘀血头汗,则小便自利,大便色黑;发黄头汗,则小便不利,发热而渴。"这就说明头汗与二便为相关症状,二便的性状能揭示头汗之性质。这种相关症状研究法,将有助于提高辨证的水准。

4. 动态地分析症状　例胸痛、胁痛、腹痛是三个不同的症状,假若外邪自表传里,先有胸痛,次有胁痛,后有腹痛,从这些症状的变迁,可以测知疾病入里之趋势。又如厥逆,因传变的不同,有寒热之别,张氏曰:"自热而至逆,逆而至厥,皆传经之邪也……若初病便厥冷,四逆而脉沉者,是直中之病也。"前者属热,后者属寒。如此研究,能掌握病势,截断疾病的发展。

二、立足补亡,探讨外感热病

《伤寒论》仅述风寒致病为主的内容,从辨治外感热病出发尚属不足。为此,《绪论》进行多方面的补亡。

首先,《绪论》补亡26种外感热病。从其内容分析,可分为温病、温疫、温毒三类:如冬温病,张氏曰:"至于冬时反有非节之暖,此属春时阳气发于冬时,不至而至,即为冬时不正之气,人感之而病者,名曰冬温。"这是从时令、病因以述温病,至今仍有一定的参考价值。又如温疫病,"其证浑身壮热,昏昏不爽,逆相传染。"此说虽非完美无缺,但已涉及主症及特性。再如温毒病,"冬时温暖,人感乖戾之气,至春始发,更遇天道过于骤热,遂变温毒。"《绪论》以外感热病立论,补亡上述三类,这对指导临床有一定帮助。

其次,《绪论》中补亡诊法。该书特立"脉法、察色、辨舌"三章,特别对黑苔的论述确切精当。黑苔为病重的标志,有寒热虚实之别,辨证失误,生死立判,张氏曰:"误用汗下太过,津液枯竭而苔燥黑者,此为坏病……黑而干燥,或芒刺瓣裂皆为实热,急宜下夺;黑薄湿润或兼白滑者,皆为阴寒,急当温经。"这种论述来源于临床,有提纲挈领之用。

再次,《绪论》补亡148首方剂(包括附方35首)。有方义精深,用药贴切之优,如生犀饮,由犀角、苍术(麻油炒)、黄连、黄土、茶叶组成,以治湿热久羁、内侵血分之血证。用犀角咸寒清热凉血、散瘀解毒;苍术苦温,麻油炒,去其燥性，有燥湿止血之功；黄连苦寒，清热燥湿，三味合用，有止血不留瘀，燥湿不动血，清热不滞血之优；黄土有温涩之功，茶叶有清泄之力，协助其止血之用。此方组成精微，已见一斑。

最后，《绪论》用药精当贴切，有所独创。其特色有三：

（1）治温疫喜用黄连、人中黄。张氏认为温疫病有发病快、变化多、表里俱热之特点，治疗该病除辨证用药外，再加用黄连、人中黄有事半功倍之效。黄连有清热解毒、凉心泻火，及刻护心经，防其陷入之功。人中黄不仅保存石膏清热止渴，泻阳明邪热之功，而且又有导热下行，除秽排浊之效。

（2）辨证角度外敷药物以治急症。如肝寒气郁之呃逆不解，张氏用"硫黄乳香酒煎鼻嗅法，并捣生姜渣拌艾炒熨期门"。以温散肝气而止呃逆，这种疗法有简、验之优。

（3）善救药物之误。例"中附子毒，一身面目俱赤，狂热失血者，犀角、黄连、甘草煎汤，入生莱菔汁服之则解……服瓜蒂吐不止者，一味麝香汤解之；服大黄利不止者，虚人用人参、干姜、陈皮、甘草、乌梅、陈仓米煎服"。此非临床老手，安能道及之。

如上所述，《绪论》是注重辨证，对《伤寒论》的症状进行研究，并立足临床，补亡了若干外感热病的辨治内容，这对伤寒学派的发展，温病学派的形成有一定的贡献。惜所载方剂未明出处，此乃大醇中的小疵也。

（《山西中医》，1985 年第 1 卷第 4 期）

张璐《伤寒绪论》外感热病学术特点浅析

上海中医药大学　　刘　婷　程磐基

张璐与喻昌、吴谦等被誉为清初三大名医，除《伤寒绪论》外，还著有《伤寒缵论》《本经逢原》《诊宗三昧》《伤寒舌鉴》等，著作颇丰，《张氏医通》为其代表作。张氏是一位善于总结前贤学说，又有独特见解的医家。福建晋江汝瑚《医通序》称其"赋性磊落，不事章句，励志岐黄，遂擅一时"，同乡李瑾《伤寒绪论序》称"若路玉张子者，可以希踪往哲，配德前人"。

《伤寒绪论》成书于康熙丁未年（1667），与《伤寒缵论》一起被后世称为张氏研究伤寒学的姐妹篇著作。张氏精研《灵枢》《素问》《金匮》等医著，参照赵以德、喻嘉言等诸家之注释，正其误，去其繁，明其晦，补其缺，重新诠释仲景伤寒学说，著成《伤寒缵论》《伤寒绪论》二书。其在自序中说："《缵》者，祖仲景之文；《绪》者，理诸家之纷纭，而清出之。以翼仲景之法汇，明其源流，而后仲景之文相得益彰，无庸繁衍曲释，自可显然不晦，庶无负三十年苦心。"反映其著书之由。《伤寒绪论》分上下两卷，上卷载六经、合病、并病、时行、温疫、温毒等48种病证及脉法、察色、辨舌等章节，论述外感热病的涵义分类及诊察方法等。下卷叙述发热、头痛、恶风、自汗、盗汗等100种外感热病的证治及杂方100余首。本文就《伤寒绪论》的主要学术特点探讨如下。

一、对外感热病范畴分类的认识

《难经·五十八难》载："伤寒有五，有中风，有伤寒，有湿温，有热病，有温病。"提出了外感热病的分类，此后历代医家有许多论述。张氏吸取诸家之长，并在《伤寒论·伤寒例》对外感热病分类的基础上提出自己的独特见解。现将主要内容分述如下。

1. 正伤寒、两感、寒疫 张氏对《伤寒例》中的伤寒进行阐发，认为"伤寒者，冬时严寒，感冒杀厉之气而病也，交霜降节后，春分气前，病发热头痛者，皆谓之正伤寒"，即伤寒是冬令感受寒邪，感而即发的病证。将其称为"正伤寒"，以区别于广义伤寒。张氏认为伤寒两感者少，"温病热病者居多，以温热咸从少阴发出太阳，即是两感之证"。"冬温之发于太阳少阴，故始咽痛而后自利"，亦属两感之证。并认为疫病亦有两感，指出《伤寒例》所说六日死者，为伤寒之两感；《素问·热论》所言三日死者，为热病疫病之两感。盖疫疠之势比伤寒更剧，故若下元虚而染患疫疠，多在三日死。源于《伤寒论·伤寒例》："从春分以后至秋分节前，天有暴寒者，皆为时行寒疫也。"张氏认为春、夏、秋三时，感冒非时暴寒，谓之寒疫，亦称为感冒。与伤寒不同，是非其时而有其气，虽名为寒疫，但非疫证，多见于春天，且往往三阳证混杂。临床多见发热恶寒，头疼，骨节痛，无汗，或呕逆恶心，人迎脉多浮紧或弦数等。

2. 冬温　张氏认为"冬时反有非节之暖，此属春时阳气发于冬时，不至而至，即为冬时不正之气，人感之而病者，名曰冬温"，从时令、病因角度阐述《伤寒例》之冬温。并补充临床表现：心烦呕逆，咽痛，身热头疼，或咳嗽，自汗，或头重面肿，先咽痛后必下利，阳脉浮滑，阴脉濡弱等。指出与风温临床表现相同，但有发病时令季节之不同，所以治疗也有差别。

3. 伤风　张氏认为天时寒暖，偶因脱露，谓之伤风，必见咳嗽、自汗、清涕，甚者发热头痛等。季节变化可有不同的临床表现：春天伤风多见自汗，恶风，人迎脉缓而带弦；夏天伤风而致肌肉闭，多见无汗，气口脉弦长；秋天多先郁闭皮毛，见人迎脉平而气口脉细涩；冬天多见自汗，脉浮缓。并认为伤风与伤热证相似，都可见咳嗽自汗，但伤风多为鼻流清涕，痰从喉嗽出，人迎脉浮大；伤热多为鼻干痰结，咽膈肿痛，痰从上腭咯出，气口脉软大。伤风复伤热时，必见躁烦。

4. 温病、风温、温疫、温毒　张氏认为"至春分节后，天令温暖，有人壮热为病者，乃温病也"。《伤寒例》云："冬伤于寒，发为温病。"为冬时伏气随诱因温热发出，由于诱因的不同故治疗也应随证治之。张氏遵从仲景之说，认为"太阳病，发热而渴者为温病，若发汗已，身灼热者，名曰风温"，指出风温有因温病误汗而致者，也有因温病更遇于风所发者。根据《伤寒例》"阳脉浮滑，阴脉濡弱，更遇于风变为风温"的记载，认为风温病机为少阴伏邪初出，太阳客邪新入，是两感而更加变重所致。张氏认为温疫为温病将发之时，或既发之后，更感时行疫气所致。从主症及特性方面论述温疫，认为"其证浑身壮热，昏昏不爽，遍相传染"。盛于春夏之间，诱发冬之伏气，其气最毒。张氏认为"冬时温暖，人感乖戾之气，至春始发，更遇天道过于骤热，遂变温毒"。亦有冬温误汗导致成温毒证者。按《金匮要略》又可分为阳毒与阴毒。其证多为心下烦闷，呕逆咳嗽，甚则面赤，身体俱赤，狂乱燥渴，咽喉肿痛，狂言下利，发斑等，指出此证最为危候。

5. 中湿　张氏指出春夏之季，湿令大行，若人感其气，出现一身尽重而痛、脉沉缓、小便不利、大便反快，则为中湿。因其人素有蕴湿，又复感湿令，故得之。并认为夏月之湿为热湿，不同于冬月之寒湿。

张氏对外感热病分类的论述,在《伤寒论·伤寒例》基础上又有发展,丰富了中医外感热病的理论与范畴。

二、阐发外感热病传变规律

关于外感热病的传变规律,张氏在继承前贤的基础上进行阐发,并对一些有争议的学术观点提出自己的见解。

1. 论六经传变　宋代韩祗和《伤寒微旨论》首次提出了伤寒传足经不传手经的观点。张氏赞同王安道对伤寒不传手经持怀疑的态度,提出"六经传变,不只传足经,也传手经"的观点。认为伤寒传足经,是因为邪气还在经络,尚未到达脏腑。若入脏腑,则不可谓之独在足经。指出六经传变,"因此经本虚,邪即传之,本无定矩。故伤寒有六经之传次,无脏腑之传次……入腑则邪有定著,不复传次。"具体有循经传、越经传、表里传等。有传遍六经,也有传至二三经而止者,等等。

2. 论温热病传变　张氏继承仲景伤寒六经传变的观点,并借鉴吴又可温疫之邪表里九传之说,论述外感热病邪正斗争传变规律。如张氏说:"凡温病热病,营未交者可治,阴阳交者必死。夫所谓营未交者,言营分热毒之色,未交遍于卫分也。""所谓阴阳交者,言阴阳交互,邪胜正负,毒邪亢盛,反逼正气为汗也。"揭示外感热病邪正斗争规律,也为温病卫气营血传变提供思路。并提出了"伏气温病必先见少阳证,热病多兼有包络三焦病证,时行疫疠则随其岁气犯虚经"的观点。

三、补充外感热病诊察方法

《伤寒绪论》特立"脉法""察色""辨舌"三章,论述外感热病的诊断方法,尤其是舌诊内容甚详。中医历来有"外感重舌,杂病重脉"之说。如《伤寒绪论·辨舌》曰:"伤寒之邪在表,则苔不生,邪热传里,则苔渐生,自白而黄,黄而黑,黑甚则燥裂矣。"描述了舌苔变化与疾病发展之间的关系,并提出"滑润而白者为表邪,灰黑湿润无苔为阴寒,灰黑薄滑为夹冷食,皆不可用寒凉攻下之剂。然中暑夹血,多有中心黑润者,又不可拘于上说也。若黄黑灰色而干燥纹裂者，为热极，万无虚寒夹血之理。唯屡经汗下，舌虽干而有微薄苔，却无燥裂芒刺，此为津液耗亡，不可误认实热而攻之，攻之必致不救也"。详细辨析舌苔的变化，为治疗提供依据。此外，还具体描述了白苔、黄苔、黑苔、灰黑舌、红舌、紫舌、霉酱舌、蓝苔舌等的临床意义。

四、外感热病证治经验

1. 六经病证治、两感证治、寒疫证治　张氏对于六经病的治疗用药与仲景基本一致，如太阳病分伤寒与中风，分别用麻黄汤、桂枝汤治疗。但在此基础上有补充，如对太阳伤寒若出现尺中迟弱者，属卫气不充，用黄芪建中汤治疗；"若阳虚不能作汗，或面色戴阳，足冷夹阴者"，用再造散治疗等。对于两感于寒者治疗分专表、在和、重里，如太阳少阴俱病，出现"头痛口干，烦满而渴，易老用大羌活汤主之"；阳明太阴俱病，出现"腹满身热，不欲食，谵语，黄连解毒汤主之"；少阳厥阴俱病，见"耳聋囊缩而厥，双解散主之"。两感属温病热病者，主张用刘守真的凉膈、双解、白虎、承气等汤，两解温热病的表里热毒。张氏认为寒疫与冬温均为非时邪气，用药不可拘于常候。寒疫宜用辛温之药治疗，如参苏饮、芎苏散、香苏散、神术汤等，以辛平解散即可。指出寒疫不必拘泥于伤寒六经论治，但见某经证多，加用某经药权衡，如太阳经用羌活、防风，阳明经用葛根、葱白，少阳经用柴胡、半夏等。

2. 冬温证治　张氏认为冬温虽发于冬时，但治法与伤寒不同，与风温少异。冬温多用辛凉之药。冬温属不正之气所感，其本为正气虚，故可入少阴经。若出现咽痛或下利者，宜用阳旦汤加桔梗、葳蕤；若有寒食停结，或误用寒凉药，致冷食内伏者，更加干姜一味温散其中；"若咽痛甚者，则合甘草汤；咳者，合桔梗汤；下利合茯苓甘草汤，或阳旦加葛根、茯苓"。不愈则为温热之气于阳明蕴热所致，宜葛根芩连汤。若感受冬温后，又感外寒，出现恶热烦躁，但仍畏寒欲近衣者，用阳旦汤加麻黄、石膏发之。若因误用下药，导致发热无休止，脉反数者，宜朝用独参汤，暮进六味丸，以资阳生阴长；若误用辛温发汗，而见发斑成温毒，用犀角、升麻、甘草等分煎服，或升麻葛根汤加犀角、黑参，甚者犀角黑参汤之类，丰富了冬温的治疗方法。

3. 伤风证治　伤风治疗按季节的转变而变化，春天风喜伤肝，用芎苏散加减;夏天多伤阳明,葛根葱白汤加减,若兼暑,用消暑十全散;秋天邪气易袭手太阴,金沸草散加减;冬天易伤太阳,桂枝汤主之。若咳甚兼喘有水气,用小青龙汤。伤风与伤热证类虽相似,但治法不同,前者以发散为主,后者不可发散,宜辛凉清肺,用葳蕤汤去麻黄、川芎加前胡、薄荷。而伤风兼伤热者,葳蕤汤倍羌活、石膏。酒客所致的伤风,用泽泻、生术各五钱、黄芪三钱、葛根、防己、羌活、麻黄根各一钱,热服取汗。

4. 温病证治、风温证治、温疫证治、温毒证治 张氏认为"温病之脉,行在诸经,不知何经之动也,当随其经证而治之"。若属伏邪自内达表的,必先见少阳经证,如"大渴,烦扰,胁满口苦,不恶寒反恶热,脉气口反盛于人迎。""若因客寒而发者,宜小柴胡随所见经证加减,无客邪者,黄芩汤主之。"温病也有未先见少阳经证者,多见传变并合。如太阳少阳合病用黄芩汤,少阳阳明合病承气汤,三阳合病黄芩汤或双解散,三阳表证则宜黄芩汤之类。认为"治温热病,无正发汗之理,因其邪自内达外。"若为非时暴寒,见表证者,亦不可纯用表药,宜栀子豉汤、益元散,甚则凉膈散等辛平之剂,或用探吐取汗。若表里俱实,热在三焦者,用三黄石膏汤;若热伤血分,葶苈苦酒汤探吐;实热去,余邪未尽,宜小剂黄芩汤或解毒汤主之。仲景虽有风温证,但却无治法方药,"以其既经误治,即欲挽回,末由也已。"张氏对《活人书》风温之治法进行补充阐发,认为风温宜辛凉解热兼疏风利痰之法治之,并禁温覆迫汗。"若发热头眩,咽喉干痛,舌强痞满者,用葳蕤汤,无大热而渴,用栝蒌根汤,热不解,用败毒散,寒热而渴,小柴胡加葳蕤、桔梗,恶寒发热,本方去参,加栝蒌、石膏,渴者,去半夏加栝蒌根。"张氏认为仲景麻黄升麻汤,可治冬温之误治而变咽喉不利、唾脓血者。以此类推,提出因温病误汗而致风温者,可服麻黄升麻汤去麻黄、升麻、干姜、白术,并悟出黄芩汤加桂枝、石膏可治因温病更遇于风所发者。若初病见表证多,如"恶寒发热头痛,宜败毒散。燥热不得汗,通解散。头痛如破,十神汤。兼痹疬脚膝疼软,独活散"。若初病即壮热无寒,多汗神昏,呕逆痞满等,宜以凉膈、双解、三黄石膏、黄连解毒双解表里治之。若三阳经俱受邪,并见头面鼻耳病证者,如大头瘟,宜以辛凉轻清剂,普济消毒饮等,宣散上盛之湿热。若邪盘踞于募原,昼夜发热日晡益甚,头疼身痛,脉不浮不沉而数,用达原饮为主,以透募原邪气。若邪已入胃者,则属承气汤证类。并提出"治疫虽以六气为主,总不离阳明湿土"的观点,以大解热毒为主。

如"斑如锦纹,身热烦躁,而无燥结者,黄连解毒汤,若躁闷狂妄而无汗者,三黄石膏汤"。若胃热见自汗烦渴发斑,用人参化斑汤(即人参白虎汤)。"烦热错语不得眠,白虎合黄连解毒汤。斑不透,犀角大青汤,斑透热不止,犀角大青汤去升麻、黄芩,加人参、生地、柴胡,发斑热毒势甚,咽痛心烦狂言闷乱,犀角黑参汤。"斑色紫者为危候,黄连解毒合犀角地黄汤;斑色紫黑而平下坑烂,脉虚小,自利者,为不治。

5. 中湿证治 张氏认为"治湿之法,不利小便,非其治也",主张以淡渗为主,方用五苓散加减。指出湿家为病,慎火攻、下之、发汗,攻之必喘满烦惊、小便不利,非内实热极发黄,不可下之。阳虚脉沉细者汗之则痉。若"湿家身烦疼,可与麻黄加术汤微汗之""湿热内遏,则头汗身黄,宜茵陈蒿汤合五苓散""湿家但头汗出,项背强,欲得被覆向火,胸满小便不利,舌上如苔者,此丹田有热,胸中有寒也,宜黄连汤和解之"。

五、结 语

综上可知,《伤寒绪论》借鉴前代诸家论述,羽翼仲景伤寒学说,论述外感热病范畴与分类,阐发外感热病传变规律与诊察方法,丰富外感热病证治内容。反映了张氏研究外感热病的独特见解和丰富的临床经验,充实了清代外感热病的理论与临床。值得我们进一步研究,使之更好地为现代临床服务。

(《四川中医》,2013 年第 31 卷第 5 期)

浅析张璐伤寒学学术成就

河南中医学院　　施　淼

张璐少而颖悟,博贯儒业,业儒之余,研习岐黄。本欲攻举子业,步入仕途,然时值明末,朝纲混乱,国势倾危,自叹生遭世变,颠沛流离,而又"乏经国济世之略",遂弃绝科举,专心"性命之学","隐于洞庭山中十余年",精研医道,以著书自娱。张氏医名甚重,被誉为"国手",与喻嘉言、吴谦并称清初医学三大家。

《伤寒缵论》《伤寒绪论》是张氏研究《伤寒论》三十年之心得。《缵论》取张仲景《伤寒论》重分其例,分上下二卷。对原文进行逐条注释,还对王叔和的平脉、辨脉、伤寒例篇章进行注释。《绪论》亦为二卷,上卷叙述六经传变、合病、并病、三阴中寒等 40 个证,及诊脉查色、辨舌等。下卷论述发热、头痛、恶风等 100 种病症,最后还载 148 首方剂(包括附方 35 首)。《伤寒舌鉴》记载伤寒舌诊 120 种,图文并茂。《兼证》记载伤寒兼杂病证候 17 种,后附经脉、奇经、司运、方宜等篇。从这些内容分析,其学术思想是一脉相承的,在理论上既有渊源,又有发展,在临床中又切合实际。本文拟从以上四书试述张璐关于伤寒学的学术成果,以抛砖引玉。

一、善于思考,见解独到

张氏作为一代医学名家,不仅博学,而且善于思考,因此每多创见,爱举例如下:对于厥阴病篇的麻黄升麻汤证,大多数注家感到难以理解,甚而断言其为后人错简之文。而张氏根据其治案,认为"此证之始,原系冬温,以其有咽痛下利,故误认伤寒里证而下之,致泄利不止,脉变沉迟,证变厥逆……"并引朱奉议经验,谓:"以此汤裁去升、知、冬、芍、姜、术、桂、苓,加入葛根、羌活、川芎、杏仁、白薇、青木香,以治风湿,总不出此范围也。"这对我们深入领会及应用本方颇有启发。

二、实事求是,不盲从旧说

张氏在自序中认为喻氏"独开生面,裁取倍于诸家",但并不盲从,而是从临床实践出发,对前人不正确的论述予以批评指出,使后学不致以讹传讹。

辨六经传足不传手之误。首先他认为六经证不仅有足经表现,也有手经症状。"如六经证,人悉知为足经,不知有手经证间出也。伤寒初受病时,头颈痛,腰脊强,恶寒,足太阳也;发热面赤,恶风,手太阳也;目疼鼻干,不得卧,足阳明也；蒸热而渴，手阳明也；胸胁满痛，口苦，足少阳也；耳聋及痛，寒热往来，手少阳也……"再者"按《灵枢》十二经脉，转注如环，岂有六经传变，只传足经，不传手经之理"！由此可见"传足不传手"之说，实属非理。这些都说明了张氏谨严不苟，不盲从前人，实事求是的治学态度，值得我们学习。

三、立足临床，完备辨证

张氏潜心研究《伤寒论》三十余载，认识到《伤寒论》条文中的辨证要素常有缺漏，因此根据其丰富的临床经验进行补充，以期能完备要素，提高临床疗效。

首先，张璐在《缵论》中对《伤寒论》原文进行补亡。如363条"下利清谷，不可攻表，汗出必胀满"，该条仅示证候，未出方药，张璐认为："见误表其汗，则阳出而阴气弥塞胸腹，必致胀满而酿变耳，合用厚朴生姜半夏甘草人参汤，以温胃消胀为务也。"其次，张倬补亡兼证。《伤寒论》的有些条文虽也记载伤寒兼证，仅示禁忌之法，但未出治法，张倬进行适当补充。如亡血家仲景有禁汗之训，血证又患伤寒表证如何治疗呢？张倬曰："衄血则宜小建中加犀角、丹皮；咯血则宜小建中加丹皮、童便；吐血则宜黄芪建中加童便、阿胶。"由此可见，张倬强调兼治，并指出治外感伤寒为主，其他杂病为次。《兼证》论述17种兼证，虽种类不多，但其内容相当实用。再次，张登补亡舌苔。《伤寒论》详于脉、症而略于舌苔，舌苔不仅能辨别病证的性质，而且又能提示病证之处所，在复杂的病证中，有时是辨证的主要依据，张登为此撰写《舌鉴》。他先补亡伤寒证候的舌苔，如阳明腑证，是实热之病机。张登认为"黄胎黑刺舌"是该证之舌苔，尝曰："舌苔老黄极而中有黑刺者，皆由失汗所致，邪毒内陷已深，急用调胃承气汤下之。"《舌鉴》是继杜清碧《伤寒金镜录》后，又一论述伤寒舌苔的专著，论述更为全面、精深。最后，张璐还立足临床，补充了许多方药。《绪论》补亡148首方剂（包括附方35首），有组方精微、用药贴切的特点。

张璐作为一代著名医家，对伤寒学的研究耗尽毕生心血，至老不辍。张氏父子两代人的研究成果，对伤寒学派的发展与后来温病学派的形成有着重要贡献。

（《北方药学》，2012年第9卷第10期）

张璐与《本经逢原》述评

南京中医药大学　　黄亚俊　陈仁寿

清代医家张璐不仅以行医卓效而著称于世,且著有多种医药著作,其中本草专著《本经逢原》为其晚年作品,现有多种版本存留于世。其书在药物产地、炮制、鉴别和药性理论、临床应用有独到认识和见解,在当时影响甚广,不仅推动了清代本草学的进步,更促进临床中药学成熟和发展。

一、张璐其人

1. 生平　张璐,字路玉,自号石顽老人,江苏长州(今属江苏苏州)人,生于明万历四十五年(1617),卒于清康熙三十八年(1699),生于官宦之家,少年时习儒兼医。《清史稿》言其"自轩岐迄近代方法,无不收览"。明崇祯十七年(1644),明亡,遂隐居于太湖之中的洞庭山,专以习医行医,著书自娱。清顺治十六年(1659)回归故里,整理其隐居 15 年间的医学笔记,名曰《医归》,意寓隐居归来。此后 40 年,继以行医著书,医人无数,著书不倦。

2. 学术成就　清康熙六年(1667),取《医归》中《伤寒绪论》二卷、《伤寒缵论》二卷刊行,清康熙二十八年(1689)刊行《诊宗三昧》一卷。清康熙三十四年(1695)刊行《本经逢原》四卷,同年取《医归》残稿,校点后易名为《医通》,所得十六卷并附梓刊行。清康熙三十七年(1698)刊行《千金方衍义》三十卷。张璐长子张登,字诞先,著有《伤寒舌鉴》一卷,刊于清康熙六年(1667)。次子张倬,字飞畴,著《伤寒兼证析义》一卷,刊于清康熙六年(1667)。此二书与张璐的《伤寒绪论》《伤寒缵论》《诊宗三昧》《本经逢原》《医通》,共七书,清康熙三十四年(1695)合刊为《张氏医书七种》。后世刊刻时,又称《张氏医书七种》为《张氏医通》。另有《经验麻疹真传》五卷、《麻疹秘传》六卷及《医通祖方》抄本,题为张璐纂述。张璐在行医著书的同时,重视医学人才的培养,除其张登、张倬二子外,更有众多门人,后代多有私淑者。日本人滕谦斋研究《张氏医通》后,撰《张氏医通纂要》,刊行于日本安永五年(1776)。可见张璐学术思想传播之广,影响之深。

二、《本经逢原》的学术价值及内容

《本经逢原》作为注解类本草学著作，并不是《神农本草经》（以下简称《本经》）专著，而是一部综合性本草。张璐鉴于当时医家不宗《本经》主治，不得《本经》要旨，在用药过程中又有"舍本逐末""朱紫之混"之流弊，未能较好地发挥《本经》之学术，并极力推崇前辈缪希雍所撰《神农本草经疏》"开凿经义"的学术思想，遂于晚年著《本经逢原》四卷，专论药物性效及临床应用，开创清代注解《本经》类本草学著作的先河，具有较高的学术价值。

《本经逢原》以《本经》为基础，补充其未为收载的常用药物。参考《本草纲目》"物以类从"的分类方法，将常用 700 余种药物列为 32 部，分四卷。卷一为水、火、土、金、石、卤石、山草部。卷二为芳草、隰草、毒草、蔓草、水草、石草、蘦草部。卷三为谷、菜、果、水果、味、香木、乔木、灌木、寓木、苞木、藏器部。卷四为虫、龙蛇、鱼、介、禽、兽、人部。部分与《本草纲目》分类略有不同，如本书将"玉"归于石部；改《本草纲目》"服器"为"藏器"。每味药于其药名之下，先录其别名、性味、产地、形态、鉴别等，次录《本经》原文，然后为"发明"。"发明"之中，为其个人用药经验及心得，或引前代文献、诸家治法，或录个人见闻，加以阐释说明，或对于前人不足之处加以评定补充，对于时弊则更正。

1. 细阐药理 以"阴阳五行""取类比象"阐释药理：如"甘草"条下，"甘草气薄味厚，升降阴阳，大缓诸火"，用阴阳理论阐释。如"何首乌"条下，"白色属气分，赤者属血分"，用五行理论阐释。如"旋花"条下，"凡藤蔓之属，象人之筋，所以多治筋病"，则用"取类比象"理论阐释。虽然这些阐释的方法是古代医家常用的，但有些未免牵强附会。如"猬皮"条下，"猬者，胃之兽也。故肉治反胃、胃脘痛最捷。""独活"条下，"独活不摇风而治风，浮萍不沉水而治水。"作为注解类本草学著作，此为特征之一。张璐不仅对前人的本草引文加以注解，对于其他著作也多有发挥。如"薤"条下，"《本经》治金疮疮败，取辛以泄气，温长肉也。""白蒇"条下，"《金匮》薯蓣丸用之，专取其辛凉散结，以解风气百疾之蕴蓄也。"

2. 强调配伍 药物合理配伍有助药效的发挥,不合理的配伍则会影响疗效,甚至引起不良反应。张璐作为临床医家深知此点,于书中著录大量药物配伍并阐以医理,而这些也是他用药经验和心得之精华所在。如"黄芩"条下有载:"助白术安胎,盖黄芩能清热凉血,白术能补脾统血也。""延胡索"条下云:"得五灵脂同入肝经散血破滞。""常山"条下谓:"得甘草则吐,得大黄则利。"在强调合理药物配伍的同时也注重配伍禁忌,如"生地黄"条下:"禁犯铁,忌莱菔、诸血。""商卢"条下:"同生水服杀人。"

3. 宜忌分明 在临床治疗适用之时,明辨药物的适应证、禁忌证十分必要,此亦为张璐的临床经验总结,以阐前人之未释。如"菖蒲"条下:"心气不足者宜之。""麦门冬"条下:"麻疹恪守不可误用,以其性寒助阴……凡脾胃虚寒泄泻及……皆非所宜。"

4. 遵古炮制 同一药物不同炮制的方法,其药性主治也有所不同,这也是临床医家必须掌握的,张氏对此十分强调,如"白术"条下:"入肺胃久咳药,蜜水拌蒸。入脾胃痰湿药,姜汁拌晒。入健脾药土炒……""黄连"条下:"治上焦火,酒炒。中焦火,姜汁炒。下焦火,盐水炒。"

5. 注重品质 同一药材不同的产地,其质量和疗效多有不同,讲究和鉴别"道地药材"也是临床疗效的保证,本书对此论述极为详备,如"黄连"条下:"产川中者,中空,色正黄,截开分瓣者为上,云南水连次之,日本吴楚为下。""姜黄"条下:"江广生者,质粗形扁如干姜,仅可染色,不入汤药。今药肆混市误人,徒有耗气之患,而无治疗之功也。"书中还详细论述了一些药物的制备方法和真伪的鉴别方法,保存了当时制药工艺的技术资料,如"铅""铁落""人中黄""秋石"条文中所记载的制备方法,为后世研究前人的制药工艺提供了线索和方法。这些注重药物形态、产地、质量、制备、真伪是保证质量和药效的重要举措。

6. 纠错正误 更正前人,针砭时弊,本着严谨求真的治学态度,对于前人引文的不足谬误之处,往往进行更正,对于当时的用药流弊进行驳斥。如"消石"条下:"诸家本草,皆错简在朴硝条内。""马"条下:"辛温有毒,《纲目》作甘凉,非。""黄连"条下:"近代庸流喜用黄连为清剂,殊不知黄连泻实火,若虚火而妄投,反伤中气,阴火愈逆上无制矣。"

三、《本经逢原》版本流传

据笔者调查各大图书馆馆藏书目，《本经逢原》自清康熙三十四年（1695）年首刊以来至中华人民共和国成立前，其流传版本有单行、合刊两类刊本，3种传承体系，共计14个版本。

1. 单行本 单行本有三个版本：① 清康熙乙亥年（1695）长州张隽永堂刻本，藏于上海中医药大学图书馆等。② 清康熙三十四年（1695）金阊书业堂刻本，藏于中国中医科学院图书馆等。③ 清天禄堂刻本，刊刻年代不详，藏于中国中医科学院图书馆等。

2. 合刊本 合刊本有《张氏医书七种》和《医学初阶》。《张氏医书七种》共有9个版本：① 清康熙三十四年（1695）同德堂刻本，藏于中国中医科学院图书馆等。② 清康熙四十八年（1709）宝翰楼刻本，藏于上海中医药大学图书馆等。③ 清嘉庆六年（1801）刻本，藏于中国国家图书馆等。④ 日本文化元年（1801）长庵前田再订东都书肆翻刻本，藏于中国国家图书馆等。⑤ 清光绪二十年甲午（1894）上海图书集成印书局刊本，藏于南京中医药大学图书馆等。⑥ 光绪二十五年（1899）浙江官书局重印日本前田安宅订本，藏于南京中医药大学图书馆等。⑦ 清光绪三十三年（1907）上海书局刊本，藏于上海中医药大学图书馆等。⑧ 民国十四年（1925）上海广益书局陈莲舫校刊本，藏于中国国家图书馆等。⑨ 民国十四年（1925）上海锦章图书局刊本，藏于中国国家图书馆等。

《医学初阶》有2个版本：① 光绪三十四年（1908）严式海《医学初阶》刊本，藏于北京中医药大学图书馆等。② 民国十三年（1924）成都渭南严氏刊本，藏于中国国家图书馆等。

四、结　语

《本经逢原》不单是注解类本草学著作，从临床角度上看，此书是张璐60年用药经验的总结，是他临床用药的经验心得集，扩充了部分药物的主治功效。从中医教育角度上言，此书更是一位中医大师对其学生谆谆教诲的语录集,对中医传统的传承教育方式具有一定的启发意义。

(《四川中医》,2011 年第 29 卷第 9 期)

《本经逢原》评述

辽宁省中医研究院　　　赵小青
辽宁省肿瘤医院　　　赵　婕

《本经逢原》成书于清代康熙三十四年(1695),是清代著名医家张璐众多著作中唯一的一部药物学著作。鉴于《神农本草经》(以下简称《本经》)的药物数量较少,有些尚且失传,或临床实用性不大,而对于常用药物却没能详细记载,他遂以《本经》为基础,参考《本草纲目》的分类方法,将常用的 700 余种药物列为 32 部,分成四卷,付梓版出。本书命名虽为《本经》,但不以考订为重,亦不是照《本经》而宣科,事实上并未全录《本经》之药,而是以临床实用为主,经过反复斟酌,更多择取了与临床密切相关的切于实用的药物。本书是张璐在 79 岁高龄时所作,可以说是他 60 余年行医的经验之谈。这里面既蕴含了他一生药物研究的心血,也记载了他的许多独到见解。此书后来与清代著名医家陈修园的《伤寒论浅注方论合编》《金匮要略浅注方论合编》、吴鞠通的《温病条辨》,均被严式海于光绪三十四年(1908)收录于丛书《医学初阶》之中,足见《本经逢原》在当时的影响之大。

书中卷一包括水、火、土、金、石、卤石、山草等部,卷二包括芳草、隰草、毒草、蔓草、水草、石草、蔓草等部,卷三包括谷、菜、果、水果、味、香木、乔木、灌木、寓木、苞木、藏器等部,卷四包括虫、龙蛇、鱼、介、禽、兽、人等部,由此不难看出,本书在分类上遵《本草纲目》(以下简称《纲目》),凡 32 部中除个别药物的排列与《纲目》略有出入,如:本书的"玉"类等在石部,而《纲目》排在金石部,余绝大部分同于《纲目》。在药物的选择上,亦只有极少数药物出在《纲目》之外,但其发明与论治绝不沿袭《纲目》的内容。每种药物先记其性味、产地、炮制方法及适应证，次述《本经》经文，再次为发明。在发明中，或杂引各家之说，认为某医家运用的不合理之处，认为某书的记载不切实际者，均据理驳斥，予以更正。或以己之见，将各家和本人的临床经验所得，阐述其中，条理清晰，运用方便。尚有许多鉴别药物，系根据临床主治之不同所列举。总之一切为临床实际而设，以下试举两例，以说明之。

知母：苦平寒，无毒，肥白者良，盐酒炒用。《本经》主消渴热中。除邪气，肢体浮肿，下水。补不足，益气。

发明：知母沉降，入足少阴气分及足阳明、手足太阴，能泻有余相火，理消渴烦蒸。仲景白虎汤、酸枣仁汤皆用之。下则润肾燥而滋阴，上则清肺热而除烦，但外感表证未除、泻痢燥渴忌之。脾胃虚热人误服，令人作悸、减食，故虚损大忌。近世误认为滋阴上剂，劳瘵神丹，因而夭枉者多矣。《本经》言除邪气，肢体浮肿是指湿热水气而言，故下文云：下水。补不足，益气，乃湿热相火有余，烁灼精气之候，故用此清热养阴，邪热去则正气复矣。

升麻：甘苦平无毒，忌见火，解莨菪毒。《本经》辟瘟疫瘴气。邪气蛊毒入口，皆吐出。中恶腹痛，时气毒疠，头痛寒热，风肿诸毒，喉痛口疮。

发明：升麻能引清气右升，足阳明本药也。《本经》治疫瘴蛊毒，取性升上行也。治中恶腹痛，取升发胃气也。治喉痛口疮者，取升散少阳、阳明火热也。同葛根则发散阳明风邪，同柴胡则升提胃中清气，引甘温之药上升，故元气下陷者用此，于阴中升阳以缓带脉之缩急。凡胃虚伤冷郁遏阳气于脾土，宜升麻、葛根以升散其火邪。故补脾胃药非此引用不效，脾痹非此不除。升麻葛根汤乃阳明发散药。若初病太阳便服之发动其邪，必传阳明，反成其害也。又升麻、葛根能发痘，唯初发热时可用，见点后忌服，为其气升发，动热毒于上，为害莫测。而麻疹尤为切禁，误投喘满立至。按：升麻属阳性升，力能扶助阳气，捍御阴邪，故于淋带、泻痢、脱肛方用之，取其升举清阳于上也。古方治噤口痢，用醋炒升麻，引人参、莲肉扶胃进食，大有神效。凡上盛下虚之吐血衄血、咳嗽多痰，阴虚火动之气逆呕吐、怔忡、癫狂诸症皆在所禁。

通过以上二例，不难看出，每味列举之药，既有《本经》的功能、主治部分（《本经》中不载者除外），又有《纲目》所载，但更多的是张璐的论点。对所列的药物，有互相比拟，有功能主治，还有禁忌证，详而不冗，略而不漏。如对升麻一味，提出"补脾胃药非此引用不效，脾痹非此不除"等，《本经》认为此药是以辟瘟疫及外感病为主治药,而张璐则认为"升麻属阳性升,力能扶助阳气,捍御阴邪,故于淋带、泻痢、脱肛方用之,取其升举清阳于上也",认为在配伍上应常与葛根同用,增强其升阳之功。并告诫后人,此药"凡上盛下虚吐血衄血、咳嗽多痰、阴虚火动、气逆呕吐、怔忡、癫狂诸症皆在所禁"。在知母一味,首先阐明性味和选材炮制,再引《本经》。对世俗误认为知母乃"滋阴上剂",予以纠正,指出"湿热相火有余,烁灼精气之候"才用其清热养阴,"邪热去则正气复矣",寥寥数语,便道出真谛。在众多的药物中,还推出许多偏方、验方,简便易行,行之有效。

纵观全书,还可从中看到张璐不仅对我国第一部辨证论治的专书《伤寒杂病论》有极深的研究,亦旁通博晓其他著名医家的医籍。

(《中医文献杂志》,1995 年第 3 期)

《千金方衍义》评价

辽宁省中医研究院　　史常永

《备急千金要方》(以下简称《千金方》)三十卷,是初唐代孙思邈的一部划时代医学巨著。此书广征博引,不仅凝聚了孙氏的医学思想与实践经验,同时也保存了许多珍贵的古代医学文献。在临床实际方面,他为后世搜集了大量的方药与医疗养生方法技术,如现在临床常用的苇茎汤、犀角地黄汤、温胆汤、大小续命汤等许多著名方剂,都是出自《千金方》一书。书中所收载的很多重要古医籍,绝大部分早已亡佚,后世医家皆赖此书才得以窥见其涯略。千百年来,《千金方》一直深刻地影响着中医学的发展,成为历代医家研究发掘医药学的一个宝库。

该书虽然如此重要,但由于其博大深奥,绵历 1 300 余年,对其注释阐发却无一人敢于问津。唯清初张璐,乃谓"此书不为之阐发,将天下后世竟不知有是书,深可惧也"。他说:"长沙为医门之圣,其立法诚为百世之师。继长沙而起者,唯孙真人《千金方》可与仲圣诸书颉颃上下也。伏读三十卷中,法良意美,圣谟洋洋,其辨治之条分缕析,制方之反激逆从,非神而明之,孰能与于斯乎。"张璐凭借一生潜心医学之体会,60 年的临证经验,乃汇取善本,参考互订,撰成《千金方衍义》一书,成为历史上唯一的一位《千金方》注家。

张璐,字路玉,号石顽,清代长洲(今属江苏苏州)人。张氏聪敏好学,弱冠即留心医道,时遭明末战乱,随诡迹于洞庭湖 10 余年,以博览医药典籍和著书自娱。康熙十六年(1659)赋归故里,医名大噪,临证之余,勤于著述,至耄不倦。一生著作宏富,计有《伤寒缵论》二卷(1667),《伤寒绪论》二卷(1667),《诊宗三昧》一卷(1689),《本经逢原》四卷(1695),《张氏医通》六卷(1695),《千金方衍义》三十卷,今皆存。

《千金方衍义》成书于康熙三十五年(1698),石顽时已 82 岁,这是他逝世前的最后一部大作,唯生前未及刊行。后书稿流传于清代程永培(字瘦樵)的六醴斋。乾隆五十五年(1790)程永培授于席世臣,席氏于嘉庆五年(1800)将其刊行于世。

《千金方衍义》是仿明代赵以德《金匮方衍义》的体例而撰。衍者,演也,演绎阐发其蕴奥义理,故名衍义。张璐对于《千金方》探赜研索数十年,对于书中的方药主治(不包括理论部分)进行了全面而系统的注释。他能细究幽微,三复其意,结合临证,综合分析,席世臣在序中说:"张子路玉者,良工也。生平服膺是编数十年不辍,晚年始有定本。"

《千金方》的特点是方多法广,取资于不同的师承医家。注释起来,难免就事论事,随文敷衍,各云其是。但张璐却能纵横合观,详审异同,揭示全书的宏旨要义,竭力找出其主要规律。例如:

一、发明反激之法

张璐发现《千金方》处处都贯串着反激之法。什么是"反激法"? 反,就是药品的七情或四气五味相反;激,就是药品相反相成,互为激励激发而收功。如卷九"六物青散"条衍义说:"青散即前解散加附子、防风以搜少阴之邪,专为面赤戴阳而设。得汗不解,当服神丹,专取半夏、乌头反激以祛寒气厥也。"又"神丹丸"衍义条说:"神丹丸本《金匮》赤丸,彼治寒气厥逆,故用茯苓、半夏、乌头、细辛、矾、朱，专取相反，激其破阴逐邪之功。"又云："前方服六物散得汗不解，用神丹丸。方中乌、附虽同，安得如此方相反互激之力欤？"按半夏、乌头相反，但却互激而发挥祛寒气厥逆的作用，这就是"反激法"。

二、补泻相互佐用

这是《千金方》许多方剂的一个特点，但和今天所谓攻补兼施的医理不同。卷二"半夏茯苓汤"条衍义说："历观《千金》诸方，每以大黄同姜、桂任补益之用，人参协硝、黄佐克敌之攻。不由《千金》之门，何以求应变之策耶？"又卷十九"肾沥汤"条说："《千金》诸方，每于死中求活，补中用泻。温补剂中，得攻毒开泄则补而不壅；峻攻药内，得温补留连则藏而不猛。且少与频进，曲尽峻药缓之之奥。"由此可见《千金》古方之妙用，立法之遗蕴。

三、开创治则法门

张璐很注意《千金方》开创治则法门的旨要，他多能发其隐秘。如卷十二"犀角地黄汤"条衍义云："血得辛温则散，得苦寒则凝。此方开寒冷散血之门，特创清热解毒之法，全在犀角通利阳明以解地黄之滞，犹赖赤芍、牡丹下气散血，允为犀角地黄之良佐。里实则加大黄；表热则加黄芩；脉迟、腹不满自言满者，为无热，但依本方；不应，则加桂心。此《千金》不言之秘，不觉为之发露。"

四、师其意，取其法而不拘其方

张璐对于《千金方》主张心领其意，神会其法，不可拘守成则。他在卷十二"大金牙散"条说："临病处方，但当师古圣之意，取古方之法，随机应变，不必拘守成则也。大匠与人规矩，三隅之反，不在方圆之外耳。"这就是说，他要人们创造性地举一反三去领会《千金方》的精髓要义。

以上仅是举例，全书警句妙语，阐发古人之秘的地方，多不胜数。至于张氏的医学思想，每于衍义之中现出。如卷八"西州续命汤"条，他说："张景岳曰：按历代相传治中风之方，皆以续命等方为主。夫续命汤以麻黄为君，与姜、桂并用，本发散外邪之方。至小续命、大续命、西州续命，则加黄芩兼桂、附，虽曰相制，而水火冰炭，道本不同，虽有神妙，终非予之心服者。景岳为近代名宿，究心《灵》《素》之学，无出其右。然于《玉函》《金匮》之旨，犹亏一篑。如小续命中之黄芩，大续命中之石膏，非具南阳、《千金》神通妙用，难以语此。"

又如他对《素问》病机十九条的看法，参考《千金方》脏腑治则，提出了自己的学术观点。在卷十一末后记中他说："尝考岐伯十九条病机，《原病式》皆言盛气实邪。邵子元伟，逐条分属经脏，前五条是言五脏之病，次二条兼该上下之机，后十二条分隶十二经证，披卷豁然，无庸拟义。娄氏极言守真立言之偏，诚非过论。原夫五脏之病，动关五志，纵有旺气，概难实邪例称。属上属下，多由肝肾气衰，火乘心肺，原非盛气之谓。至于十二经证，虽由六淫居多，未必不由七情扰动。表里已非一端，主治岂能专一。"张璐的评论还是很中肯的。

《千金方》是历代医家认为最难读难懂的名著之一，而张璐的《衍义》堪为人们欲窥《千金方》玄奥的照烛门径，登堂入室的阶梯。惜中华人民共和国成立以来《千金方衍义》久未再版，因至医疗、教学、科研难以普遍得见这样一部重要的参考文献。可以说凡欲探索《千金方》者，《千金方衍义》无疑是必备的一部好书。

（《中医文献杂志》，1995 年第 1 期）

《伤寒舌鉴》初探

陕西省中医药研究院　　王　怡

《伤寒舌鉴》乃介绍伤寒舌诊的一部著作，该书由清代医家张登撰写。张登，字诞先，吴江人。出身于世医家庭，其父即是名医张璐。张登在其"自序"

中指出："取观舌心法，正其错误，削其繁芜，汰其无预于伤寒者，而参入家大人治案所记，及己所亲历，共得一百二十图，名曰伤寒舌鉴。"由此可以看出张登撰写本书的过程。

《伤寒舌鉴》全书不分卷，刊于公元 1668 年。全书内容包括有白苔舌、黄苔舌、黑苔舌、灰色舌、红色舌、紫色舌、霉酱色苔舌、蓝色苔舌 8 种及妊娠伤寒舌，每种舌均有总论，以分析形成该类舌象的病因病机；同时并附 120 图加以说明，其中白苔舌 29 图，黄苔舌 17 图，黑苔舌 14 图，灰色舌 11 图，红色舌 26 图，紫色舌 12 图，霉酱色苔舌 3 图，蓝色苔舌 2 图，妊娠伤寒舌 6 图。这些附图详细地说明了所描述舌象的色泽、部位，有助于正确理解舌苔、舌色及所主病证。全书文图对照，内容丰富，条分缕析，言简意赅。本文仅就《伤寒舌鉴》据舌辨证、指导用药、判断预后及对舌诊的贡献作一初步探讨。

一、据舌分析病因病机

对于诊断疾病而言，望、闻、问、切四诊缺一不可，常需互相佐证，参考应用。通过观察舌苔既可探知人体感受病邪的深浅，又可判断人体胃气的强弱盛衰，分析疾病的病因病机，为诊病、辨证提供良好的依据。张氏在"白苔燥裂舌"中指出"伤寒胸中有寒，丹田有热，所以舌上白苔。因过汗伤营，舌上无津，所以燥裂，内无实热，故不黄黑"，明确指出了形成"白苔燥裂舌"的病因病机，乃过用汗法，损伤营阴，阴津亏损，不能荣润舌面所致。白苔多主寒证，故胸中有寒而舌见白苔；而黄苔、黑苔多主里证、热证，此例内无实热之证，故无黄黑二苔。在黄苔舌总论中又明确指出"黄苔者，里证也"。张氏认为：伤寒病初起，邪在卫表之时，一般不会出现黄苔舌。即使是邪入少阳半表半里之际，亦不会出现黄苔舌。只有当阳明胃火亢盛，"火乘土位"，出现阳明腑实之证时，方可出现黄苔舌。张氏在分析形成紫舌苔时，指出"紫舌苔者，酒后伤寒也"，可因为"大醉露卧当风，或已病而仍饮酒，或感冒不服药，而用葱姜热酒发汗。汗虽出而酒热留于心胞，冲行经络"所导致。随着酒后感寒，或误饮冷酒，或食滞中宫，或食伤太阴，或邪伤血分的不同病因病机，又在紫色舌中见有紫上白滑舌、紫短舌、紫上黄苔湿润舌、淡紫灰心舌之不同，足见张氏对不同舌象所主病证病因病机的分析、观察之准确、细致。又在分析白苔双黑舌中,张氏认为因脾土之气衰绝,出现四肢厥冷、胸中结痛,究其原因,为太阳少阳邪气入于胃经所形成。

二、望舌诊病辨证用药

舌诊能够比较客观地反映出疾病的性质,在一些情况下,有时还将舌诊作为诊病辨证的主要依据。张登认为:"邪气入里,其虚实寒热之机,必现于舌,非若脉法之隐而不显也。况阴盛格阳,与邪热郁伏,多有假证假脉,唯验舌上苔色之滑、燥、厚、薄,昭若冰鉴,无所遁形。"由于临床疾病千变万化,错综复杂,有阴盛格阳、邪热郁伏等虚假之象表现出来,但舌上苔色表现一般较为明显,在诊疗疾病中具有重要的意义,从舌象的变化既可察知病情状况,并决定选用药物。他的论述明确地指出舌诊较脉诊更能准确地反映出疾病的本质。

1. 辨表里变化　"微白滑苔舌"指出:"寒邪初入太阳,头疼、身热、恶寒、舌色微白有津。"此为伤寒太阳表证,正如张仲景《伤寒论》太阳伤寒（表实）脉证提纲所指出:"太阳病,或已发热,或未发热,必恶寒,体痛,呕逆,脉阴阳俱紧者,名为伤寒。"又如张登"厚白滑苔舌"也指出"病三四日,其邪只在太阳,故苔纯白而厚,却不干燥,其证头疼发热,脉浮而紧",为太阳表证。对舌苔变化所预示的疾病变化,《伤寒舌鉴》也有论述。在白苔舌总论中指出:"伤寒邪在皮毛,初则舌有白沫,次则白涎白滑,再次白屑白疱。"从舌苔部位而言又有舌中、舌尖与舌根的不同。"微黄苔舌"中有"舌微黄而不甚燥者,表邪失汗而初传里也",说明表证失汗,病变传里,初见里证,故可见舌苔微黄,因里证不甚严重,未伤阴津,故舌苔不甚燥。若里热之证已很严重,则可伤及营阴,"舌见干黄",出现"黄干舌"。"白苔黄心舌"是太阳经病初传阳明腑病时出现的舌象,其特征是舌边白苔,而舌中为黄苔。另有阳明腑病兼有太阳舌,乃因发汗不彻,病传阳明所致,可见到舌两边白苔,而舌中心干黑,形成"干白苔黑心舌"。这些舌诊都反映了病情发生变化,舌象也随之发生变化。

2. 定选方用药　在《伤寒舌鉴》中用舌诊指导选方用药的达90余条。在所用的治疗方药中,既有经方,也有简单的方药加减。"中黑边白滑苔舌"指出:"舌见中黑边白而滑,表里俱虚寒也。脉必微弱,证必畏寒,附子理中汤温之。"舌中部为中焦脾胃所属,黑苔即主里证、热极之证,同时又主寒盛之证,当舌中黑苔而润滑,则多属阳虚寒盛之证;白苔主表、主寒,故本条表里俱虚寒,可用附子理中汤温暖中焦,健脾和胃。

张氏重视舌诊,但也不放弃脉诊及观察患者症状,书中也有舌诊结合脉象确定用药的情况,足见张氏谨慎诊病用药的态度。在"白苔黄心舌"中明确指出该舌是太阳经初传阳明腑病舌,若苔燥,并有里证,可用下法治之;若烦躁呕吐,可以大柴胡汤加减治之。书中以舌诊或舌诊结合患者症状判定选用大柴胡汤的条目达十余条之多。大柴胡汤是小柴胡汤与小承气汤合方加减而成的方剂,能够和解少阳,通下里实。"白苔变黄舌"表明少阳证已罢,邪初见于阳明,表现出阳明里证,故舌苔转为黄色;兼有矢气者,可用大柴胡汤治之。

小柴胡汤本为治疗邪入少阳半表半里之证的方剂,可起到和解少阳半表半里邪气的作用。张氏指出当舌中出现半边白苔,无论出现在左边或右边,皆为邪在少阳半表半里,可选用小柴胡汤治疗。

三、判断疾病传变预后

《伤寒舌鉴》一书记载了单纯据舌,或舌与症状,或舌与脉诊结合判断疾病传变、预后的条目,其预后分可治、难治、不治、危候、坏证及必死等。在黑苔舌总论中记载了"伤寒五七日,舌见黑苔,最为危候",而表证则无此舌,判断其"如两感一二日间见之,必死""红舌上渐渐黑者,乃瘟疫传变,坏证将至也"。而"纯黑舌"遍舌黑苔,其病机为火极似水,脏气已绝,此时测脉,则脉必结代,死亡时间即在一二日间。"白滑苔尖灰刺舌"为阳明腑兼少阳舌,若"三四日自利脉长者生,弦数者死"。

在《伤寒舌鉴》中,判断不治、必死的条目有二十余条,这其中有单独依据舌诊判断死证的,也有舌脉结合判断生死。此外,还有依舌预测疾病症状的条目,充分反映了张登既重视舌诊,但又不单纯依据舌诊并放弃脉诊、患者症状的情况,体现了张氏重视舌、脉、证相参,指导诊断辨证、选方用药的特点。书中还包括随着病情的进展变化,舌苔也随之发生变化的预后情况。如"黄苔灰根舌"指出:"舌根灰色而尖黄,虽比黑根少轻,如再过一二日,亦黑也,难治。"表明当舌根为灰根舌,而舌尖为黄苔舌,经过一二日后变黑,则病属难治之证,预后不佳。

　　在这些判断预后的条目中,尚有据舌诊指导用药以后病情的预后情况。如:"黄苔黑刺舌"中指出因失汗而致邪毒内陷,出现舌苔老黄极而中有黑刺,急用调胃承气汤泻热和胃,软坚通便,此时患者方有一线生机。

　　《伤寒舌鉴》另一特点就是专篇论述了妊娠妇女伤寒时的舌象及母子状况、预后吉凶,明确指出"面以候母,舌以候子"。色泽滋润则预后较好,色泽枯败则预后不佳,强调色之泽与否,直接可以预测母子的安危。

　　《伤寒舌鉴》中的学术思想对于今天的临床仍有一定的指导意义,值得我们继续学习,努力挖掘,并加以继承。

（《陕西中医》,2003 年第 24 卷第 5 期）

《伤寒舌鉴》的学术成就及临证意义初探

北京中医学院　　舜惠民

　　《伤寒舌鉴》成书于公元 1686 年,作者张登,字诞先,长洲(今属江苏苏州吴中区)人,为清代名医张璐之长子,出身世医,承其父志,谙读经典,尤善临床。本书继《伤寒金镜录》和《伤寒观舌心法》之后,作者深入钻研,吸取诸家之特长,总结自家平脉观舌之经验进行撰写,正如自序中说:"取《观舌心法》,正其错误,削其繁芜,汰其无预于伤寒者,而参入家大人(指张璐)治案所纪,及己所亲历。"著成《伤寒舌鉴》一书,以辨舌诊病,指南于临证,传至今日,仍不失为临床舌诊的重要参考书籍。

一、专论舌诊,发仲景之未述

　　本书为舌诊专著,不分卷次,将舌象按九大类分别论述。第一类"白苔舌"共述 29 种白苔舌象,第二类"黄苔舌"共述 27 种黄苔舌象,第三类"黑苔舌"共述 14 种黑苔舌象,第四类"灰苔舌"共述 11 种灰苔舌象,第五类"红色舌"共述 26 种质红舌象,第六类"紫色舌"共述 12 种质紫舌象,第七类"霉酱色苔舌"(霉,指苔腐腻;酱色,指苔黄兼黑)共述 3 种舌象,第八类"蓝色苔舌"共论 2 种舌质蓝或有蓝色条纹的舌象,第九类"妊娠伤寒舌"共论述妊娠期 6 种舌象。全书共载 120 种舌象,论述了伤寒温病及杂病中形形色色的舌象,是较全面的一本舌诊专著。

考《伤寒论》中所论舌苔仅见两种,这不能反映临床所见,故张氏说:"偿读仲景书,止言舌白、胎滑,并无黄、黑、刺、裂。至《金镜录》始集三十六图,逮后《观舌心法》广至一百三十七。"可见后世医家对舌诊的论述是逐渐在发展、充实而完善的。综观《伤寒舌鉴》全书,发仲景之未论处,有如下几点:① 是书对舌诊之论,范围博广,内容精详,所论之舌质与苔,各类皆全。就一单纯出现者,计有白苔、黄苔、黑苔、灰苔、霉苔、蓝苔等数种,相兼出现者,有白黄相兼苔、白黑相兼苔、白灰相兼苔、黄黑相兼苔、黄灰相兼苔等,以及霉苔、蓝苔等不下百余种,而且观察细致,描述入微,深有体会。② 既论舌苔又论舌质,所论 9 大类别之中,论舌苔者有 6 类,论舌质者有 2 类,最后一类虽然论妊娠伤寒舌象,但其中亦体现了既论舌苔,又论舌质的精神。③ 本书也重点论述了妇人伤寒之舌象,计有妊娠伤寒白苔舌、黄苔舌、灰黑舌、纯赤舌、紫青舌以及孕妇伤寒卷短舌等,这正填补了仲景对妇人伤寒舌象论述之不足。④ 作者注意动态观察舌之苔与质的变化,体现舌象变化、苔之色泽随病机变化的特点,从而突出辨舌诊病,因病施治的精神。

二、图文并茂,客观反映病机

全书九大类别,每类皆有总论,以简要文字概括论述各类舌苔舌质的病因、病机以及证治概况,并分别绘制 120 种舌象图。每图之旁皆有文字注明,观其图形,识其病所,明其治法,得其方剂,一一悉全,诚伤寒、杂病舌诊指南第一要书。

本书舌象图形,各具特征,其描绘力求客观如生,对舌之体态、形色绘制精微。如从色泽看,有单纯的白苔、黄苔等,反映了六经病证的主要机转;有相兼舌苔，如黄白相兼、黑白相兼、黄赤白相兼、白灰相兼等，反映相兼病证的不同病因、病机及正邪盛衰的各种变化。从苔色程度看，有由浅变深色者，如白苔中有微白滑苔、厚白滑苔、白苔如积粉舌等；黄苔中有微黄苔、纯黄微干苔、老黄隔瓣舌等，反映了不同病程的各种舌苔变化。从津液存亡看，有干厚的白苔舌、白苔燥裂舌、中黑无苔干燥舌、红嫩无津舌等，表现了津液伤亡之象；也有白滑舌、黄苔黑滑苔、紫上黄苔湿润舌等，说明湿滞、津液并未伤亡之机。从舌体大小看，有红长胀出口外舌，为热毒乘心所致；有红细枯长舌、红萎舌、黑干短舌、紫短舌、红短白疮舌等，均为危笃证候之舌象，多是十难救一、朝夕难保之候。从舌体动态看，有红硬舌（舌根强硬失音）、红战舌（战，颤掉不安），也多为正虚邪实之候。从舌质变化看，有纯红舌、红色人字裂纹舌、红断裂纹舌、红色紫痕舌、纯紫舌、紫中红斑舌等，皆以舌质论病证，处方药。总之论舌之图象，形形色色，概括全面，描述入微，处处逼真。

三、立足伤寒，旁及温病杂证

《伤寒舌鉴》以伤寒立论，察舌辨病，以分阴阳、识表里、定寒热、辨虚实，从而指导着临床实践。如白苔舌象反映伤寒邪在皮毛，属太阳经病证；白苔白滑，邪入少阳经病，或太少合病；白色少变黄者，少阳、阳明同病；黄苔舌象，邪传入阳明腑实，主胃家火盛，尤其干黄、焦黄之苔，若再见大渴、便秘、谵言等症，乃阳明燥实已备；黑苔舌象，最为危候，见于太少两感者，属死候；若白苔上见中心黑者，是邪热传里之候，灰苔舌象中，乃有阴阳之异，若邪直中阴经，则发病即见舌灰黑而无积苔，若热传三阴，过几日后，表证罢而苔变灰色，大抵传经热证，则见灰黑干苔，治当攻下泄热，若直中三阴之灰黑苔者，则当温经散寒。诸如上述，皆可见以舌苔变化，概括六经辨证诸候。

对温病、杂证的舌苔论述，亦较为详见。如论红色舌象时，提出："夫红舌者，伏热内蓄于心胃，自里而达于表也，仲景云：冬伤于寒，至春变为温病，至夏变为热病，故舌红而赤，又有瘟疫疫疠。"说明了温热病而导致红舌的机制。同时温病过程中，红舌义在不断的变化，尤应慎审从事，如"红舌上渐渐黑者，乃瘟疫传变，坏证将至也"。指明红质舌上出现黑苔者，是瘟疫坏证将要出现。若红质舌见："口疮舌短有疱，声哑、咽干、烦躁者，乃瘟疫强汗，或伤寒未汗而变化证,宜黄连犀角汤、三黄石膏汤选用。"这里提出了瘟疫病见"红短白疱舌"证的治疗方剂。又如"白苔如积粉舌"是"温疫初犯募原也",此皆论温病。对于杂病亦进行了讨论,如"霉酱色苔者,乃挟食伤寒,一二日即有此舌,为寒伤太阴,食停胃腑之证"。此证是挟食伤寒,故虽主论伤寒,实则挟有杂证。又如"紫舌胎者,酒食伤寒也,或大醉露外当风,或已病而仍饮酒,或感冒不服药,而用葱姜热酒发汗,汗出而酒热留于心胞,冲行经络,故见紫舌",说明紫舌的形成,皆与杂证之病因有关。在论灰色舌象时说:"已经汗解而见舌尖灰黑,有宿食未消,或又伤饮食,邪热复盛之故。"这里明确了宿食所致之舌象。再有"舌见根黄尖白而短硬,不燥不滑,但不能伸出,证多谵妄烦乱,此痰挟宿食占据中宫也,大承气加姜、半主之"。此段所述正为杂病,并且提出治疗本证的原则和方药。

四、辨舌论治,断传变及预后

《伤寒舌鉴》以舌象论病因,统证候,定治则,遣方药,其苔因证治,理法方药,一线贯穿。全书舌象绝大多数皆以苔、因、证、治为体例进行论述,因此辨舌论治是其一大特点,归纳如下:白苔者,寒邪初入太阳,为邪在表,当以汗解之,宜香苏散、羌活汤;薄白滑苔,邪已传变,见太阳少阳合病者,当太少两解之,宜柴胡桂枝汤;白苔黄心,太阳传经,而见少阳兼阳明证,治宜大柴胡汤。黄苔者,为邪入阳明,急宜调胃承气汤下之;舌微黄而不甚燥,为表邪失汗入里,宜大柴胡汤;黄苔而见黑斑者,热毒最深,宜大承气汤。边红中黑滑苔,多为冷物结滞于胃,虚人黄龙汤,或枳实理中加大黄;壮实者用备急丸下之。夏月中喝,多有此舌,以白虎人参汤主之。灰苔者,有阴阳之异,属热邪所致,当急下热邪,属寒邪留中,当温经散寒。红舌质,邪热初蓄,宜败毒散加减;舌见红色,中有黑形小舌,是蕴毒内结,急用调胃承气汤下之;舌本红而尖黑,宜竹叶石膏汤;红色人字裂纹舌,为阳明热毒熏蒸,宜大承气汤;红舌胀大,热毒乘心,宜泻心汤;红舌缩小,心脏受伤,十难救一。通过以上论述,体现了苔、因、理、法等辨舌论治的特点。

《伤寒舌鉴》以舌象辨传变,定预后,是另一大特点。一般来看,舌象的变化,标志着疾病的传变。如"微白滑苔舌",是"寒邪初入太阳";若见"白苔黄心舌"，这是"太阳经初传阳明腑病舌也。若苔微黄而润，宜再汗，待苔燥黑证具，则下之，若烦躁呕吐，大柴胡汤加减"。可见苔由白变黄是疾病从太阳到阳明的传变反映，亦是邪由寒化热的标志。苔由滑润而变为燥，则是津伤化燥的表现，如论黄苔舌时辨别尤精："舌微黄而不甚燥者。"是表邪失汗，而初传于里也多"舌尖苔黄"，为热邪初传胃腑也；"舌见干黄"是里热已极，"舌苔老黄极而中有黑刺者"，是邪毒内陷已深。又如："舌根白尖黄，其色倒见，必是少阳经传阳明腑病。"可见每一种舌苔，都反映了一种疾病的本质，所以舌苔的变化，正是疾病传变的表现。因此，根据舌苔辨别病因、病性、病位，是辨证治疗的有效依据。预后是疾病发展、转归的方向和结局。判断疾病预后如何的依据有多种，而《伤寒舌鉴》是以舌象作为判断的标准。从苔的颜色来看，黄苔、黑苔、灰苔中最多见死证，其预后不佳。如："舌见黄苔，胃热之极，土色见于舌端也，急宜调胃承气下之，迟则恐黄老变黑，为恶候。"黑苔总论中提出"伤寒五七日，舌见黑苔，最为危候……大抵尖黑犹轻，根黑最重，如全黑者，纵使神丹，亦难救疗也"，说明黑苔多险证。从舌体来看，舌体的短缩，皆为危候。如论红萎舌时说："舌萎软而不能动者，乃是心脏受伤，当参脉证治之，然也十难救一也。"又如灰色舌，黑色舌见短者，皆为预后不良。从舌上津液看，津存者为有胃气则生，津枯者为无胃气则死，所以舌面上的津液存亡，亦是判断预后的标志。

（《国医论坛》，1989 年第 4 期）

张璐眼科针灸学术思想浅析

浙江中医药大学附属第三医院　　张全爱　王樟连

　　清代长洲（今属江苏苏州）著名医家张璐，幼年读书，旁通医术。由于他天资聪颖，努力实践，达到了"应如桴鼓""决生死于须臾"的境界，被誉为"国手"，与喻昌、吴谦并称为清初医学三大家。其代表作《张氏医通》为综合性临床著作,主要论述内、外、妇、儿、五官科疾病证治。在《张氏医通》卷八中,详细列述针灸治疗眼、喉等五官科疾患,具体反映其眼科针灸学术思想有三个方面:

一、强调开导祛邪

张氏治疗眼病,认为"外障属风热上壅"。开导之法,主要是为"经络郁滞,不得通畅而设",取穴迎香、攒竹、上星、两耳际、两太阳穴。对于眼、喉等五官科疾患初期,主张针灸祛邪开导为主,"若闭门捕贼,不若开门逐之为良法也"。对"六阳炎炽"的毒热证候,宜早期开导通之。对于病势严重,汤药不能奏效者,最宜使用,称"极危之良术,挫敌之要机"。并指出,如果不早期用针灸开导祛邪,仅用药物内治,可能会留下"溃烂枯凸"的后遗症。另外,张氏善用刺血术,以开导清热、泻火通络。如对血之翳(类似翼状胬肉、眦部结膜炎),刺神庭、上星、囟会、前顶、百会。目暴肿,以三棱针刺前顶、百会,出血大妙。目忽盲不见物,刺其眉头攒竹穴与神庭、上星、囟会等穴,大出血立愈。

二、"钩割针烙"论

钩、割、针、烙四法乃"剪戳凶顽之法"。张氏认为钩、割、针、烙方法不同,治疗眼疾,针对病情亦是不同。"如钩,先须识定何处,皮内筋脉浮浅,而手力亦随病轻重行之。如针,先须认定内障证候可针,岁月已足,气血宁定者,方与之针。""割,如在气血肉三轮者可割。""若红障血分之割去者,必须烙定。"对于钩、割、针、烙的使用,因证而施,"各随其症之所宜"(《张氏医通·七窍门上》)。并具体说明了钩、割、针、烙的注意事项及禁忌证,如割时不宜伤及目内眦;针、烙皆不可伤及瞳孔;如钩、割见血,针犯血络,应该用棉花轻轻按之;如病在风轮,病位表浅而误割者,则会损伤眼珠而致失明;对于较严重的内障,钩、割亦轻浅,拨去外边即可。张氏精通医药,对于"内病已成,外病已见"的眼科病症,采用"内外夹攻,点服并行",即主张内治同时配合外用点眼药。

三、金针开内障

张氏针对最早源于唐代王焘的《外台秘要》"金针拨障术"，根据自己的经验提出了宝贵意见，对金针拨障术的适应证、禁忌证以及对手术、器械的改进，术中出现的问题与如何解决，术后调理等进行详细阐述，并附有七例治疗病案，具体予以说明。要求运用该术治疗内障，宜"心融手巧，轻重得宜"。张氏创造了"过梁针"手法，即医生给患者左眼施行手术时，可用右手操作；右眼手术时，则用左手操作。如左手操作不习惯，可用右手由患者内侧角膜缘外进针，但手和拨障针要横越鼻梁，故称"过梁针"。尤为可贵的是，张氏提出"凡初习针时，不得以人目轻试，宜针羊眼，久久成熟，方可治人"。可见他在进行这项手术时，不仅认真负责，而且具有严肃的求真态度。

张氏治疗眼科疾患，主张针药并用，内外兼施，具体有毫针针刺、三棱针刺血、钩、割、烙、金针拨障术等；其次根据病情，辨证求因，内服中药，兼外用点眼药，倡导"活法审视，不可拘于一定"。

（《江苏中医药》，2009 年第 41 卷第 6 期）

临床证治探讨

《医通》张大受序云：张璐"专心医药之书，自黄岐讫近代方法，无不搜览，金石、鸟兽、草木，一切必辨其宜，澄思忘言，终日不寝食，求析其得心应手"。张氏临证应用，多有创见，集中反映在张氏对血证、痢疾等的论治中，以及对产后三冲、三急、三审的论述。以下就以张氏对血证的论治为例加以说明。

张氏论气血，根据《内经》的理论，认为气血异名同类，虽有阴阳清浊之分，但都由水谷精微所生化，同时又十分重视五脏对气血生化的重要作用，指出气血"实不离五行之气化"。对气血关系，他说："人身阳气，为阴血之引导，阴血为阳气之依归。""虽气禀阳和，血禀阴质，而阴中有阳，阳中有阴，不能截然两分。"极为强调阳气与阴血之间相互依存的关系。

对于出血的原因，张氏认为主要是由于人体阴阳偏胜偏衰和脏腑之气乖逆所致。他说："缘人之禀赋不无偏胜，劳役不无偏伤，其血则从偏衰偏伤之处而渗漏焉。夫禀赋既偏，则水谷多从偏胜之气化，而胜者愈胜，弱者愈弱，阳胜则阴衰，阴衰则火旺，火旺则血随之而上溢；阴胜则阳微，阳微则火衰，火衰则血失其统而下脱。"并进而说明"其上溢之血，非一于火盛也；下脱之血，非一于阳衰也，但以色之鲜紫浓厚，则为火盛；色之晦淡无光，即为阳衰，究其所脱之源，或缘脏气之逆，或缘腑气之乖，皆能致病"。说明论治血证，必须首先辨明人体的盛衰和阴阳的偏胜偏衰，并强调对出血的辨证，不能一概以上溢为火盛，下脱为阳衰而统之，必须对出血的色泽、性状加以鉴别。

至于血证的治疗，张氏根据《内经》"血气者，喜温而恶寒，寒则泣而不流，温则消而去之"之旨，反对"不鉴其偏之弊，而制为不寒不热之方""一见血证，每以寒凉济阴为务"的笼统治法。张氏从人体气禀阴阳胜衰着手，对各种出血之证，并不拘泥于以寒治热，以热治寒之常法，而是精于辨证用药。如治衄血，若实热衄血，脉实大，便秘者，用犀角地黄汤加木香、大黄；若内伤劳役之人，喘咳面赤，发热头痛而衄，以当归补血汤加薄荷、荆芥，不应，补中益气汤倍黄芪，慎不可用辛热之药；若瘀积停留，衄血不尽者，宜犀角地黄汤；久衄不止，热在下焦血分，以六味丸加五味子作汤。

张璐《张氏医通》痰火证治疗思路探析

安徽中医药大学　　沈　达

张璐,字路玉,晚年号石顽老人,清初长洲(今属江苏苏州)人。张璐所著《张氏医通》撰于康熙三十四年(1695年),辑刊于1699年,为综合性医书。全书分为十六卷,卷九的杂门中有专为痰火而设的篇幅,论述了痰火证的辨证与治疗,并载录了梁仁甫慎用苦寒之药的用药准则等,在梁仁甫之上又阐发新说,详解痰火,实可谓师古而不泥古。

痰火是指无形之火与有形之痰煎熬胶结储积于肺的病证。张璐认为:"夫所谓痰火者,精髓枯涸于下,痰火凭陵于上,有形之痰,无形之火,交固于中,良由劳思伤神,嗜欲伤精,加以饮食不节,血肉之味,蕴酿为痰为火,变动为咳为喘。"因此撰著《张氏医通·杂病门·痰火》论述其对痰火证的认识及临床经验。笔者叹石顽老人之机用灵活、温故知新,故从病因病机、治疗特色、用药心得三方面论述《张氏医通》痰火证的学术思想和治疗思路。

一、病因病机

张璐认为,痰火证的病因分为本因和触发之因。本因为痰火形成之因,而触发之因则为痰火外显发病之因。

1. 本因　张璐认为痰火证本因为劳思伤神、嗜欲伤精、饮食不节、恣食膏粱肥厚。如张璐在《张氏医通·杂病门·痰火》中记载:"良由劳思伤神,嗜欲伤精,加以饮食不节,血肉之味,蕴酿为痰为火。"饮食不节,恣食高粱肥厚,为痰形成、积累的基础;劳思伤神,脾在志为思,思虑过度,影响脾气运化,脾失健运则致水湿痰饮;嗜欲伤精,则致肾阴精亏虚,阴虚火旺,虚火上炎。脾为生痰之源,肺为贮痰之器,脾失健运而生痰,痰饮上渍于肺,又因虚火上炎于肺,痰随火炽,故有形之痰与无形之火交固于肺,则痰火证成。

2. 触发之因　触发之因多端,据张璐所书,有风热、食伤、恼怒、风寒四因。触发之因的提出参详了前人"痰成窠囊"之说。触发机制为:由本因引起的痰火平时储积于窠囊之中，并不发病，因上述原因触发，则冲膈透膜，使痰火显其外显之状。痰火触发之因颇多，且多以客邪相挟。正如张璐所言："触发多端，治非一律，何怪时师之茫无统绪乎。"

（1）风寒：风寒侵袭皮毛，皮毛合肺，则肺为寒邪所伤。因"寒邪伤形而不伤气""从表伤有形之津"，且寒性凝滞，可致津液运行不利，从而导致寒痰内停，触发痰火。

（2）食伤：食伤影响脾胃功能，脾伤则运化无力，痰饮内生；胃伤则腐熟无力，谷物不化，宿食内停。痰饮、宿食中阻则触发痰火。

（3）恼怒：恼怒伤肝，肝气郁滞，失于疏泄，气机不畅，则津液失布，痰浊内生；或郁久化火，灼津成痰，致痰火交结。

（4）风热：风热侵袭，因热邪易耗气伤津，致肺气受损，肺失宣降，水液输布障碍，则成痰饮；或热邪伤津，炼津成痰。痰热交结，触发痰火。

3. 病机　痰火一证，恰如其名，有痰有火，相互交结。张璐认为，痰火之根本为阴虚。张璐在《张氏医通·杂病门·痰火》中记载："夫所谓痰火者，精髓枯涸于下，痰火凭陵于上，有形之痰，无形之火，交固于中。"又载："治痰先治火，治火先养阴。"阴虚不能制阳，真水既亏，相火妄动，灼津为痰，且痰郁化火，又助火势，如此痰火交固，则痰火证成。明代龚居中亦在其著作《痰火点雪》中提出痰火证之根本为阴虚，其言："以病之先后言，则火为痰之本，痰为火之标；而其阴虚，则又为致火、致痰之本矣。何则？阴虚则火动，火动则痰生。所谓痰火者，宁非言末而忘本耶。"两者均认为痰火证根本在于阴虚。

二、治疗特色

痰火证所挟客邪多端，张璐认为应当先治标证，然后从本施治。因痰火证的根本为阴虚，故张璐提出"治痰先治火，治火先养阴"的治疗原则。此治疗原则和龚居中的"痰火形成之因，首当责之于肾"不同。《素问·经脉别论》云："饮入于胃，游溢精气，上输于脾。脾气散精，上归于肺，通调水道，下输膀胱。水精四布，五经并行。"张璐养阴重在脾胃，脾胃若顾护不当，则阴液生化无源。因此，张璐认为，治疗痰火应着重顾护脾胃功能，用药尤忌妄投苦寒，以伤脾胃。

1. 散标为先 由于痰火证触发之因多端,所以张璐强调要"因病制宜",可先主治标证,待标证散后,再从本施治。

(1) 风寒:《张氏医通·杂病门·痰火》中记载:"如因感风寒而发,则香苏散为至当。略加细辛以开肺气,香豉以通肾邪,散标最捷。盖香、苏性降,可无升举浊垢之虞。"香苏散中香附有理气宽中之功;紫苏叶性温、味辛,能解表散寒、行气和胃,其散寒解表之力较为温和,无升举痰浊之弊;甘草补脾益气、祛痰止咳;陈皮行气燥湿。四药相合,散标最捷,又可补脾理气,从本而施。

(2) 食伤:对于因饮食而发的痰火证,最宜用枳术汤,伤于肉食加炮山楂,伤于谷食加神曲,伤于酒食加煨葛根,伤于面食加草果,伤于禽蛋加苦杏仁。若痰食交结,则加半夏和陈皮;若食积发热,则半夏与白术同用,且专运痰湿;若伴见痞满,则黄连与枳实同用。

(3) 恼怒:因恼怒而发,则用沉香降气散。沉香降气散不但辛香理气、行气降逆,还可化痰导滞。

2. 养阴为本 张璐认为,阴虚为痰火证的根本。经过理脾后,若"脾气安和,津液自固,可无伤耗之虑矣"。理脾后若仍阴虚,则采用金水相生法,予六味地黄汤去泽泻合生脉散,六味地黄汤中熟地滋阴补肾,山茱萸补养肝肾并能涩精,山药补益脾阴,三药共补肝、脾、肾三脏之阴,去泽泻,乃是防泽泻利水伤津;生脉散方中人参补肺气,麦冬润肺生津,五味子收敛生津,三药合用,益气生津养阴。二方合用,使肺金、肾水相互滋生。

3. 理脾为要 脾胃是人体后天之本,为气血生化之源。张璐认为,不能为速降痰火而伤脾胃。其书以梁仁甫为引,曰:"脾胃土也,乃人身之本也。今火病而泻其土,火未尝除而土已病矣。土病则胃虚,因而饮食减少,甚至泄泻肌肉消瘦,不可救药矣。"痰火交固于中,理脾使脾运化得利,可去除有形之痰,则无形之火无所依附,从而使邪气分离。此法得仲景"夫诸病在藏,欲攻之,但随其所得而攻之之妙"。

张璐"理脾"主要表现在以下 3 个方面:一是不妄投苦寒之剂,避免损伤脾胃;二是在治标过程中常为理脾铺垫,如治因外感风热而发痰火时,特立玉竹饮子一方,以其方中茯苓、甘草为散标后理脾打基础,其言"是予玉竹饮子方中,茯苓、甘草专为胃家预立地步也";三是待标证散后予补养脾胃之药,如以玉竹饮子除标后，予异功散加葳蕤健脾益气。

三、用药心得

1. 忌用药太过　张璐用药十分精准，深谙药性，如治因风寒而起的痰火证时，用紫苏叶等药性较为温和的中药，使无升举浊垢之虞，不用麻黄、桂枝等能鼓动痰气的中药，亦不用薄荷、紫苏子、荆芥、陈皮等能耗散真气的中药和赤芍、白芍、瓜蒌根、石膏等能敛闭邪气的中药，认为这些药物皆宜远之。对于食积发热者，张璐则生用黄连、枳实、半夏、白术，使痰去津液流通，热渴自解，而不用苍术、天南星，以防燥烈伤津。

2. 忌妄投苦寒　张璐治疗痰火证的用药理论多沿袭梁仁甫，但又认为梁仁甫"专事降泄，略无切于病情，殊非指南之谓"。张璐谙熟李东垣"胃虚，元气不足，诸病所生"的理论，提出"故治火病，以理脾为主，此真诀也"，又提出"治痰先治火，治火先养阴"。因此，张璐在治疗痰火证时，用药不妄投苦寒泻火之药。如《素问·六节藏象论篇》所言："五味入口，藏于肠胃，味有所藏，以养五气，气和而生，津液相成，神乃自生。"五味属阴，脾胃运化水谷生成阴液，胃的受纳、腐熟功能需要胃内津液的濡润，其喜润恶燥，而苦寒泻火之药泄燥之力强，易损胃阴而致水谷不能正常被受纳、腐熟，致脾无从运化水谷精微，使阴虚更甚，火终不能除，甚而加重。故张璐曰："脾胃土也，乃人身之本也。今火病而泻其土，火未尝除而土已病矣。土病则胃虚，因而饮食减少，甚至泄泻肌肉消瘦，不可救药矣。"

四、结　语

张璐为填补当时医家对痰火证治的不足，详查病情，特立新说。其首论痰火证病因、病机，发本因与触发之因之说，以明痰火标本，提出"治痰先治火，治火先养阴"的治疗原则，并倡导"因病制宜"，强调"散标为先，治标思本"，治疗标证时预先为理脾铺垫。张璐极其注重理脾，认为痰火证的根本为阴虚，故治痰火证时重视补阴，而人体之阴又依赖脾胃的正常运化功能，所以其用药忌投苦寒泻火之药，其深通药性，谙熟药理，对用药拿捏十分精当，明确提出治疗痰火证的用药禁忌,完善了中医痰火证理论,为后世痰火证的治疗开启了新的思路。

（《甘肃中医药大学学报》,2020 年第 37 卷第 3 期）

清张璐《诊宗三昧·逆顺》脉诊经验

广东省中医院　　周达君　江　维　闵晓莉

　　张璐出身于仕宦之家,自幼习儒,兼攻医学,明亡后弃儒业医,隐居太湖洞庭山中十余年,以著书自娱,对《伤寒论》很有研究,集 30 余年研究所得撰《伤寒缵论》《伤寒绪论》各二卷,重视温病的辨识,并注重脉诊在伤寒辨治中的应用,著有《诊宗三昧》一书。对以后温病学的产生和发展,产生了巨大影响。

　　脉诊是中医四诊之一,是中医医师搜集临床诊疗资料的重要手段。"切而知之谓之巧","巧"说明这是一个技巧,需要认真研究与探索。但脉只是一种感觉,难以用语言表述。传统中医之中,脉诊的学习是通过师徒相授,口耳相传,手手相联传递的。有一些从儒入医者,则试图用语言文字表述脉诊的内涵,张璐的《诊宗三昧》便是其中的佼佼者。张璐脉法尤重顺逆,在《诊宗三昧·逆顺》中指出:"切诊之要,逆顺为实,若逆顺不明,阴阳虚实死生不别也。"张璐遵从《内经》脉证论顺逆之旨,吸收张仲景《伤寒论》《金匮要略》脉法及后世医家经验,汇集脉证顺逆诸例,以《逆顺》名篇,列于《诊宗三昧》。凡举病证 60 余种,各详脉证,明其顺逆,可谓顺逆之大成。然其为言,统而言之,难以卒读。盖古人思维,只归纳,难言分析。余欲以分析之法,承张璐之余绪,明顺逆之原由。张璐曰:"欲得辨脉,先须知脉。"从脉的本质看:脉诊是通过对脉搏的感触从而判断机体状态的一种方法。临床诊脉的目的,首先是对机体状态的认识(也就是辨证);其次是对疾病的判断与推论（即诊断），如风湿性疾病一定在肺脉有所表示；最后才是对症状的分析与判定，如患者说有腿痛，而我们可通过脉诊判断其是刺痛、胀痛、冷痛、困重酸痛中的哪一种状态。因为对症状的分析需要进行推理，临床上出现脉症不相应，以至于要"舍脉从症"或"舍症从脉"。脉是查病证、审病机、推病理的重要手段。如果我们将病、证、症、脉四者理解为观察的四个角度，再来领会张璐提出的诸般条文就会更加清楚明了。本文从五个方面论述张璐脉诊经验。

一、以胃、神、根言顺逆

以脉言之，顺逆不过胃、神、根。有胃气者，为脉宜和缓。脉之形如江河之流行，顺畅处则水波不惊，遇阻碍则回旋激荡。故滑缓之脉多以平为顺，疾急之脉属病脉为逆。经言：有胃气则生，无胃气则死，此之谓也。脉有神者，为脉有力之谓也。脉之力与心搏之力有关，脉有力与心跳有力相关。李东垣曰："脉病当求其神之有与无，如六数七极热也，脉中有力即有神也；三迟二败寒也，寒热之脉，无力无神。"然此力非躁急亢盛之有力，而是从容和缓之有力。故曰：脉贵有神，节制为顺。《经》曰：沉取候肾，双尺候肾。肾者，先天之本，生生不息之根。沉取有力，双尺绵绵不绝，为有肾气。得此者，病虽重仍有可生之机，此为有根。胃、神、根者，得全则病归于顺，缺一则为危候。

如文："温热诸病，总以脉数盛有力为顺，细小无力为逆。得汗后，脉不衰，反盛躁，尤逆也。"中医理论认为：温为阳邪，得阳脉为顺，得阴脉为逆。温病汗后，邪去正衰，脉当从容和缓，为有胃气；脉不衰，反盛躁，为邪未退正已虚，为脉失胃气，故尤逆也。脉数盛有力，为脉有神，为阳脉，故为顺；脉细小无力为脉无神，为阴脉，故为逆。脉沉取有力者为脉有根，故为顺；脉沉取似有似无，若离若现，为无根之脉，故为逆。

二、内伤病之顺逆

人生之病不过内伤外感两途径。病内伤者，以正损为始动因素，故小弱为顺,脉证相符也。若内伤之病,得实大之脉,或是实邪内生,或是虚极似亢,皆非善症,故逆。

如文:"久嗽,脉缓弱为顺;弦急实大为逆。"久嗽者病势绵延持久,正气必损,久病必虚,脉缓弱者,正邪俱弱之象为顺。弦急实大者,邪进正退,正不胜邪,为脉病不相应,故为逆。

如文:"劳嗽骨蒸,脉虚小缓弱为顺,坚大涩数为逆(邪盛),弦细数疾者尤逆。"劳嗽骨蒸者,病位在肺,病机为气阴两虚,脉虚小缓弱为正虚之象,正邪俱弱故为顺。坚大邪盛,涩为有瘀,数为有热皆为逆。弦伤胃气,细数阴虚,疾为热盛而正气益虚,故尤逆。

三、外感病之顺逆

病外感者以外邪为始动因素,则实大为顺。以实邪外入,正气抗之,有力者,正邪相争也,故顺。无力者,正不胜邪,故逆。痰气积聚,邪自内生,有力则正气未损,可任攻伐,攻下而愈之易,以为顺。脉无力则正气已衰,不任攻伐,只可徐徐图之,难免变证纷纷,故为逆。《伤寒论·辨脉法》曰:"凡阴病见阳脉者生,阳病见阴脉者死。"

如文:"腹胀,脉关部浮大有力者顺;虚小无神者逆。"《濒湖脉学》云:"浮土衰兼木旺,腹胀者,关脉浮大,是脉症相应为顺,宜平胃散。外有腹胀之形(似实),脉有虚小之象,已是脉症不相符,不吉,再兼无神,自是逆证。"

如文:"水肿,脉浮大软弱为顺;涩细虚小为逆。又沉细滑利者,虽危可治;虚小散涩者不治。"水肿为症,当从三焦论之。脉浮大软弱,病在上中二焦,易治故为顺;脉涩细小者,病已入下焦属肾,故难治为逆。又沉细滑利者,以邪实为主导,故虽危可治;虚小散涩者,正虚为主,故难治为逆。俗云:病好治疗虚难补,此之谓也。

如文:"鼓胀,滑实流利为顺;虚微短涩为逆。"鼓胀一病,有水鼓、气鼓、血鼓之分,总是邪盛正虚。滑实者,邪实流利,正尚能御敌,故非躁急之象。虚微短涩皆是不足之脉,邪实之症得不足之脉,为逆。又有滑实流利者病在气分,虚微短涩者,病已经入里入血,故有顺逆之别。

四、以进退知顺逆

进退为正气、邪气不断演变的过程，预兆了疾病的转归。病进说明邪气入里，正不胜邪，正虚邪胜故为逆。病退，说明正胜邪退故为顺。

如文："伤寒已得汗，脉沉小安静为顺；浮大躁急为逆。"伤寒已经得汗，使邪有出路，表邪当去，脉沉小表示表邪去，正气复，为顺证。浮大躁急一是表邪未去，二是正气将衰，脉不柔和，三是寒将化热入里，为病进，故逆。

五、古今同名异病

历史变迁，病名亦随之变化，虽古今同名，但此病已非彼病。古人所讲破伤风为伤口感染之发热之病，因破而伤风之谓也，因该病的病机而命名，类似于现今所谓败血症；今之破伤风是因伤口被破伤风杆菌感染而成，因该病的病因命名，临床多表现为牙关紧闭、四肢拘挛，类同于古文献中的痉症，这两种病的发生发展转变的规律是不同的。又如古人所讲霍乱为寒湿困脾，而致上吐下泻、水米难入的一类病，而非霍乱弧菌感染之具特征性的排米泔水样便、伴有严重营养不良的霍乱。一是以症状学命名，一是以病因学命名，也是同名而异病。故明白古今病名的含义才能指下明了，治疗才有章可循。

如文："破伤风，发热头痛，脉浮大滑为顺（正气拒邪于外，则为顺），沉小涩为逆。"破伤风有发热头痛之症；脉浮大且滑是正气拒邪，可攻可清，故为顺；沉小涩为毒邪入里，正气不足故逆。

如文："霍乱脉伏，为冷食停滞，胃气不行，不为逆；脉搏大者为逆。"霍乱是寒湿困脾，上吐下泻诸症之统称。故脉伏是病脉相符，合于病机故为顺（附子理中汤主之），脉搏大者为逆，为正气虚极，邪进正退之候，故为逆。

六、结　语

概而论之，临证当明辨病、症、证、脉四者，相符为顺，病易治，四者但有不符之处即为逆，病难医。以脉测证，以证应病，相应为顺，不相应为逆。以顺逆言,张璐汇聚《内经》《伤寒论》《脉经》等著作中关于脉诊顺逆方面的论述,可谓集脉证顺逆大成之上乘之作。然观前人之论,尚有"伤寒咳逆上气,其脉散者死""上气喘急候何经,手足温暖脉滑生。声得沉涩肢逆冷,必然归死命须倾""咳嗽多浮,浮濡易治。沉伏而紧,死期将至"等前人著述未能道及。可见临床脉症千变万化,对顺逆的判断贯穿于脉诊的整个过程,其细节怎能一一道之,须得审脉明理,方得顺逆之本。

《甘肃中医》,2010 年第 23 卷第 5 期)

《伤寒舌鉴》小柴胡汤证舌象探析

辽宁中医药大学　　林梦戈　王树鹏

小柴胡汤证的舌象首见于《伤寒论》,第 230 条条文曰:"阳明病,胁下硬满,不大便而呕,舌上白苔者,可与小柴胡汤。"然在小柴胡汤证的诊断中,张仲景多从患者的症状和脉象入手,对舌诊的应用有限。直至元代《敖氏伤寒金镜录》的问世,舌诊方在小柴胡汤证的诊断中发挥出作用,后世医家也开始重视对小柴胡证舌象的研究。清代医家张登吸收了敖氏、杜清碧、申斗垣和其父张璐的舌诊思想,在《伤寒舌鉴》中提出了九种小柴胡汤证舌象。本文从舌色苔色,具体舌象,学术源流,诊断规律四大方面对该九种小柴胡汤证舌象进行探析。

一、舌色苔色

九种小柴胡证病舌分别为全书的第二舌薄白滑苔舌,第十一舌半边白滑舌,第十四舌白苔燥裂舌,第二十一舌白苔尖红舌,第二十二舌白苔中红舌,第二十四舌白尖红根舌,第四十三舌黄尖白根舌,第一百〇六舌紫尖蓓蕾舌,第一百十四舌蓝纹舌,在舌象上可见白色苔、黄色苔、红色舌、紫色舌、蓝色舌。在《伤寒舌鉴》中，白色苔的诊断意义为寒邪侵袭；黄色苔的诊断意义为阳明腑证；黑色苔的诊断意义为伤寒里证危象；灰色舌的诊断意义为邪在三阴经；红色舌的诊断意义为热证；紫色舌的诊断意义为酒后伤寒或伤寒后饮酒；霉酱色苔的诊断意义为寒伤太阴，食停胃腑；蓝色舌的诊断意义为肝木之色见于外。《伤寒缵论》曰："少阳证，统而言之，邪居表里之半，析而言之，亦有在经在腑之分。然其治总不越小柴胡汤随证加减为权衡，谓其能于本经中鼓舞胃气，升载其邪于上也。"小柴胡汤证病位在少阳经，少阳居半表半里，沟通太阳和阳明，故在舌象上可见白色苔和黄色苔，不见黑色苔、灰色舌、霉酱色苔。小柴胡汤证的脏腑病位在肝、胆、胃，故在舌象上可见蓝色舌。

二、具体舌象

1. 薄白滑苔舌 薄白滑苔舌表现为舌边见深红色舌，舌中见薄白滑苔。《伤寒舌鉴》曰："此太阳里证舌也。二三日未曾汗，故邪入丹田渐深，急宜汗之。或太阳与少阳合病，有此舌者，柴胡桂枝汤主之。"寒邪初入太阳时的病舌为全书第一舌微白滑苔舌，全舌舌边淡红、舌中见微白滑苔。薄白滑苔舌的白滑苔数量和舌色红的程度皆重于微白滑苔舌，表明邪从太阳传里。然白滑苔仅是薄苔，提示入里程度较浅，邪气仍偏重于太阳，故需急用汗法驱邪，防止进一步传变。《伤寒舌鉴》曰："在少阳经者，则白苔白滑，用小柴胡汤和之。"白滑苔提示邪可能已从太阳传至少阳，此时需要结合舌象以外的诊断证据来判断该种可能性，若机体明确为太阳与少阳合病者，发汗恐伤少阳之气，故将小柴胡汤和桂枝汤合二为一，在和解的基础上驱邪。

2. 半边白滑舌 半边白滑舌表现为舌的一边见白滑苔，另一边见红色舌。《伤寒舌鉴》曰："白苔见于一边，无论左右，皆属半表半里，并宜小柴胡汤。左加葛根，右加茯苓。有咳嗽引胁下痛而见此舌苔者，用青龙汤。夏月多汗自利，人参白虎汤。"半边白滑舌虽同时具备两种少阳病特征舌象，但仍需结合症状和发病时节来鉴别小青龙汤证和人参白虎汤证。

3. 白苔燥裂舌 白苔燥裂舌表现为满舌白苔，苔上见燥裂纹。《伤寒舌鉴》曰："伤寒胸中有寒，丹田有热，所以舌上白苔；因过汗伤营，舌上无津，所以燥裂。内无实热，故不黄黑。宜小柴胡加芒硝微利之。""丹田有热，胸上有寒"出自《金匮要略·痉湿暍病脉证治》，为外感寒湿者遭医误下，寒邪顺势入胸，阳气下陷化热，三焦气机受阻所致，舌见白苔，症见胸闷及小便不利。误下后，再遭过汗，津液受损，丹田之热更旺，故舌见燥裂纹，然舌象不见黄色苔和黑色舌，表明里热未结实，不可用下法泻热。张登取小柴胡汤疏通三焦气机，在和解的基础上加入芒硝泻热。

4. 白苔尖红舌 白苔尖红舌表现为舌尖鲜红，舌根见白色苔。《伤寒舌鉴》曰："满舌白滑而尖却鲜红者，乃热邪内盛而复感客寒入少阳经也，小柴胡汤加减。"机体内热旺盛，感受寒邪前舌尖即可见鲜红色；感受寒邪后，舌见白滑苔，为邪入少阳的典型舌象表现，且白滑苔满舌，故在诊断上可单凭舌象即可，不需要结合症状。

5. 白苔中红舌 白苔中红舌表现为舌两边见白色苔，舌中见红色舌。《伤寒舌鉴》曰："此太阳初传经之舌也。无汗者发汗，有汗者解肌。亦有少阳经者，小柴胡汤加减。"该舌与薄白滑苔舌皆为太阳传经舌，舌象皆见舌中与舌边异色，这与《伤寒缵论》中的"边与中间两色，俱传经证"的思想相符。白苔中红舌的白色苔和红色舌的分布位置与薄白滑苔舌完全相反，白苔中红舌的白舌苔数量明显多于薄白滑苔舌，故邪入少阳的程度更深，在治疗上不需要兼顾太阳经，单用小柴胡汤即可。

6. 白尖红根舌 白尖红根舌表现为舌尖见白苔，舌根见红色舌。《伤寒舌鉴》曰："舌尖苔白，邪在半表半里也。其症寒热、耳聋、口苦、胁痛、脉弦。小柴胡汤和解之。"白苔见于舌尖或舌的左右一边，也属于邪在半表半里的特征舌象。同时，白苔的分布位置也影响小柴胡汤的加减。白尖红根舌的病位已知，症状又提示少阳经腑同病，即诊断为小柴胡汤证。

7. 黄尖白根舌 黄尖白根舌表现为舌尖见黄色苔，舌根见白色苔。《伤寒舌鉴》曰："舌根白尖黄，其色倒见。必是少阳经传阳明腑病。若阳明症多者，大柴胡汤；少阳症多者，小柴胡汤；如谵语烦躁者，调胃承气汤。"根据《伤寒论》的传变顺序，寒邪从阳明传少阳为循经传，从少阳传阳明为逆经传。"倒"字说明循经传时舌象表现应为白尖黄苔（第十六舌白尖黄根舌）。对于白尖黄根舌，《伤寒舌鉴》曰："邪虽入里而尖白末黄，不可用承气，宜大柴胡汤加减，下后无他症，安卧神清可生。倘再有变症多凶。"由于白色苔和黄色苔在舌面上分布位置的不同,白尖黄根舌黄色苔的数量多于白色苔的数量,黄尖白根舌白色苔的数量多于黄色苔的数量,故白尖黄根舌入阳明程度更深,不宜用小柴胡汤,而宜用大柴胡汤。结合黄尖白根舌、白尖黄根舌、白尖红根舌可知,舌尖与舌根异色且白苔不见于舌尖,而见于舌根时,也可为半表半里证病舌。

8. 紫尖蓓蕾舌　紫尖蓓蕾舌表现为舌根红色,舌尖紫色且生有颗粒状的凸起物。《伤寒舌鉴》曰:"感寒之后,不戒酒食,而见咳嗽生痰,烦躁不宁,舌色淡紫,尖生蓓蕾。乃酒湿伤胆,味厚伤胃所致也。宜小柴胡汤加减治之。"感受寒邪,正气出外抗邪而里虚,若此时酒食过度,中焦则难于运化。《灵枢·论勇》曰:"酒者,水谷之精,熟谷之液也,其气悍,其入于胃中则胃胀,气上逆,满于胸中,肝浮胆横。"食停于胃,则化湿生痰;酒停于胃,则胃气不降,气上冲胸,故见咳嗽,肝胆之火上逆,故见烦躁不宁。小柴胡汤有鼓舞胃气,疏肝利胆之功,故以其为基础方,再结合病情加入化湿、清热、理气之药。紫色舌表面上提示了该证的病因,但结合《灵枢·论勇》对酒的论述可知,紫色舌实际是在提示该证的病位在肝、胆、胃。

9. 蓝纹舌　蓝色舌的诊断意义为肝木之色外露,肝的五色为青,故蓝色舌实际为青色舌。《伤寒舌鉴》曰:"舌见纯蓝色,中土阳气衰微,百不一生之候,切勿用药。舌见蓝纹,乃胃土气衰,木气相乘之候,小柴胡汤去黄芩,加炮姜,若因寒物结滞,急宜附子理中、大建中。"肝木过盛,伤及胃气,且胃气被伤的程度可以通过蓝色的数量来判断。蓝纹舌可用小柴胡汤治疗,说明病情不重,蓝纹的数量不多。黄芩苦寒伤胃,故去之,再加炮姜,温补中阳。

三、学术源流

1. 继承　白苔中红舌、白苔尖红舌、黄尖白根舌、紫尖蓓蕾舌的原型分别为《伤寒舌鉴》中第十七舌白尖红根舌、第二十六舌白苔尖红舌、第九十舌黄尖白根舌、第七十三舌紫尖痛舌,张登对以上四舌的认识与申斗垣对该四舌对应原型舌的认识完全一致。

2. 发展　薄白滑苔舌的原型为《伤寒舌鉴》中的第二舌轻薄白苔舌。不同于张登的是,申氏认为太阳与少阳合病者应予小柴胡汤合栀子豉汤。栀子豉汤为清热剂,桂枝汤为解表剂,表明在舌诊上,申氏侧重于深红色舌质,而张登侧重于薄苔。白苔中红舌的原型为《伤寒舌鉴》中的第二十五舌白苔中红舌,申氏认为白苔中红舌为太阳病兼里热证病舌或少阳病兼里热证病舌。申氏只提红舌,却无详细地说明红色的程度,难以判断红色舌是正常舌质还是内热所致,故张登删去了内热的诊断。

半边白滑舌的原型为《敖氏伤寒金镜录》中的第二十三舌、第二十四舌和《伤寒舌鉴》中的第二十舌、第二十一舌。敖氏认为白苔见于左而自汗者为白虎加人参汤证;白苔见于右者为小柴胡汤证。申氏在敖氏的基础上将白苔偏见于舌一侧的原因解释为邪气偏盛一侧经络。若依照申氏之意,小柴胡汤证的病位在机体的经络上并无明显的左右之分,邪气可偏盛于左右经络的任何一边,故白苔见于左者亦可归为小柴胡汤证舌象。葛根和茯苓的药物归经和作用部位亦不存在经络的左右之分,申氏的解释与张登小柴胡汤的加味方法明显相悖。因此,张登对半边白滑苔的认识应是受到了《伤寒缵论》和《敖氏伤寒金镜录》的影响。

白苔燥裂纹和蓝纹舌的原型来源于《伤寒缵论》。《伤寒缵论》曰:"又伤寒坏病,虽白而厚,甚燥裂者,此为邪耗津液,宜小柴胡稍加芒硝微利之。"张登将伤寒坏病的病因明确为先遭误下,后遭过汗。《伤寒缵论》曰:"或略见蓝纹者,为木受金伤,脏气未绝,脉不沉涩而微弦者可治。小柴胡汤加炮姜、肉桂主之。"张登将肺金乘肝修改为肝木乘胃,在病位上更加符合张璐在《伤寒缵论》中对小柴胡汤证脏腑病位的描述。

四、诊断规律

薄白滑苔舌的舌诊要点为白滑苔及其数量,白苔中红舌的舌诊要点为白苔及白苔与红色舌的数量对比,白尖红根舌的舌诊要点为苔和红色舌的分布位置,半边白滑舌的舌诊要点为白滑苔以及白滑苔和红色舌的分布位置,白苔尖红舌的诊断要点为白滑苔、鲜红舌和白滑苔的数量,黄尖白根舌的舌诊要点为白色苔、黄色苔以及两者的数量对比,白苔燥裂舌的舌诊要点在于白色苔和燥裂纹,紫尖蓓蕾舌的舌诊要点为紫色舌和蓓蕾,蓝纹舌的舌诊要点为蓝色舌及其数量。除去白苔尖红舌外,其余八舌在诊断上皆需结合症状、发病季节、诊断经过等非舌象诊断证据。综上所述，小柴胡汤证舌象的诊断规律有四：一是辨舌色和苔色，其中白滑苔为邪入少阳之特征苔色，蓝色舌和紫色舌为肝胃疾病之特征舌色。二是辨分布位置，其中舌上下或左右边两色，且一边见白色苔为半表半里证之特征舌苔分布特点。三是辨数量，既需要关注舌苔或舌色本身的数量，也需要比较本身与其他舌苔或舌色的数量。四是辨他诊，不可以单凭舌象进行诊疗。根据临床意义，九种小柴胡证舌象可分为少阳病病舌、肝胃疾病病舌、伤寒坏病病舌三大类。其舌象规律是否适用于三阳合病、妇人热入血室等其他《伤寒论》记载的小柴胡汤证，目前仍值得进一步探讨。

五、小　结

《伤寒舌鉴》提出了薄白滑苔舌、半边白滑舌、白苔燥裂舌、白苔尖红舌、白苔中红舌、白尖红根舌、黄尖白根舌、紫尖蓓蕾舌、蓝纹舌等九种小柴胡汤证舌象，涵盖少阳病、肝胃疾病和伤寒坏病的诊治。此九种小柴胡汤证舌象集前人所成，补充了《伤寒论》的不足，可操作性强，为临床小柴胡汤证的诊断提供了新思路，值得我们重视。

（《国医论坛》，2020 年第 35 卷第 1 期）

明末清初时期的舌诊研究特征分析

北京中医药大学　　梁　嵘

《敖氏伤寒金镜录》（以下简称《金镜录》）在明代嘉靖年间经薛己的刊刻（1556）而得以迅速流传，产生了很大的影响。《金镜录》虽然提出了通过红舌来判断外感病火热病机的新诊断学观点，但明代时期，舌诊仍然在伤寒病和六经辨证的框架内发展，如明代徐春甫的《古今医统大全》（1557）、明代张时彻编、马崇儒校的《摄身众妙方》(嘉靖刻本)、明代王肯堂的《伤寒证治准绳》(1604)等纷纷将《金镜录》收录在医书的"伤寒门"。孙一奎在《赤水玄珠全集》(1573)中把舌诊的作用概括为:"故伤寒一科,每每倚舌为宝鉴,以验表里脏腑虚实生死,敖氏之《金镜录》是也。"又有张三锡在《四诊法》(1609)"辨舌"中说:"《金镜录》载三十六舌以辨伤寒之法。"可见,当时对舌诊的研究主要是围绕伤寒病而展开的。

继《金镜录》之后出现的舌诊专著,为申斗垣的《伤寒观舌心法》(又名《伤寒舌辨》),该书未记录写作年代。根据《全国中医图书联合目录》和《中国医籍考》记载,申斗垣精通外科,著有《外科启玄》(1604)。范行准认为该书成于明万历年间。笔者亦认为成书年代大体为这一时期,即成书于吴又可的《温疫论》之前。理由为《伤寒舌辨》中收录了《温疫论》中邪在膜原的诊舌内容,可作为《伤寒观舌心法》写作于《温疫论》之前之佐证。

申斗垣编撰《伤寒观舌心法》有两条主线:一条为诊法分类主线,以舌(苔)色为核心;一条为证候分类主线,以六经辨证为纲领,这是第一次尝试着将舌诊纳入伤寒病的理论体系。申斗垣将病变舌象分为白苔、红舌、紫舌等八类,当同时存在两种以上颜色时,以异常最显著、能够反映疾病症结的颜色作为主色来进行归类。在论述每一类舌(苔)色之前,都对该舌(苔)色进行一个总体的病位、病机分析。

申氏的分类方法对后世产生了深刻的影响,体现为:

(1)《伤寒观舌心法》点明了红舌在舌诊中的重要性。虽然《金镜录》开篇就论述了红舌在判断热邪、诊断热证中的作用,但这部图谱式的著作既没有目录,也没有标题,加上薛己将彩图改为黑白图,因此容易使人忽略《金镜录》的主旨。

(2)《伤寒观舌心法》在舌(苔)色排序中,将红舌放在第二位,紫舌放在第三位,改变了伤寒病验舌以苔色为主的传统做法。

(3)重视红舌,就在事实上提出了一个不同于传统的伤寒病病因病机的矛盾点,使得以六经辨证统领舌诊的理念难以实现,也为舌诊脱离六经辨证体系、建立温病学埋下了"种子"。可以说,明确红舌的诊断意义,是外感病的寒温之争从量变到质变的临界点。

以下以相继出现的3部舌诊专著——《伤寒观舌心法》《伤寒舌鉴》《神验

医宗舌镜》为例，对明代医家的舌诊研究指导思想进行分析，并评述其研究结果。

一、《伤寒观舌心法》

《伤寒观舌心法》中记录了 135 个病变舌象，在探讨舌象与证候的关系时，采用的是六经辨证框架体系，除了妊娠总论中记录的 16 个舌象未进行六经分证外，其他的八类（白苔、红舌、紫舌、黄舌苔、黑舌苔、霉酱衣色苔舌、蓝色苔舌、灰色舌）计 119 个病变舌象与六经分证的关系如表 1。

表 1 《伤寒观舌心法》中舌象的病症分布

分 类	太阳	阳明	少阳	太阴	少阴	厥阴	合病、并病、直中、两感	其他	合计
白苔	5	8	6	3	2	1	3	2	30
红舌	3	10	3		4	1		12	33
紫舌	1	2				2		6	11
黄舌苔		8					3	7	18
黑舌苔		1		1	2		1	6	11
霉酱色苔舌								2	2
蓝色苔舌				1		1			2
灰色舌		3	2	2		2		3	12
合计	9	32	11	6	7	9	7	38	119

可以看出，尽管申氏尽量用六经分症来归纳舌（苔）色在病症中的意义，但是依然有 38 个，即 32% 的舌象属于不能被归纳于六经体系中的"其他"部分。这些舌象所属的病症为：

白苔舌：2 个，正阳症（第十六舌）、胃气弱（第十八舌）；红舌：12 个，瘟症（第三十一舌）、瘟危舌（第四十四舌）、心包络（第四十五舌）、瘟死症（第五十舌）、瘟死症（第五十一舌）、风痰舌（第五十二舌）、心胞络症（第五十四舌）、寒危症（第五十五舌）、心虚证（第五十七舌）、寒死症（第五十八舌）、心胞络（第五十九舌）、瘟里舌（第六十二舌）；紫舌：6 个，酒后伤寒（第六十四舌）、酒毒症（第六十五舌）、热病危症（第六十六舌）、酒后伤寒（第六十八舌）、真阴症

（第六十九舌）、瘟病里症（第七十三舌）；黄舌苔：7个，失汗症（第七十六舌）、里症（第七十七舌）、里危症（第八十一舌）、里死症（第八十三舌）、里险症（第八十四舌）、里离症（第八十五舌）、里下症（第八十七舌）；黑舌苔：6个，里症极（第九十三舌）、危笃症（第九十四舌）、津劫症（第九十五舌）、归阴症（第九十六舌）、归阴症（第九十七舌）、必死症（第九十八舌）；霉酱衣色苔舌：2个，夹食伤寒危症（第一百〇四舌）、夹食伤寒死症（第一百〇五舌）；灰色舌：3个，回生症（第一百〇九舌）、里死症（第一百十五舌）、自噬舌症（第一百十九舌）。以上资料说明，有相当多的异常舌象与瘟病、里热炽盛以及因热盛造成的伤阴有关。

进一步分析被归纳于六经中的症，大部分的"经"都有因"瘟"而导致的症，如太阳瘟（第九十四舌）、阳明瘟（第四十七舌）、太阴瘟（第一百〇七舌）、少阴瘟（第四十八舌）、厥阴瘟（第六十一舌）、手少阴瘟症形（第六十三舌）等。表明了作者力图用传统的伤寒理论，来包容当时已经被独立出来的"瘟病"所作的努力。

二、《伤寒舌鉴》

《伤寒舌鉴》为清代康熙戊申年（1668）成书，该书对当时的舌诊研究影响较大。张登在序中提到了《伤寒舌鉴》与《伤寒观舌心法》之间的继承关系，即"由是取《观舌心法》，正其错误，削其繁芜，汰其无预于伤寒者，而参入家大人治案所纪及己所亲历，共得一百二十图"（注：除去妊娠6舌，共计114舌）。因此，《伤寒舌鉴》对舌象分析依然以六经分证为依托，但其中属于其他类的舌象数目较《伤寒观舌心法》又有所增加（表2）。

表2 《伤寒舌鉴》中舌象的病症分布

分　类	太阳	阳明	少阳	太阴	少阴	厥阴	合病、并病、直中、两感	其他	合计
白苔舌	4	6	6	1			5	7	29
黄苔舌		8						9	17
黑苔舌					1		2	11	14
灰苔舌		1			2	2	2	4	11

续　表

分　类	太阳	阳明	少阳	太阴	少阴	厥阴	合病、并病、直中、两感	其他	合计
红色舌	2	4			2			18	26
霉酱色苔舌								3	3
蓝色苔舌				2					2
合计	6	19	6	3	4	3	9	52	102

《伤寒舌鉴》中仍有近一半的病症（49％）采用了六经分证，但是若与《伤寒观舌心法》比较，可以发现其中已经发生了一些内涵的变化。

（1）三阴证候从《伤寒论》的以寒证为主，转变为以热证为主。如黑苔舌的第十四舌为"厥阴热极"，灰胎舌的第六舌为"邪热结少阴"，第二舌、第十五舌为"热传厥阴"，第五舌为"温病病毒传变三阴"，紫舌的第十舌为"热邪传入厥阴"等。

（2）明确提出红舌与瘟疫有关，指出红舌及其"种种异形皆瘟毒火热蕴化之所为也"。在红舌的 26 个舌象中，明确地指出属于"瘟"和"热毒"的舌象就占了 12 个。

（3）首次提出白苔舌亦可见于热证，如解毒汤（白苔舌第六舌，下同）、水克火（第十三舌）、火被水克（第十五舌）、瘟疫初犯募原（第二十九舌）等，从医疗实践的角度，在白苔与热证之间建立了联系，事实上突破了温病舌诊的一个理论问题，即白苔与寒相关，红舌与热相关。

（4）导致舌象异常的病因主要被归结为里热、火过极、瘟热、热毒、邪毒、温病病毒。

（5）将伤寒急下存阴的概念，从《伤寒观舌心法》的"津劫""归阴"发展为"热盛津枯"（黑胎舌第十一舌）、津枯血燥（黑胎舌第十三舌），提出了区别于伤寒病的温病病机环节。

（6）在舌象的病机分析中，大量地使用了五行生克和脏腑的术语，如水克火（白苔舌第十三舌）、金水太过（白苔舌第二十六舌）、相火乘君位（红舌第七舌）、水火不济（红舌第九舌）、邪热入心包（黑苔舌第十舌）、胃气竭（黄苔舌第十一舌）等，不同于六经辨证主要以"经"为核心术语来解释病机。

与《伤寒观舌心法》相同，在《伤寒舌鉴》中，也有归属于六经的瘟病证候，如太阳瘟疫(红色舌第二舌)、瘟热入阳明(红色舌第四舌)、足少阴瘟热(红色舌第五舌)等。

三、《神验医宗舌镜》

《神验医宗舌镜》为王景韩所著。该书没有记录成书年代,但根据书中有"本乎张路玉之说"一语,该书的成立当在《伤寒舌鉴》之后。

从表面上看,《神验医宗舌镜》将舌(苔)色的变化特征与伤寒病的六经分症和传经规律紧密地结合了起来,具体体现为:伤寒之症,有专在一经,有传过一经,有合病,有并病,有两感,有直中。纯色者,一经之症也;边与中间两色者,传经症也;从根至尖直分两路,则为合病,为夹阴;从根至尖横分三截,则为并病;直分一路,则为两感;有色无苔,或黑,或灰,或淡紫,或枯瘦筋纹,则直中阴经。表面上看,这似乎是建立起了舌诊与伤寒病证候诊断间的规范,但通过数字统计的话,我们首先可以直观地看到,属于"其他"类的舌象比例进一步增加,占到了 61%(表3)。

表3 《神验医宗舌镜》中舌象与病症分布的关系

伤寒病证候	伤寒	太阳	阳明里、胃	少阳半表表里	太阴	少阴	厥阴	合病、并病、直中、两感	其他	合计
舌象	3	2	6	6	1	2	3	14	59	96

再仔细分析舌象与伤寒病诊断之间的实际内容,则不得不做出牵强的结论。因此,尽管这部书最早论述了舌诊在伤寒病传变中的诊断价值,但对于书中提出的"纯色"为伤寒病一经症;舌"边与中间两色"为传经症等伤寒病传变的舌象规律,后世却少见响应。相反,不断发展的温病知识最终冲破了伤寒学的束缚,接受了通过舌诊来识别外感病传变信息的思想,形成了卫气营血辨证的温病诊断理论与方法。

四、结 语

自刘完素打起"运气"的旗帜,提出外感病火热论以后,追随者不断地从疾病诊治的实践活动中总结温病的病因病机理论，力图把温病从伤寒学中分割出来。到明代时，这些努力因学说的逐渐充实，也得到医家们的承认，以赵献可"伤寒伤风及寒疫也，则用仲景法。温病及瘟疫也，则用河间法"的说法为代表。但实际上在很长的一段时间内，伤寒学始终在寒温之辩中占据着主流与正统地位，著名医家往往采用六经的模式来归纳温病。如张洁古之子云岐子云："伤寒汗下不愈过经，其证尚在而不除者，亦为温疫病也。如太阳证，汗下过经不愈，诊得尺寸俱浮者，太阳温病也。如身热目痛不眠，汗下过经不愈，诊得尺寸俱长者，阳明温病也。如胸胁胀满，汗下过经不愈，诊得尺寸俱弦者，少阳温病也。如腹满咽干，诊得尺寸俱沉细，过经不愈者，太阴温病也。如口燥舌干而渴，诊得尺寸俱沉细，过经不愈者，少阴温病也。如烦渴囊缩，诊得尺寸俱微缓，过经不愈者，厥阴温病也。"这种努力，最集中地体现在舌诊——这个为外感病诊断而诞生的诊法研究方面。

通过重温温病学说萌芽、伤寒学试图包容温病学说以及温病学最终脱出伤寒学框架的历史，使我们认识到，从新的学说诞生到新的学科建立，必然要经历一个与传统学说论争和自身积累的阶段，以完成从新学说到新学科的量变—质变过程。

回顾舌诊的发展历程，或许可以帮助我们正视在中西医结合的过程中所遇到的问题和所需要的时间，当前特别需要避免揠苗助长的倾向。相信通过两种医学的碰撞和新知识的不断积累，必定会达到从量变到质变的飞跃，建立一个对人类的健康事业做出更大贡献的新医学。

（《江西中医学院学报》，2005 年第 17 卷第 3 期）

《张氏医通》中白芥子涂法方之探讨

湖南省长沙市第一医院　　刘　凯　黄艳君

张璐在《张氏医通》"诸气门下·喘"中记载："冷哮灸肺俞、膏肓、天突，有应有不应。夏月三伏中，用白芥子涂法往往获效。方用白芥子净末一两、延胡索一两，甘遂、细辛各半两，共为细末，入麝香半钱，杵匀，姜汁调涂肺俞、膏肓、百劳等穴。涂后麻瞀疼痛，切勿便去。候三炷香足，方可去之。十日后涂一次，如此三次病根去矣。"这就是现在广泛使用的"三伏贴"最详尽的记载。

上文中"冷哮"即现在所说的在寒冷天气易发作的哮喘病。冬季因为气温、气压偏低，这类病特别容易复发。冬季治疗以治标为主，不能从根本上消除病因，所以"灸肺俞、膏肓、天突，有应有不应"。而张璐选择"夏月三伏中"，因夏季自然界阳气旺盛，人体阳气浮越，此时对阳虚者用助阳药，可更好地发挥扶阳祛寒、扶助正气、祛除冬病根因的作用，并可为秋冬储存阳气。阳气充足则冬季不易被严寒所伤。尤其是在每年的"三伏"，此时机体的腠理、穴位比较开放，穴位敷药更容易渗透，使之更容易发挥疗效（中医的"冬病夏治"原理）。这时使用可温肺散寒、止咳平喘、化痰散结、开窍通络的"白芥子涂法"，"调涂肺俞、膏肓、百劳等穴"则"往往获效"，"如此三次病根去矣"！

在张璐所用"白芥子涂法"方中使用了白芥子、延胡索、甘遂、细辛，还有麝香、生姜等中药。

1. 白芥子 《本草纲目》中记载，白芥子："利气豁痰，除寒暖中，散肿止痛。治喘嗽、反胃、痹木、脚气，筋骨腰节诸痛。"《本草经疏》："白芥子味极辛，气温。能搜剔内外痰结，及胸膈寒痰，冷涎壅塞者殊效。"朱震亨："痰在肋下及皮里膜外，非白芥子莫能达。"现代医学研究表明，白芥子含白芥子苷、芥子碱、芥子酶、脂肪、蛋白质、黏液质及维生素 A 类物质。白芥子苷本身无刺激作用，遇水后经白芥子酶的作用生成挥发性异硫氰酸对羟基苄酯（白芥子油）。芥子挥发油有刺鼻辛辣味及刺激作用，应用于皮肤，有温暖的感觉并使之发红，甚至引起水疱、脓疱，常用于中医传统的"天灸"疗法（"天灸"疗法是中医灸治疗法中非火热灸法中的主要方法，又称发泡疗法。天灸疗法是中医传统的外治疗法，是借助药物对穴位的刺激，使局部皮肤发红充血，甚至起泡，以激发经络、调整气血而防治疾病的一种方法）。通过将特殊调配的药物贴敷于特定的穴位，可使药物持续刺激穴位，通经入络，达到温经散寒、疏通经络、活血通脉、调节脏腑功能的效果，可改善临床症状，又可提高机体免疫力。

2. 延胡索 《本草纲目》："延胡索，能行血中气滞，气中血滞，故专治一身上下诸痛。"

3. 甘遂　《本草纲目》："泻肾经及隧道水湿，脚气，阴囊肿坠，痰迷癫痫，噎膈痞塞。"可泻水逐饮、破积通便。主水肿，腹水，留饮结胸，癫痫，喘咳，大小便不通。用于水肿胀满，胸腹积水，痰饮积聚，气逆喘咳，二便不利。

4. 细辛　《本草经疏》："主咳逆，头痛脑动，百节拘挛，风湿痹痛……明目，利九窍。"可祛风，散寒，行水，开窍。治风冷头痛，鼻渊，齿痛，痰饮咳逆，风湿痹痛。细辛还具有免疫抑制作用，可使过敏体质的患者减少抗原抗体反应，降低过敏发作概率，也减轻过敏症状。

5. 麝香　开窍醒神，活血通经，止痛，催产，具有开窍醒神、活血散结、止痛消肿、催生下胎的功效。

6. 生姜　发汗解表，温中止呕，温肺止咳，姜汁则具有散寒止咳的效用。

上面四药温肺散寒，止咳平喘，化痰散结，祛湿逐饮，通络止痛，还有白芥子发泡的刺激作用，再加上麝香的芳香走窜之性、姜汁之辛散之性，以利于透皮吸收，直入筋络，驱寒外出，以收扶阳祛寒、温肺化痰之功。

张氏之白芥子涂法短短百余字，运用了中医的冬病夏治理论、中医的"治未病"理论(未病先防)、传统的天灸疗法、发泡疗法、内病外治法、透皮吸收法等。可见张氏医理之高深、医技之精湛。中华医药博大精深，许多医者穷其一生，尚不能窥其一角。我辈医者，当潜心钻研中医古籍，融会贯通，采众家所长，为我所用，为我中华之传统医药发扬光大，不致沉沦、埋没甚至灭绝做出应有的贡献。

(《内蒙古中医药》，2014年17期)

探析吴中名医张璐从五脏论治泄泻

南京中医药大学　　朱茂君　陈涤平　李文林
苏州市中医医院　　颜　帅

张璐，字路玉，晚号石顽老人，治病应如鼓桴，后世医家赞其"能运天时于指掌，决生死于须臾"。《张氏医通》所载之泄泻，先列《内经》《金匮要略》之论，次引后世各家之说,文简释详,理明辞畅,为后世不可多得的临床诊治指南。泄泻,即以排便次数增多,便下稀薄甚如水样为主症之病证,现代医学中急性肠炎、肠易激综合征等皆可参照此病证辨证论治。笔者通过整理张璐著作中泄泻相关论治及方药,发现张璐从五脏论治泄泻有独到经验,现探究如下。

一、从五脏论治泄泻

凡泻多因于湿,多责之于脾,脾为后天之本,与其他四脏关系密切,从脾论治一直是泄泻治疗之重。张璐治泻重脾而非独取脾也,观其治法方药可知,五脏皆可令人泻,因泄泻的主症兼症各有不同,且禀质不同之人所患泄泻皆有不同的五脏趋向,故宜辨脏论治。张氏立足于《内经》病机理论的研究,将《内经》理论创新地应用于临证上。

1. 从脾论治 《素问》有言:"春伤于风,夏生飧泄。"春通木气,内应于肝,肝木乘脾,脾虚则水湿不运,日久成泻,张璐言"风木之邪内乘湿土",故风邪为泄泻之病因。除风邪外,张璐认为,寒、暑、湿、火皆可为泄泻病因,"六气中除燥气外皆能为泄泻,其邪咸从经络入犯中土"。虽皆犯脾土,但因五淫其性不同,故所致泄泻之症状各不相同:风邪多携寒或湿,泻下色青;寒邪致泻,则腹胀,泻下完谷不化,小便清白不涩;暑邪致泻,则周身疼痛汗出,暴泻如水;湿邪致泻,则体重软弱,泻下多水;火邪致泻,则腹痛,暴注下迫,泻下黄赤,烦渴小便赤涩。若脾土本虚,则运化失司,便下完谷,虽无外邪,亦可致泄,张璐言:"饮食入胃,辄后便完谷者,气虚也。"无论外邪犯脾,或脾气本虚,皆使脾气升降失运,湿邪困脾而致泄泻。脾气虚多见于老人及经期妇人,见于老人可为常年腹胀泄泻,见于妇人多为经行先泻。针对以上病因病机,张璐力主调平脾胃气机升降以祛脾湿,脾土强则水湿自化。

张璐从脾治疗泄泻注重调理气机,常补脾祛湿,升清降浊并重。方如九味资生丸:人参、白术各三两,茯苓一两半,炙甘草半两,橘红、楂肉、真神曲各二两,川黄连、白豆蔻各三钱半。此方以益气健脾之四君子汤为本,加橘红理气,使补而不滞,楂肉、真神曲运脾消导,川黄连、白豆蔻理气除湿,全方消补兼施,补而不腻。且四君子汤、白豆蔻主升脾气,楂肉、真神曲、川黄连主降胃气,使脾胃升降有序,运化复调。此外,张璐善用风药升举脾阳,如遇脾虚气陷作泻时，予以补中益气加风药羌活、防风，一则风药发散提举，可升脾阳；二则风药多燥，可胜湿土，如其所言："所谓下者举之，湿寒之胜，以风平之是也。"

2. 从肝论治 肝木主疏泄，喜条达而恶抑郁，能疏脾土，《素问》有言"土得木而达"，若肝气郁结，或肝木本盛，横逆犯脾，则脾土"气不流转，水谷不分"，呆滞不化而致泄泻，虽为土泻，其病在肝，故以治肝为主。从群体禀赋而论，张璐认为，小儿泄泻也多从肝论治。肝病主惊，《素问》言："东方青色，入通于肝……其病发惊骇。"故肝病致泻可见惊泻，而小儿更易发惊泻，盖小儿形气未充，脾常不足，肝常有余，土虚木乘，本易致泻，若久泻不治，伤津耗血，亦可见筋急抽搐，故有言："惊泻者，肝主惊，木盛必传克于脾，脾土既衰，则乳食不化，水道不调。故泄泻色青，或兼发搐也。"又因母病可及子，若乳母脾虚肝惊，或怒动肝火，经乳及子，小儿肝本有余，得母之肝火相助，则克脾益甚，故又言"乳母脾虚受惊，及怒动肝火，致儿吐泻色青"。

张璐从肝治泻常用疏肝醒脾，实脾宁肝二法。若木郁土滞，完谷不化，则以木香调气散疏肝醒脾，方含白豆蔻（去壳）、丁香、木香、檀香各二钱，藿香、炙甘草各八分，炒砂仁四钱。《本经逢原》载："木香，入肺、脾、肝三经，能升降诸气。""丁香，止呕定泻。""藿香，温中快气。""檀香，善调膈上诸气。"四香行气开郁，共通结滞，助脾醒胃，更加白豆蔻、砂仁化湿止泻，炙甘草和中；若乳母肝病及子，小儿吐泻色青甚则发搐，以六君汤加柴胡、钩藤钩、蝎梢之属实脾宁肝，六君汤益气健脾，可补小儿未充之脾气，钩藤钩祛肝风而不燥，庶几中和，儿科喜用，蝎梢为蝎之尾，属木去风，可止小儿惊搐。虑小儿脏腑轻灵，脾不足而肝有余之常态，张璐又嘱"勿用峻攻之药"，盖"脾气益虚，肝邪弥甚，甚至抽搐反张也"。可见其用药之谨慎，思虑之周全。

3. 从肾论治 张璐之前，历代医家已意识到从肾阳治泻之重要性，如李中梓明确提出"温肾治泻"之法，薛己、王肯堂等医家多以四神丸治肾阳虚之五更泄。张璐在前人基础上进一步提出从肾治泻应兼顾肾阴："肾水不足之人患泄，或过服分利之剂而渴者，加减八味丸。"取三阴并补重滋肾之意，阴阳互制互化，一则肾阴不足，肾阳无以化生，阳虚则水邪盛，犯脾而泻；二则肾阴不足，肾阳无以制约，故上逆犯肺，可见泄泻兼咳嗽，如张璐所言："肾脏真阴虚，则火邪胜，火邪上升，必伤肺而为咳逆。真阳虚则水邪胜，水气内溢，必渍脾而为泄泻。既嗽且泄，上下俱病。"故肾阴虚不治，可致阴阳皆虚，咳泻共见，虽病位在脾肺，但其源皆在肾，故应从肾论治，阴阳同治。若肾病泄泻未治，久而滑脱不止者，肾气不足累及脾气亦伤，此时宜脾肾同治、涩肠固脱，方可见效。

张璐以加减八味丸治肾水不足之泻，药用熟地黄八两，山茱萸肉、干山药各四两，牡丹皮、白茯苓、白泽泻各三两，五味子、肉桂各一两。方中重用甘温味厚之熟地为君药，直入肾脏填补真阴，益精填髓；山茱萸肉酸温，可濡养肝阴，乙癸同补，防子盗母气；山药甘平，可补黄庭后土，强阴固肾，共为臣药，君臣合用，尤重滋补肾阴。佐以泽泻制熟地滋腻碍胃之弊；茯苓淡渗利湿，助山药补脾益肾；牡丹皮清血中伏热，制山茱萸肉之温性。更加五味子入肺肾二经，味酸而敛肺气，性温而滋肾水，益气强阴，壮水镇阳；肉桂益火之源，从阳补阴。对于肾气不足，滑脱不止之久泻，张璐方用《太平惠民和剂局方》之四柱饮加诃子肉，豆蔻合为六柱饮：人参一两，茯苓、炮附子、木香各五钱，诃子肉、豆蔻各二钱半，共行益气涩肠固脱之效。久泄必伤脾气，故方中人参、茯苓、豆蔻、木香健脾理气，升清祛湿；炮附子、诃子肉坚肾涩肠，止泻固脱。

4. 从肺论治 泄泻与肺密切相关，肺主皮毛，《内经》曰："是故百病之始生也，必先于皮毛，邪中之则腠理开，开则入客于络脉，留而不去，传入于经；留而不去，传入于腑，禀于肠胃。"若外感山岚瘴气，则肺位受袭，肺气宣降失常，气不固津，因肺与大肠互为表里，故大肠津液失衡、传化失司而致泄泻。此外，张璐认为痰涎积肺亦可致泄，言："痰留于肺，大肠不固，或时泻，或时不泻，或多或少者，痰也。"痰为水液代谢失常之产物，肺主水道，若肺治节无权，则湿聚成痰，痰涎由表及里，聚于大肠，《金匮要略》言："水走肠间，沥沥有声谓之痰饮。"大肠痰饮为患，运化失常，遂致泄泻，且泻无定时，多见于慢性泄泻。

由上所述，张璐从肺论治常行解表化湿、宣肺化痰二法，分别选用《太平惠民和剂局方》之藿香正气散、加味二陈汤。外感山岚瘴气而恶寒发热、肠鸣泄泻者，若仅服健胃补脾药多不显效，需宣肺解表共奏方可止泻，藿香正气散方用藿香、紫苏、白芷、桔梗、大腹皮解表，白术、半夏、茯苓化湿，表固则肺气宣降如常，大肠津液平衡而泄自止也。若痰湿致泻，头晕恶心、胸腹迷闷者，张璐予以加味二陈汤治之。二陈汤为治湿痰之主方，具有祛湿化痰、理气和中之功效，本《金匮要略》小半夏加茯苓汤而立，更加海石、香附、木香、胆南星、黄芩、黄连，并调以姜汁。海石清其上源、消肺中之痰涎；香附消痰行气，"得木香则流滞和中"，二香合用共消胸腹之迷闷；胆南星胜湿除痰；黄芩、黄连去湿止泻；姜汁调和诸药、止泄利、扶脾气。

5. 从心论治 从心论治泄泻者鲜有之，然张璐依据心与小肠经脉络属所构成的表里关系，另辟蹊径。心络小肠，小肠主泌别清浊、盛受消化，若过服温补之剂，过食辛热之食；或忿郁化火，内扰心神；或小儿心常有余，遇邪易从火化，皆可使心火内炽，火热下移小肠，致小肠泌别失司，清浊不调，并走大肠而令泄泻，兼有尿涩、尿赤、尿痛，张璐云："烦渴小便赤涩者，热证也。"

针对以上病因病机，张璐力主利小便而实大便，从心论治泄泻，兼顾清心与健脾，喜用木通、灯心草、竹叶清心泻热。如张璐治疗小儿吐泻一方，化裁二陈汤与导赤散，取《太平惠民和剂局方》二陈汤健脾化湿与《小儿药证直诀》导赤散清心利水之意，方含半夏、茯苓、橘红、甘草，共行健脾渗湿之效。灯心草、竹叶味甘气淡、除烦利小便；木通味苦气寒、利便泻小肠；黄连"苦入心、寒胜热"，为泻心火之良药，诸药同进，共收清热利水之效。

二、泄泻与五脏的关系

泄泻为病之脏，主要在脾，与其他四脏密切相关，因此，从五脏论泄不可完全分立而论，张璐从肝、肾、肺、心论治泄泻皆顾护脾气，盖脾胃气机之升降乃运化功能之关键，更为整体气机正常运转之枢纽，脾之清气不升而下陷则可为泄泻，故从他脏治泻亦应兼顾脾胃气机之升降，"使中央之枢轴转，机关利"，方可效如桴鼓。

三、小 结

综上所述，本文通过分析研究张璐《张氏医通》中有关治疗泄泻的方药及相关论述等内容，分别探究张璐从脾、肝、肾、肺、心治疗泄泻的治法方药，虽从脾、肾论治泄泻者较多，但张璐在归纳总结前人治疗经验的基础上皆有所发挥。从肝、肺、心论治泄泻者较少，张璐临证思辨，圆机活法，总结出独特证治经验，为后世治疗泄泻提供了更广阔的临床思路。

张璐辨治血证特色

湖南中医药大学　　刘仙菊

河南中医学院　　李成文

血证是临床常见多发病，张璐《张氏医通》详细阐发了衄血（鼻衄、舌衄、齿衄、耳衄、眼衄、肌衄），吐血（呕血、唾血、咳血、咯血、血溢、九窍出血）、溲血、下血、蓄血的病因病机、辨证要点、治疗方药，及其善后注意事项等，给后世以借鉴。

一、血的生理

张氏认为"血主濡之"，并将其分为养脏之血（和调五脏，藏而不失），灌注之血（洒陈六腑，实而不满）和营经之血（会营周之度，流行百脉），但不能与气截然两分，两者各司其守，阴平阳秘，则血无上溢下脱之虞。《张氏医通·诸见血症》云："《经》言血之与气，异名同类，虽有阴阳清浊之分，总由水谷精微所化……气主煦之，血主濡之，虽气禀阳和，血禀阴质，而阴中有阳，阳中有阴，不能截然两分。"

二、出血病因

人体阴阳偏胜偏衰，脏腑之气乖逆，大量饮酒伤胃均可导致出血。其阐发说："缘人之禀赋不无偏胜，劳役不无偏伤，其血则从偏衰偏伤之处而渗漏焉。夫人之禀赋既偏，则水谷多从偏胜之气化，而胜者愈胜，弱者愈弱。阳胜则阴衰，阴衰则火旺，火旺则血随之上溢；阴胜则阳微，阳微则火衰，火衰则血失之统而下脱。"（《张氏医通·诸血门》）

三、诊断要点

张氏认为不能笼统地从血之上溢或下脱来辨火盛阳衰，还须根据脏腑特点、出血部位与出血颜色，分辨其病变脏腑及虚实寒热。他说："其上溢之血，非一于火盛也；下脱之血，非一于阳衰也。但以色之鲜紫浓厚，则为火盛；血之晦淡无光，即为阳衰。"（《张氏医通·诸血门》）对各脏腑功能失常所致的出血，应根据各脏腑功能之间的相互关系和出血的不同特点加以辨识。他说："从上溢者，势必假道肺胃，从下脱者，势必由于二肠及膀胱下达耳。"血出于肺者，咳逆，多带痰沫及粉红色者；其出于心包，色必正赤如珠漆光泽；若吐出便凝，摸之不粘指者，为守脏之血，见之必死；出于脾者，或从胃脘上溢，或从小便下脱，亦必鲜紫浓厚；出于肝者，或从上呕，或从下脱，血必青紫稠浓，或带血缕，或有结块；出于肾者，或从咳逆，或从咯吐，或稀痰中杂出如珠，色不鲜，间亦有从精窍而出者；其出于胃者，吐血量大，且多兼水液痰涎。

四、辨治特色

根据人体禀赋有偏阴偏阳，治疗当补偏救弊，"以寒治热，以热治寒"，辨证用方，灵活化裁。临证以温健脾阳为主，用药偏于温补。脾胃虚寒，不能统血，失其营运而失血者，黄土汤温之，或柏叶、干姜等分，加艾少许，入童便服，或大剂理中温之。"健脾之阳，一举有三善，一者脾中之阳气旺，而龙雷之火潜伏也；一者脾中之阳气旺，而胸中窒塞，如太空不留纤翳也；一者脾中之阳气旺，而饮食运化精微，复生其已竭之血也"（《张氏医通·诸血门》）。积劳伤脾，中气受损，出血不止，补中益气汤倍黄芪、当归，不应，归脾汤加童便、藕节。诸失血气脱者，浓煎独参汤加橘皮，益气固脱，此固之急也；补之缓者，则用玉屑膏（人参、黄芪、白莱菔）；血竭者，十全大补汤或生脉散加黄芪、葛根、枇杷叶。重视心、脾、肝，主张血证治疗前后应用归脾汤进行调理。因心主血，肝藏血，脾生血兼统血，而"归脾汤一方，三经之药也，远志、枣仁补肝以生心火，茯神补心以生脾土，参、芪、甘草补脾以固肺气，木香者，香先入脾，总欲使血归于脾，故曰归脾，凡有郁怒伤肝，思虑伤脾者尤宜，火旺者，加山栀、丹皮，火衰者，加肉桂、丹皮，又有八味丸以培先天之根。治无余法矣。"（《张氏医通·诸血门》）

张氏崇尚"温""通"，反对偏执一端，滥用寒凉或专用人参，以及不鉴其偏辄投不寒不热之方。因为黄芩、黄连、栀子、知母、黄柏等虽可取效于一时，但终致虚阳愈衰变生他证；专用人参，易伤肺助热，加剧咳嗽；而平和之方难以达到补偏救弊之目的。故张氏指出："但证有虚中挟实，治有补中寓泻、从少从多之活法，贵乎临病处裁。大抵血气喜温而恶寒，寒则泣不能流，温则消而去之，此轩岐密旨。但世之名于医者，一见血海，每以寒凉济阴为务，其始非不应手，而取效于一时，屡发屡折，而既病之虚阳愈衰，必致呕逆喘乏，夺食泄泻；尚以为药力未逮，猛进苦寒，在阴不济阳而上溢者尚为戈戟，况阳不统阴而亡脱者，尤为砒鸩。盖因阳药性暴，稍有不顺，下咽立见其害，不若阴柔之性，至死不知其误，而免旁人讥谤也。"（《张氏医通·诸见血症》）

如治疗衄血，张氏指出："衄血脉浮大数者，为邪伏于经，宜发汗；大而虚者，为脾虚不能统摄，宜补气；小而数者，为阴虚火乘，宜摄火；弦涩为有瘀积，宜行滞。"若证属实热，便秘，脉实大，用犀角地黄汤加木香、大黄；心火亢盛，六脉俱大，按之空虚，心动面赤，善惊上热，用三黄补血汤（四物汤加生地、黄芪、升麻、柴胡、牡丹皮）；因瘀积停留，衄血不尽，大便黑色，宜犀角地黄汤；衄血过多，服犀角地黄汤不止，证属内虚寒外假热，宜千金当归汤（当归、炮干姜、芍药、阿胶、黄芩）标本兼治；大衄不止，面水肿，用苏子降气汤（肉桂为关键）；证属大寒，色白不泽，六脉弦细而涩，按之空虚，用理中汤加黄芪；误用凉血药，瘀热内结，胸中作痛，木香酒磨顿服；衄血因于七情喜怒，劳役过度者，宜茅花煎汤调止衄散（黄芪、当归、茯苓、白芍药、生地、阿胶），或四物汤加牡丹皮、沉香等；衄血因内伤劳役，喘咳面赤、发热头痛，以当归补血汤加薄荷、荆芥，不应，用补中益气汤倍黄芪，慎不可用辛热之药；证属卫气大虚，不能固其营血，至夜发衄，多汗，用当归补血汤，或加木香，或用大剂保元汤（黄芪、人参、甘草）；久衄不止，热在下焦血分，用六味地黄丸加五味子。

五、医案例举

钱曙昭，久咳吐血，四五日不止，不时烘热面赤，或时成盆成碗，或时吐粉红色痰，至夜则发热自汗，一夕吐出一团，与鱼肠无异，杂于鲜血之中。薄暮骤涌不已，神气昏昏欲脱，灌童子小便亦不止。同道相商无策，因思瘀结之物既去，正宜峻补之时，遂猛进独参汤，稍定。缘脉数疾无力，略加肉桂、炮姜、童便少许，因势利导，以敛虚阳之逆，一夜中尽参二两。明晨其势稍定，血亦不来，而糜粥渐进，脉息渐和。改用六味丸作汤，调补真阴，半月而安（《张氏医通·诸血门》）。

按语：本案患者久咳吐血，或时成盆成碗，或时吐粉红色痰，当知其血证由于肺气上逆所致。"血之与气，异名同类，另有阴阳清浊之分，总由水谷精微所化。"气具阳和之性，而为阴血的引导，血系阴凝之质，又为气之所归，两者的关系是阴中有阳，阳中有阴，不能截然分开。而一旦失血过多，则气随血脱，虚阳外越故见烘热而赤，神气昏昏欲脱；失血过多，阴血不足则至夜发热自汗；离经之血而不能及时排出则吐出瘀血而成团。此证吐血，是血去而气亦随脱，属血证中的危重病情。血脱益气，便阳生阴长，于理易通，但如何运用，张氏抓住两个眼目，很有启发意义，亦示人以规矩。如瘀血既去，正宜峻补，这是血证用独参汤的大关键。另一个是脉数疾无力，了解病情属于虚阳上越，所以敢于猛进独参汤，而且用肉桂、炮姜从治之，并用童便反佐以取之。这种识病真切，抓住重点，大病用大药，疗效卓越，实堪师法，至于改用六味收功，盖因久咳化血之体，肺肾两伤，养阴降火，以宁肺金，亦属正治。

《张氏医通》所选诸案，大都持论平实，法度严明，不仅为石顽的医论提供了说理依据，而且丰富和补充了一些治法治则。如在对血证的阐发中，石顽有感于"世之名于医者，一见血证，每以寒凉济阴为务……在阴不济阳而上溢者尚为戈戟，况阳不统阴而亡脱者，尤为砒煏"，认为"血气喜温而恶寒"，反对不辨虚实寒热，一味苦寒克伐，损伤脾土。与之相应的诸血门所附十八则医案中，治以温补脾土为主，石顽本人的大部分医案及滑寿用甘温大补脾土之法治一膏粱之人衄血案、李士材用补中益气与十全大补汤加减治一人下血案等，都突出反映了这个特点。

六、血证预后

失血，脉微弱细小而和缓者易治；吐血咳逆上气，其脉数而有热，不得卧者死；血虽止而脉大不减，或虽小而弦细数疾，或弦硬不和，慎勿轻许可治；亦有他部柔和而左手关尺弦强者，为阴虚火旺，最为危兆。其变有三，一则阴火引血复上而暴脱，一则虚阳发露而发热，一则火上逼肺而喘咳，此终不救。衄血脉数实或坚劲，或急疾不调，难治；洪数实大弦急不治。呕血胸满引背，脉小而疾；衄血身热，久衄脉虚大，头额痛甚，鼻流淡黄水；溲血日久，形枯色萎，癃闭如淋，二便引痛，喘急虚眩，行步不能，均预后不良。

总之，张氏善于把握血液的生理和出血证的病因，强调根据脏腑特点、出血部位与出血颜色以分辨其病变脏腑及虚实寒热，辨证用方，灵活化裁。临证以温健脾阳为主，用药偏于温补，反对偏执一端、滥用寒凉或专用人参，但亦不舍寒凉，足资后世师法。

（《中医药学报》，2008 年第 36 卷第 6 期）

明清医家痰病证治钩玄

长春中医药大学　　郝　贤

秦汉时期提出痰饮病以降，中医痰病在理论体系和治疗方面都有了长足发展。中医痰病范畴广泛，几乎覆盖临床各科的疾病，认为痰为诸病之源，故有"百病皆由痰作祟"，又有"怪病多痰"之说。明清医家对痰病多有阐发，然其痰病观迥异，确实丰富了中医痰病学说。

一、傅青主倡开瘀化痰

傅青主在医理上注重气血，长于女科和男科。他对于痰病的认识亦见地独到，如曰："夫痰之滞，乃气之滞也"（《傅青主男科·痰嗽门》）。傅氏认为滞痰是由于气郁不行，气滞必然引起血行不畅而致血滞，"血不利则为水"（《金匮要略·水气病》）。痰、水同源，"湿停于肠胃之间，不能化精而化涎矣"（《傅青主女科·肥胖不孕》）。所以血滞又可引起痰滞。对于痰病的临床表现，他认为痰滞于女则表现为经前腹痛、闭经、肥胖不孕、恶露凝块、妊娠中恶、癥等；痰滞于男则表现为腰痛、阴虚猝倒、脚气、癫狂等。

关于痰病的治疗，傅氏善用开瘀化痰法。他常用的药物有苍术、陈皮、甘草、茯苓、半夏、白术、当归、桃仁、贝母等。同时，他还创制了多首卓有成效的方剂，如他治疗痰瘀互结之"室女鬼胎"，用荡邪散和调正汤。方中除以白术、茯苓、苍术、陈皮、贝母、甘草健脾利湿，开郁化痰外，并以当归、桃仁、牡丹皮活血开瘀，开血中之滞以通经。诸药合用，共奏开瘀化痰之功，俾瘀通痰消，经水自通。又如他治污血恶露凝块之证，以补中益气汤送服三消丸，方中以人参、白术、陈皮、青皮、香附健脾行气化痰，继以桃仁、川芎、三棱、莪术破瘀通经、祛除死血，如此瘀去痰消，经通络畅，血归其经，津行其道，恶露可消。

傅青主以开瘀化痰之法治疗痰瘀为患，论列方药，反映出其在痰证诊疗方面的圆机活法，为后世中医诊治滞痰所致病症如不孕、痛经、闭经、癥瘕等有着不可低估的学术价值。

二、张景岳阐论滋肾治痰

张景岳以重视真阴真阳，善用温补而闻名杏林，其在论治痰病方面亦有独到之处。关于痰病的病因，《景岳全书》卷三十一有详细记载："五脏之病，虽俱能生痰，然无不由乎脾肾。盖脾主湿，湿动则为痰，肾主水，水泛亦为痰，故痰之化无不在脾，痰之本无不在肾。"同时，他又进一步解释道："盖痰即水也，其本在肾，其标在脾。在肾者，以水不归源，水泛为痰也。在脾者，以饮食不化，土不制水也。"指出痰的生成与脾、肾有关，其根本在于肾。张景岳认为："肾经之痰，水泛为痰者也，无非虚证。有以肿胀而生者，此水入脾经，为之反克。"说明肾虚水泛所生之痰为虚证；脾湿而生痰，亦与肾水反克脾土有关，再次明示"肾为生痰之本"。"肾者水脏，主津液"（《素问·逆调论》），"少阳属肾，肾上连肺，故将两脏"（《灵枢·本输》）。肾主水，为阴阳水火之根，统领三焦和肺。因此肾对水液的输布调节起着至关重要的作用。若肾虚不能制水，水不归源，则肾水上泛而生痰；或阴虚火动，龙火出海，肾水沸腾而生痰。其所生之痰可引起诸多症状，蕴于肺中则久咳痰嗽，阻于清窍则舌强肢痿，乘于脾土则水肿便结，冲于心阳则满痛喘悸。

对于痰病的治疗,张景岳认为:"善治痰者,唯能使之不生,方是补天之手。"因为"虚损而生痰者,此水亏金涸,精不化气,气不化精而然,使不养阴以济阳,则水气不充,痰终不化,水不归源,痰必不宁"(《景岳全书》卷三十一)。据此他提出治痰之本,即以滋肾法治疗痰病,常用治痰药物有熟地、茯苓、半夏等。

如其自制金水六君煎治疗阴气不足,多痰兼燥而咳之证,方中重用熟地黄,补精填精,大补肾中真水。景岳曰:"阴虚而水邪泛滥者舍熟地何以自制。"王九峰云:"壮水则火静,火静痰消。"(《王九峰医案》)当归滋养肝阴,合用熟地,滋补肝肾,元海有根,水源有治,不泛为痰,又以半夏、陈皮化已生之痰。全方上宣化,下填补,标本兼治,而重在治痰之本。若阴虚水泛为痰者,酌用左归、右归、六味、八味等丸以补肾。薛己则称六味丸为"水泛为痰之圣药"(《校注妇人良方》)。《医学心悟》亦言:"若肾虚水泛,为痰为饮者,必滋其肾。肾水不足,则用六味。"

张景岳阐发肾为生痰之本,审辨病因、推求病机,提出滋肾治痰法,使痰之不生,确为"补天之手",为后世治疗肾虚水泛为痰病证,如咳喘、慢性支气管炎、肺源性心脏病、水肿等具有启示作用。

三、张璐治痰力主养阴降火

张璐在伤寒研究方面很有造诣,对于杂病证治亦有建树,尤其是他对痰病的论治颇具心得。"痰饮之患,未有不从胃起者矣。夫五脏藏神之地也,积水泛为痰饮。"(《张氏医通·痰饮》)他认为,痰饮一由胃而下留于肠,一由胃而旁流于胁,一由胃而上入于膈。水泛为患,日积月累,使水之精华,转为混浊,于是形成痰饮。同时,他又指出"良由劳思伤神,嗜欲伤精,加以饮食不节,血肉之味,酝酿成痰,为火,变动为咳,为喘",这样便形成了痰火。痰火既成,会导致"精髓枯涸于下,痰火凭陵于上,有形之痰,无形之火,交固于中"。痰热上冲则头面烘热,痰火扰乱神明则狂躁不寐,痰火阻于肺则咳喘、咳血,痰火居于胃则消中、痞满等。

关于痰火的治疗,张氏提出:"治痰先治火,治火先养阴。"他善用的药物有玉竹、瓜蒌、川贝母、紫菀、橘皮等。创制玉竹饮子,治痰火痰涎壅盛,咳逆喘满。方中以甘微寒之玉竹滋养胃阴,清热生津。《本草正义》言:玉竹"今唯治肺胃燥热,津液枯涸,口渴嗌干等症,而胃火炽盛,燥渴消谷,多食宜饥者,尤有甚效"。以苦甘微寒之川贝母清热化痰,润肺止咳。如《本草汇言》谓:"贝母,化痰之药也……则虚劳火结之证,贝母专司首剂。"又以茯苓、紫菀、橘皮理气化痰止咳,除胸中寒热结气。紫菀、橘皮与玉竹、川贝母相配,温而不燥;玉竹、川贝母得紫菀、橘皮相伍,润而不腻,寒而不遏,共成润降之剂,于是火降痰消,诸证自除。

张璐提出养阴降火以治痰,他的这一主张得到后世医家的认可,尤怡曰:"痰多从火化,故痰宜清可润。"(《金匮翼》卷二)临床治疗痰邪所致多种病证,如神志疾病、不寐、消渴病、胃脘痛、胆囊炎等值得借鉴。

四、王孟英治痰重展枢机

王孟英在《王氏医案》中用大量笔墨阐述了他对于痰病的辨治经验。关于痰病的病因,王氏认为,"素者痰饮,盘踞胃中""厚味酿痰""七情郁结""胎之初孕""久坐不劳"致气机不舒,津液凝结成痰;另外还可由于某些疾病,如"肺伤于燥""余热逗留于肺""肝阳妄动"误补使"邪热漫无出路",郁热内炽,津液受灼成痰。故他认为痰病的病机是由于"枢机窒滞",其曰:"肝气不疏则郁而为火,肺气不肃则津结成痰,胃气不通则废其容纳,脾气不达则滞其枢机,一气偶愆,即能成病。"指出肝气不疏、肺失清降、胃失和降、脾不升清均可使气机逆乱,气即不行,津液凝聚而成痰,尤其是"肺既不主肃清,一身之气皆滞也。"王氏对于痰病症状特点有深刻的认识,如谓:"痰之为患,既顽且幻,病状多端,性尤善变。"痰阻清阳则眩晕,痰蕴于肺则咳喘气逆;痰滞中脘则痞闷呃逆,痰舍心脉则胸痛,痰客隧络则痹痛等,皆为枢机不展、气滞痰阻之证。

对于痰病的治疗,其用清、展、泄、降诸法以舒展气机为重。他常用的药物有竹茹、半夏、贝母、石菖蒲、瓜蒌皮、橘络、丝瓜络、薤白、旋覆花、海蜇、郁金、黛蛤散、滑石、通草之属,转枢机而开痰路,平淡而远温燥。肺不受痰热之扰,则肺气清宁,治节复矣,气化行矣。二陈汤、麻杏石甘汤、瓜蒌薤白汤、橘皮竹茹汤、旋覆代赭汤、苇茎汤等是他在临床上常用的方剂。王氏对温胆汤和小陷胸汤的应用,尤有心得,如他治疗痰热饮痞证,用温胆汤合小陷胸加薤白,其中小陷胸汤"涤胸膈痰热,开胸膈气结"(《医宗金鉴·删补名医方论》)。温胆汤和薤白通胸中之阳,清肺金之燥,开胃土之郁,如此则肺气清,胃气降,胆气舒,结滞散,气机展,痰饮化,"诸恙自瘳矣"。

孟英治痰以舒展气机为要,妙思巧想,不拘于方,为后世诊治痰郁病证,如不寐、胃脘痛、胸痹等有启迪作用。

以上四位医家从病因、治则、治法方面诠释了他们对痰病辨治的认识,创制了卓有成效的方剂,使中医痰病理论日臻完善,成为后世中医临床论治痰病之绳墨。

（《上海中医药杂志》,2012 年第 46 卷第 4 期）

《张氏医通》对消瘅脉证的阐释

四川大学华西医院　　王华楠

消瘅在《内经》中共出现 17 次,散见于《素问》《灵枢》6 篇中。大多数学者认为消瘅不简单等同于消渴,而是综合了现代甲状腺功能亢进症、糖尿病的病因病机和临床特点。目前,还未有医家从患者的脉象表现结合地域、体质分析阐述消瘅的病因病机、临床特点和治法。《张氏医通》是一部论述内、外、妇、儿、五官诸科杂病证治的综合性医书。张氏精于诊脉,每一病种之后,都附以辨脉之法,尤其把脉理的分析作为审查病机、拟定治法、选方用药、判断预后的重要依据;张氏临证亦善辨体质,通过饮食贵贱居处辨析患者体质,据其所禀之偏胜偏衰,知其阴阳气血之盛衰,推断其病证脉象及相应病机之辨治。在《张氏医通·杂门·消瘅》中,从脉象判断消瘅的病机、证候、治疗及预后的总体规律,进一步阐述了不同地域环境、不同体质消瘅的脉证、病机及治法,为中医诊治具有消瘅病证特点的现代临床疾病提供了独特的方法,总结如下。

一、根据不同地域、不同体质相应的 不同脉象判断证候以施治

消瘅之脉诊需根据南北不同地域之气候、水土对患者体质的禀赋影响及不同体质相应的不同脉象判断证候，确立治法，以免虚证使用精血耗竭之法而误治。

"大抵北人消瘅，脉多沉石滑数，以北方寒水司权，且素食煤火，肾气多厚，故用刘张寒泻之法，往往获效。"北方气候多寒冷，水土厚实，北方之人体质多壮实、肌腠紧密，阳气内藏而少外泄，故患消瘅证脉多沉石滑数，肾气充实。故可用寒泻之法，泻内脏之燥热，往往获效。

"若大江以南，木气始生之界，患消瘅者，从无沉石之脉，即有滑数，按之必濡。"大江以南东南之地，水土薄弱，初生少阳生发之地，少阳升气不足，人之所禀体质多薄弱，故患消瘅之人，无沉实之肾气充盛的脉象，脉象多濡弱。即便消瘅见内热壅盛之滑数脉象，脉象亦必兼气血禀赋不足之细软濡象。"多有尺内见弦，及气口命门大数，或两寸浮滑者，以东南水土孱薄，虚阳属动，肾水易亏，当确遵《金匮》、东垣、养葵，犹恐不及，况可效用刘张之法乎。"如见尺弦、气口命门大数或两寸浮滑脉象者，多因东南之人肾精不足，虚阳易动，加重耗损肾气肾精，虚阳外散之象，治宜急法《金匮》、东垣充养肾精，以肾气丸、六味地黄丸之类，万不可用寒凉清泻之剂，徒伤脾肾之阳。

"至若庾岭而南，消瘅之脉，亦绝无沉石之候，多见浮大数盛，外示有余，中实不足，以其阳气泄而不藏，肾气溢而不满。"庾岭（江西大庾岭—大庾县）以南之地，由于气候湿热，消瘅脉象亦绝无沉石之候，多见浮大数盛脉象。外示阳热有余，阳气泄而不藏，内则肾精、脾阴不足，加重虚阳迫精外泄。"故其治仅可用辛凉以清其热，甘寒以滋其阴；若辛热导火，苦寒泻气等药，总无于预也。"治亦轻剂辛凉清其虚热，甘寒以滋补脾阴、肾精，切不可用辛热、苦寒之峻剂泻阳而助邪火加重病情。

二、消瘅之上、中、下三消的病机、脉证、治法

消瘅常见上、中、下三消，三消常见之脉证有："亦有真阴耗竭，肾气不升，肺脏枯燥，而见寸口数盛，为上消者。"嗜欲肾精元阴耗竭，子耗母精，则肺脏枯燥及燥热，见寸口数盛，为上消者常见。"又有竭力房室，服食慓悍，火土太强，恣意饮啖，而见气口动滑，为中消者。"嗜欲肾精元阴耗竭，加之嗜食肥甘厚味及嗜酒等，致胃火过旺，可见气口动滑之脉象，为中消者常见。"然间有恃力作强，以水为事，乃致虚阳不守，封藏不固，而见右尺数大，为下消者。"但仍有嗜欲，耗乏肾精，虚阳外散，肾失收藏，虚热虚火内见，脉象可见到右尺数大，为下消者常见。如见此三消的脉象"寸口数盛""气口动滑""右尺数大"出现时，"又不可限以风土，急须导火壮水，除陈气等法"，可不局限于地域体质的因素，治疗皆需急用清火填补肾精及消积滞、消湿滞等法治疗。

三、消瘅临证常脉与表脉之鉴别

"至于临病审察，又当随左右尺寸之太过不及而为决断。太过见于寸口，多为气病；不及见于尺内，多为肾虚。又在左偏弦，为精髓受伤；在右偏旺，为虚阳发露。然其邪皆自内发，故表证表脉绝少。"消瘅临证详察脉象需辨左右脉象之太过不及。寸口太过，多为气分受病。尺内不及，多为肾虚。左偏弦，肾精不足，肝阳偏旺。右偏旺，为虚阳外泄。此左弦右旺之脉象皆为消瘅内在之肾精不足，虚热、虚阳外发，区别于表证引起的浮脉等表证脉象。"见消瘅虽有浮脉，亦是客邪为患，非此证之本脉。"消瘅病证皆从内而外发，很少见表证浮脉的脉象，即使见表证浮脉脉象，亦为消证兼夹外邪而患。

综上，张氏结合地域特点、体质差异、脉证分析消瘅的病机、治法以指导临床用药，同时，也分析了消瘅上、中、下三消一般所具有的脉证、病机及应采取的治法，对后代医家从脉象角度论治本病，具有重要的临床指导价值。

（《山东中医药大学学报》，2014年第38卷第1期）

三伏灸临床应用中的思考

成都中医药大学　　　卢圣锋　刘迈兰　唐　勇

　　三伏灸属于"天灸"范畴，首见于清初名医张璐的《张氏医通》。近年来，三伏灸在临床上广泛运用于呼吸系统疾病的治疗，并已取得了较显著的疗效。但三伏灸是否仅限于三伏天使用？其敷贴部位及所用药物能否调整？适应病症能否增加？笔者拟就此四个方面的问题，结合文献报道和我们的思考，浅议于后。

一、施灸时间

　　《张氏医通》："夏月三伏中……十日后涂一次，如此三次，病根去矣。"即明确指出三伏灸的治疗时间是在三伏中。目前，临床医师也多选择初伏、中伏、末伏的第一日施灸治疗，遵循了《张氏医通》的时间选择，其原因可能源于传统中医学理论的认识。中医学理论认为"冬病夏治""春夏养阳""天温日明，则人血淖液而卫气浮，故血易泻，气易行"（《素问·八证神明论》）；"夏三月，此谓蕃秀，天地气交……若所爱在外，此夏气之应，养长之道也"（《素问·保命全形论》）。三伏灸所选日期分别是夏至后的第一、第二个庚日及立秋后第一个庚日，庚在五行中属金，与肺相对应，所以主要运用于哮喘、支气管炎、过敏性鼻炎等肺系疾病。而且，三伏日自然界阳气旺盛，阳气在上、在外，人体虚阳得天阳之助，施以灸法则三阳相和，可助正气以驱邪外出。

　　但三伏灸是否可以拓展到其他时间给予治疗呢？陈铭等对107例支气管哮喘患者，采用三伏灸（传统三伏日）和秋季灸（秋分前10日、秋分、秋分后10日）进行治疗，对比治疗后 IgE、肺功能的变化，结果表明，夏季组疗效明显好于秋季组，提示三伏灸治疗支气管哮喘的疗效与季节有关。梁栋富等采用伏天（传统三伏日）、非伏天（伏天后5～7日）、秋天（伏天治疗后3个月）、空白对照（伏天治疗后下1个伏天）观察50例哮喘患者，结果表明，患者在伏天治疗和不治疗比较，疗效有显著性差异；伏天治疗和非伏天治疗（在伏天后5～7日治疗），疗效没有显著差异；伏天治疗与秋天治疗比较，疗效有显著性差异。这提示,伏天、非伏天治疗均可成为三伏灸的治疗时间。庄礼兴等观察到,三伏天灸与日常天灸(即非节气,原文献未标明具体治疗时间)对支气管哮喘患者肺功能的影响没有显著性差异。由此可以给予我们一些启示,临床运用"三伏灸"的治疗时间可适当拓宽,不必仅限于头、中、末伏中的第一日。从中医学理论分析,选用伏天的原因,主要是基于春夏自然界阳气升发,冬病夏治,借助自然界及药物之阳气,协助人体阳气升发,从而去除病邪。另外,夏季人体腠理疏松,"气宜泻,血宜行",药物之力可透达体内,最大限度地支持人体正气。而在整个夏季,即使不是伏天,其阳气升发的本质是不变的,因此三伏灸在时间的选取不一定拘于三伏日,可以有所变通。从临床报道来看,虽然日常灸的有效率不一定有三伏灸高,但治疗后对疾病症状的缓解仍有一定的积极意义。且三伏灸作为一种外治法,副反应极小,即使有皮肤过敏等不良反应,也可随时移去药源,终止对机体的进一步损害。因此,笔者认为三伏日为三伏灸治疗较为理想的时间窗,在此时间窗内疗效可能优于其他时间,但临床上也可适当拓展三伏灸的临床应用时间,以使更多的患者受益。比如,能否拓展到夏季非伏天、秋天甚至冬天?虽然没有最旺盛的自然界阳气作为支持,但我们可以给予敷贴的药物进行外加热源,从而促进药物的经穴位皮肤吸收。这在理论上是可行的,值得在临床实践中去检验。

二、施灸部位

《张氏医通》所载三伏灸所选穴位主要是以胸背局部穴位为主(肺俞、膏肓俞、天突、百劳等)。在目前临床上除了多以大椎、双侧肺俞为主穴应用外,也有根据患者证型的不同,对所用腧穴进行变通。例如,陈铭等对158例支气管炎患者进行辨证分型三伏灸治疗(在大椎、双侧肺俞的基础上,脾气虚组加双侧脾俞,肾气虚组加双侧肾俞),结果发现中医辨证分型结合相应的穴位加减确可提高疗效。另外,沈亚娟针对小儿肺炎,在肺俞、听诊啰音最明显处给予敷贴,结果发现在啰音最明显处敷贴组,患儿治疗后症状、体征改善时间显著短于肺俞敷贴组和常规治疗组。这提示三伏灸的施灸部位除了沿用原文记载的穴位外,变通是可能的。比如,在目前的针灸临床,对某一疾病治疗穴位的选取包括对症选穴、对病选穴、辨证选穴、按照神经节段选穴、按照经验选穴等多种方法，即使是仅仅针对支气管炎或者哮喘病症，不仅临床有寒热虚实证型差异，也有胖瘦老弱等体质的不同，根据每一位患者，进行个体化施灸部位的选择可能更有利于病症的治疗和康复。

三、药物及剂型

关于药物及剂型，《张氏医通》中"方用白芥子净末一两，延胡索一两，甘遂、细辛各半两共为细末，入麝香半钱，杵匀，姜汁调涂肺俞、膏肓、百劳等穴"，可见当时是以姜汁调散剂为糊状（或膏状），涂敷于所选穴位。

目前临床上所用三伏灸药膏组方多在张氏方剂基础上加减。方中麝香具辛温走窜之性，起到引经作用。现代药理学研究证明，麝香具有抗炎作用，尤其对炎症早、中期效果明显。另外，麝香对离体心脏有兴奋作用，能升高实验动物的血压。这一点无疑促进了药物在机体内的扩散，从而加快起效。但麝香药源稀缺，价格昂贵，增加了制剂成本，加重了患者的经济负担。研究表明，薄荷醇、冰片、氮酮及其复配体系均可不同程度增加经皮给药的渗透性，单独用氮酮作用最强，但三种药物联合使用时对药物的透皮吸收促进作用最强。其中薄荷醇能促进多种药物透皮吸收，冰片有显著抑制试验动物的急性炎症的作用，并有一定的镇痛作用。如果在三伏灸药膏中加用此三味药物，则既可增加药物通透性，提高疗效，又不至于增加太多成本，加重患者负担。同时，薄荷醇有轻微麻醉作用，其与冰片均具有清凉感，入药后能缓解药物敷贴皮肤后产生的灼热不适感。

剂型方面，一直少有发展。如前所述，《张氏医通》中是各药共为末，杵匀，姜汁调涂。目前临床上仍是将各味药物加工成散剂，用时以姜汁调和，做成药饼，以胶布敷贴于所选穴位。其优点是制作简便，一般的医疗机构甚至个人均可自制。缺点是使用不便，且随用随调，难以满足临床上大量、高效运用。如果能将药物做成贴剂，可批量生产，长期保存，则大大方便临床推广及运用。但在实际开发过程中如何保证敷贴剂型具有一定的干湿度（过湿保存时间短，易霉变；过干不利于吸收，效果欠佳），是需要注意的问题。

四、适宜病症

《张氏医通》所载三伏灸主要是治疗冷哮。目前临床上报道的也主要以呼吸系统疾病应用较多,且以虚寒证为主,而且也有观点认为三伏灸治疗虚寒证疗效较实证、热证为好。另外,也有人运用三伏灸配合康复调理治疗混合性结缔组织病、慢性胃痛、肠易激综合征、顽固性腹泻等,均取得了较为理想的疗效。目前的研究显示,天灸(包括三伏灸)可提高机体的细胞免疫和体液免疫,能改善下丘脑—垂体—肾上腺皮质系统的内分泌功能,且能调解变态反应,对自身免疫性疾病有较好的调解作用。可见,三伏灸在临床上不必拘于肺系疾病,凡体虚所致疾病,皆可施以三伏灸。特别是一些慢性疾病,长期内服治疗对患者伤害大,且医疗成本过高,效果欠佳,可考虑试用三伏灸(或天灸)。

五、小　结

三伏灸作为外用疗法具备独特的优势,其中包括:① 血药浓度更稳定,药物副反应低。② 不经过肝脏的"首过效应"和胃肠道的破坏,对肝脏、胃肠功能的损害降到最低。③ 避免口服给药,多数患者易于接受。④ 能提供可预定的治疗时间和较长的作用时间。⑤ 能随时移走药源,把不良反应发生的可能性降到最低。

综上所述,笔者认为三伏灸在临床上值得推广,治疗时间可以放宽,不拘于三伏日,但三伏日可以作为推荐时间窗,在此时间窗内治疗,效果更好。施灸时所选治疗部位可以扩大,如肺系疾病不限于"肺俞、大椎"等穴位,适度扩展到肩胛间区、听诊啰音明显区域等,其他疾病可辨证选穴与阿是穴、病灶等相结合。所用灸膏剂型可进一步研究、改善,以现代工艺生产出便于携带、可长期保存、能大量生产的规范化产品,以适应临床推广使用的需要。三伏灸所治疗病种不必拘于肺系疾病,也可适当拓宽,凡体虚所致疾病,皆可施以三伏灸。

(《上海针灸杂志》,2010 年第 29 卷第 7 期)

疾病诊治应用

张璐"诊病投药，必参酌古今，断以己意"，反复推论。治病则多取法薛己、张介宾，喜用温补之剂。

例如张璐诊治痢疾，在《内经》《伤寒杂病论》以及历代医家之说的基础上论痢，认为痢疾即古人所谓肠澼之证，其"皆缘传化失职，津液受伤，而致奔迫无度"。在痢疾的治疗上，张璐主张以温理气机为主，反对泥于苦寒疏利。张氏认为除脉滑大数实，或挟热后重、烦渴者宜予黄芩、黄连、芍药、泽泻、白头翁、秦皮之类苦寒疏利外，皆不宜恣行攻伐，而应注重气机的调理。如五色噤口及瘀晦清血诸痢，每用甘草、干姜专理脾胃，肉桂、茯苓专伐肾邪，其效如鼓应桴；痢疾初起腹痛后重者，则兼木香、槟榔、厚朴以泄之；痢疾见饮食艰进者，则兼枳实、焦术以运之；痢疾见阴气上逆、干呕不食者，则兼丁香、吴茱萸以温之；痢疾见呕吐涎水者，则兼橘皮、半夏、生姜以豁之；痢疾见脓血稠黏者，则兼茜根、乌梅以理之；痢疾见水道不通者，则兼升麻、柴胡以举之；痢疾而身热不除者，则兼桂枝、芍药、姜、枣以和之，等等。

本章节收录了张璐对血证、咳嗽、中风、郁证、喉喑以及妇科等疾病的诊治特色文献，以及张璐对部分方药应用特点的经验之谈，虽不及反映张璐疾病诊治和方药应用的全貌，亦能窥一斑而知全豹，领略张氏审证辨脉立起沉疴的精彩。

疾病诊治

张璐论治血证特色探析

湖南中医学院　　李定祥　蒋文明

张璐治学博采众长，贯以己意，治病取法薛己、张景岳较多，偏于温补，但亦不舍寒凉，在其代表作《张氏医通》中论治血证就颇具创见。现将其论治血证之特色略作探讨。

一、师古不泥，发挥血液生理

张氏宗《素问·决气》所云"中焦受气取汁变化而赤是谓血"，以及《素问·营卫生会》云"营卫者，精气也，血者，神气也，故血之与气，异名而同类焉"等论述，对气血的生理功能十分重视。他指出："《经》言血之与气，异名同类，虽有阴阳清浊之分，总由水谷精微所化，其始也，混然一区，未分清浊……虽《经》有水注于肺乃化生血之说，实不离五行之气化，转注于环也。"（《张氏医通·诸血门》，以下未注明出处者均出于此）强调血虽有阴阳之分，但血的生成和运行更与脏腑的生理功能密切相关。进而根据血所在脏腑，经络各自功能之异划分为三类，认为："其至清至纯者，得君主之令，以和调五脏，藏而不失，为养脏之血；其清中之浊者，秉输运之权，以洒陈六腑，实而不满，则灌注之血也；其清中之清者，令营周之度，流行于百脉，满而不泄，此营经之血也。"由此可以看出张氏对血液生理的认识跟阴阳、脏腑、经络、营卫等紧密结合，一旦脏腑功能失常，阴阳偏盛偏衰，必然会导致血出于脏腑以及不循常道而溢于脉外。"从上溢者，势必假道肺胃；从下脱者，势必由于二肠及膀胱下达耳。"因此，只有脏腑、经脉之血各有所司属，恪守其乡，才能阴平阳秘，无有上溢下脱之患矣。

二、症状错杂，明辨出血之由

关于血证的病因病理，历代医家都十分重视火与气，如张景岳云："凡治血证须知其要，而动血之由，唯火唯气。"张氏在继承前人的基础上结合自己长期的临床经验，对血证的病因病机有更深刻的认识，他认为出血的主要原因在于人体阴阳偏胜偏衰。诚如其所云："人之禀赋，不无偏胜，劳役不无偏伤，其血则从偏衰偏伤之处渗漏焉。夫人禀赋既偏，则水谷多从偏胜之气化……阳胜则阴衰，阴衰则火旺，火旺则血随之上溢，阴胜则阳微，阳微则火衰，火衰则火失其统而下脱。"同时，张氏基于对血与脏腑功能密切相关的认识，还指出脏腑功能失调亦是导致出血的重要原因："其上溢之血非一于火盛也，下脱之血非一于阳衰也……究其所脱之源，或缘藏气之逆，或缘腑气之乖。"进一步地把出血之由归结到脏腑，将火与脏腑功能异常结合起来探讨血证的病因病机，为血证辨证打下了理论基础。

由于各脏腑的功能，所属关系和所在部位不同，导致其血证的临床特点亦有所不同，症状错综复杂，如出于肺者多为咳血、咯血之病，出血多带有痰沫，血色呈粉红色；出于胃者，多为呕血、吐血或齿衄之证，出血多夹食物残渣，出血量多，并常兼有紫黑块；出于肝者多为呕血、眼衄等病，其出血多青紫稠浓，或有结块，或有血缕；出于脾者，可见于呕血、下血、溺血、唾血等多种血证；若为肝强脾弱，虚热郁火所致，其血必鲜紫浓厚；若脾虚不能摄血，其血色稀淡；出于肾者可见于多种血证，出血不多，其色不鲜，血星如珠；出于心者，其色正赤如珠漆光泽；若吐出便凝不沾指者，为守脏之血，病情最为严重。可见张氏根据脏腑之间的不同功能关系及出血的不同特点，进一步辨明出血之由在何脏腑，在气在血，虚实变化以及预后情况。

三、强调辨证，注意临证实用

张氏为临床医学大家，其治血证最大特点就在于重视辨证，认为人体禀赋有偏阴偏阳，治疗当补偏救弊，因此"以寒治热，以热治寒"是治疗血证最为紧要的原则。同时他又强调"证有虚中挟实，治有补中寓泻，从少从多之治法,贵于临病处裁"。如治疗上膈壅热,胸腹满痛,吐血,脉弦长洪大,按之有力者,用釜底抽薪之法,药用当归、牡丹皮、荆芥、阿胶、滑石、酒大黄、玄明粉、桃仁泥,使热从二便去,且止血不留瘀,多为后世效法。对于内伤劳役之人,喘嗽面赤,发热头痛而衄,宜用当归补血汤加薄荷、荆芥,不应,则以补中益气汤倍黄芪,慎不可用辛热之药。内伤劳役之人,脾胃先损,气血生化无源,必致气血亏虚,土不生金则喘嗽,若以血虚为主,阴血未足无以敛阳,故发热面赤而衄,方用当归补血汤加减,若不效,则必以气虚为主,脾胃气虚,虚火内生,故改用补中益气汤倍黄芪以补气。甘温除热,而辛热之品易耗阴伤气,故慎不可用。对于久衄不止者,张氏认为还须加气药,如木香、香附之类,因为血无气引则血不归经。对于吐血一症则认为不宜骤止,亦不可峻攻,只宜清理胃气以安血,并酌加行血之品以不留瘀,方用犀角地黄汤随证加桃仁、茜根、橘红、大黄、童便等。若诸失血后,倦怠、昏愦、颜面失色,懒于言语,此为气随血脱,当浓煎独参汤加陈皮,所谓血脱益气,其妙尤在加陈皮以行气。补气而不用行气之品,则气虚之甚者,无气以受气补,但上法对血色鲜明或略兼紫块者为宜。可见,张氏治疗血证灵活多变,注意临床实用。

四、治重温补,但亦不舍寒凉

针对时医一见血证,每以寒凉为务之弊,张氏根据《内经》"血气者,喜温而恶寒,寒则泣不能疏,温则消而去之"之旨,指出对血证之治应慎用苦寒。他在《张氏医通·虚损》中云:"苦先入心,久而增气;反能助火,至其败胃,所待不言。"因此,张氏治疗血证用温补者多,如《诸血门》所录医案18例,其中用温补取效者多达12例。由此可见其善用温补之一斑。

张氏治疗血证重用温补主要体现在重视脾阳,他认为:"凡虚劳里急,亡血失精,烦热脉弦诸证,良由生气内乏,失其柔和而见乖戾,似乎邪热有余之象,是须甘温调补,以扶生发之气。审系阴亏,则壮水以制阳,阳虚则培土以厚载。"而且健脾之阳一举有三善:一者脾中之阳气旺,龙雷之火潜伏也;一者脾中之阳气旺,而胸中之窒塞,如太空不留纤翳也;一者脾中之阳气旺,而饮食运化精微,复生其已竭之血也。临床常选用四君子汤、当归补血汤、补中益气汤,归脾汤等加减运用,若阴虚火旺者则选用六味丸加减。

尽管张氏治重温补，但他亦不舍寒凉，如治疗实热衄血、脉大便秘者，用犀角地黄汤加木香、大黄，单纯以寒凉药物为主。对于虚热所致血证，张氏主张用药甘寒柔润，反对用苦寒之品，如治刑部汤元洲案，因其平时多火，不受温补，以六味丸合生脉散加葳蕤而得治。张氏治疗血证不舍寒凉的另一表现就是寒热并用，如治疗因冷饮中寒或杂食生冷，血为寒凝而下，必腹痛，色晦淡用附子理中倍炮姜，加酒黄连。治疗极劳奔驰伤肝所致的呕血，遍身疼痛，或时发热，用犀角地黄汤加当归、肉桂、桃仁泥，寒热并用，止血而不留瘀。

总之，张璐善于从整体和运动中把握血液生理特点，强调体质差异对血证的影响，详于脏腑辨证，用药灵活多变，偏于温补而不舍寒凉是其论治血证的特色。

（《湖南中医学院学报》，2000 年第 20 卷第 3 期）

张璐治血证经验研讨

江西省波阳县中医院　　朱炳林

《张氏医通》为清张璐著，是书第五卷系"诸血门"，共分诸见血证、衄血、吐血、溲血、下血、蓄血六章，他如呕血、唾血、咳血、咯血、血溢、九窍出血等均附于吐血门下，出血证治，靡不皆备。张氏治血证颇多经验，爰研讨如下。

一、血证总论

"诸血门"的第一章"诸见血证"，张氏是作为血证总论来写的。在这章中，张氏对于中医基本理论中血的生成、血的功能、血与气、血与精的关系、血证之病因病机以及治疗大法等，做了相当精辟的阐述。张氏指出："《经》言血之与气异名同类，虽有阴阳清浊之分，总由水谷精微所化。"这就把《内经》"中焦受气取汁，变化而赤，是谓血"的条文具体化了。然而水谷之精微能变化而赤,是通过脾胃、肺、心、肾、肝等脏器的功能来完成的,即生化于脾,总统于心,藏受于肝,宣布于肺,施泄于肾,终"不离五行之气化,转注于环",灌溉周身,以"司运动,以奉全身"也。

人身不离气血,"气主煦之,血主濡之,虽气禀阳和,血禀阴质,而阴中有阳,阳中有阴,不能截然两分",具体阐明了维持人体生命活动的两大基本物质的密切联系,张氏还指出:"气不耗,归精于肾而为精;精不泄,归精于肝而化清血",说明精与血可以互相转化,精是可以化为血的,这些都是正确的见解。

在血证的病因病机方面,张氏特别重视机体的内因,认为人身阳气为阴血之引导,阴血为阳气之依归;和调五脏,藏而不失,洒陈六腑,实而不满,各有司属,若各守其乡,本不应有出血之患。造成出血的原因主要是人的禀赋偏胜,劳役伤伤,脏气之逆,腑气之乖,"血则从偏衰偏伤之处而渗漏焉",其从上溢者,势必假道肺胃;从下脱者,多从二肠、膀胱下达。张氏认为衄血的产生,有火乘肺金者,有阴盛迫阳者,有少阳风热者,有少阴之虚者,亦有颠扑骤伤或药毒所致者。他如尿血、便血、蓄血等均条分缕析,甚是具体。

血证治则,张氏认为:第一,"须按心、脾、肝三经用药",并以归脾汤的组成为例,说明心主血、脾裹血、肝藏血,归脾汤一方,三经之药,能使血归脾,是一重要治法。第二,以八味丸为例,主张"培先天之根",说明血证从本治疗的重要。第三,对血热妄行之始,"宜以引血破瘀之剂折其锐气,而后区别治之",力主去蓄利瘀。第四,寒凉济阴之治法要慎重,认为"血气喜温而恶寒,寒则泣不能流,温则消而去之,此轩岐密旨。"血证多火多气耳,张氏何以视此为轩岐密旨?究其原因,实是针对当时之世医,不管何证,偏以一隅,常以寒凉济阴为务而发的。对于我们来说也是有启发的。临床上脾阳虚亏而不摄血,气陷不举而血不止者并非鲜见,尤其是阳不统阴而亡血脱血者,误投寒凉济阴,更是祸不旋踵。

二、治血十法

《张氏医通》中对于血证的治法,笔者将其概括为如下十法,即:

1. 清热解毒、凉血散瘀法　适用于热甚伤及营血之血证,方选犀角地黄汤加桃仁、茜根、橘红、木香、大黄、童便之属。

2. 清胃泻火、凉血止血法　适用于火邪蕴结心下所致之吐血、衄血证,方选泻心汤。

3. 和里缓急、通阳解表法 适用于内伤劳役之人出血而又兼头痛发热等风寒表证者，方选小建中汤加葱豉。

4. 益气摄血、健脾养血法 适用于因郁怒伤肝，思虑伤脾，气弱血少，脾不统血之血证，方选归脾汤。

5. 补脾和中、消食和胃法 适用于积滞伤胃致吐血证。如因饮酒过多伤胃吐血者，方选六君子加香、砂、干葛；如因饮食不化，腹中绞痛，自汗者，予枳实理中汤加牡丹皮、扁豆灰。

6. 温阳健脾、坚阴出血法 适用于胃中寒邪，并伤阴络，致清阳失守，迫血外溢之证，方选黄土汤或千金当归汤。

7. 升气补血、平肝泄火法 适用于血虚夜热自汗，心动面赤，六脉俱大，按之空虚之血证，方选三黄补血汤。

8. 滋阴配阳、引火归元法 适用于真阴亏损，阴火上乘，载血于上之证，方选六味地黄丸加五味子作汤，调下肉桂末。

9. 疏肝调气、活血化瘀法 适用于气血不调，心中刺痛，胁下疼痛之吐血、衄血，或闪挫气血凝滞，或颠扑致衄，或恶血内留之证，方选柴胡疏肝散加童便，或小乌沉汤调黑神散。

10. 升阳祛湿、和血止血法 适用于肠风下血如溅之证，方选升阳祛湿和血汤。

三、辨证论治心得

出血之证，似乎以止血为要，但张氏没有在止血上多费笔墨，而是根据具体情况具体分析，教人种种辨证之法，为医者制定了不同的治疗方法。其中有特色的是：

1. 体质之辨 张氏指出，人之气禀不同，体质有差异，太阳之人多火，太阴之人多寒，前者服芩、连、知、柏，恬不为怪；后者服参、术、姜、桂，时不绝口，这两种不同体质的人患出血证，就不可作一样看待，自然应当因人制宜。

2. 部位之辨 咳血、衄血、吐血、便血、尿血，部位不同、名称不同，自易辨别。但蓄血一证，因有上、中、下三焦之不同。如外伤引起，亦应审定部位，有蓄在胸腹、蓄在腰胁、蓄在腹胁、蓄在胃口、蓄在少腹之异,不可划一治疗。

3. 病因之辨 如肝火内旺之呕血,虽病位都在肝,但究其病因,暴怒火逆伤肝者有之,极劳奔驰伤肝者有之,竭力房劳伤肝者亦有之,病因不同,见证有别,治疗不同。

4. 血色之辨 血的色泽在血证的辨证上是一重要内容,张氏指出黄土汤的使用必以血色瘀晦不鲜者为宜,若紫赤浓厚光泽者用之必殆,前者为阳衰,后者多为火盛,洵为经验之谈。更应辨者,如血呈粉红色,常常痰沫者多出于肺;血赤如朱漆光泽者多出于心;鲜紫浓厚者多出于脾;青紫浓稠有缕有块者多出于肝;色不鲜者多出于肾。便血亦以鲜紫清晦分阴阳,如大便黑色,面目萎黄者,为瘀积胃脘;若血色如朱,光亮如漆,吐出即干,以指甲剔之成片不起者,最为危候。

5. 季节之辨 四时气候的变化对人体的生理功能,病理变化有一定的影响。张氏有见于此,故提出了根据季节不同而选方出药,可供临床参考。

6. 脉象之辨 张氏辨脉很有经验,常以此作为重要依据,"诸血门"中比比皆是。

7. 重视胃气 这一思想贯穿于血门始终,张氏视胃为五脏之本,胃气虚亏则营气不能滋养。因此,其治血证,处处注意保护胃气,力避药后呕逆喘乏夺食泄泻之虞。

8. 选方用药,恰到好处 这也是血门一大特色。我们说张氏力避寒凉之害,并非言他不用寒凉;说他重视胃气,也并非一概温补。张氏治病一以辨证为指归,该下则下,该补则补,选方用药,恰到好处。

张璐治咳辨析

江西省波阳县中医院　　朱炳林

张璐勤求古训,博采众方,克绍前贤,立足实践,在此基础上总结出咳嗽的十四种治法及辨治特点，可供临床医生参考。

一、张氏的治咳十四法

《张氏医通》中张璐的治咳十四法是：

1. 疏散风寒、宣通肺气法 适用于风寒咳嗽，方选芎苏散（半夏、茯苓、橘皮、葛根、柴胡、紫苏、川芎、枳壳、桔梗、炙甘草）、小青龙汤。风重者予桂枝汤加香豉、细辛；寒重者予华盖散；兼喘者九宝汤（麻黄、桂枝、杏仁、甘草、紫苏、薄荷、橘红、桑皮、大腹皮、生姜、乌梅）；饮酒中风多汗而嗽者桂枝汤加泽泻、苍术、麻黄根；寒包热者金沸草散去芍药加石膏。

2. 疏风清热、宣肺止咳法 适用于风热咳嗽，方选加味葱白香豉汤（葱白、香豉、玉竹、白薇、青木香、桔梗、甘草、薄荷、白蜜）。热包寒，寒稍重者予金沸草散；热稍重者千金葳蕤汤（玉竹、石膏、白薇、青木香、麻黄、杏仁、炙甘草、郁金、川芎）去川芎加香豉。

3. 开泄热郁、清肺润燥法 适用于燥热咳嗽，方选千金葳蕤汤、千金五味子汤（五味子、桔梗、甘草、紫菀、续断、竹茹、炙桑白皮、生地、赤小豆）、千金麦门冬汤（麦冬、桔梗、炙桑白皮、半夏、生地、紫菀、竹茹、麻黄、炙草、五味子、生姜）。或先以逍遥散加桔梗开之，后用六味丸加五味子补之。

4. 清肺泻火、止咳祛痰法 适用于火热咳嗽，方选泻白散加橘红、桔梗。如大便秘结者予凉膈散加桔梗，或凉膈散去硝黄加玉竹、蜂蜜。

5. 解表祛湿、宣肺止咳法 适用于感湿咳嗽，方选麻黄加术汤。

6. 涤痰开结、清肺止咳法 适用于痰热互结之咳嗽，方选小陷胸汤。

7. 疏肝清热、理气化痰法 适用于肝火犯肺之咳嗽，方选加味逍遥散。如咳而胁痛者枳壳煮散（桔梗、甘草、细辛、川芎、枳壳、防风、葛根、生姜、红枣），或去川芎，加青皮、柴胡、香附、姜汁之属。

8. 健脾燥湿、理气化痰法 适用于痰湿咳嗽，方选二陈汤加防己、黄芪、白术之类。

9. 消食导积、祛痰清肺法 适用于食积痰嗽，方选二陈汤加枳、术、黄连，或二陈加香附、枳壳；兼发热者加姜汁炒川连；停寒食作嗽者加炮姜；如食积痰壅咳喘颇甚者予千缗汤（半夏、甘草、生姜、皂荚）荡涤之。

10. 温肺散寒、化痰止咳法 适用于肺胃虚寒咳嗽，方选温肺汤或半夏温肺汤、千金补肺汤（五味子、干姜、桂心、款冬花、麦冬、炙桑白皮、大枣）。

11. 补肾纳气、温阳行水法 适用于脾肾阳虚咳喘，方选济生肾气丸、重者生料鹿茸丸（鹿茸、牛膝、五味子、石斛、巴戟肉、炮附子、川楝肉、山药、肉桂、杜仲、泽泻、沉香）。如中阳虚为主者，理中汤加味；兼腹痛脉弦者，小建中汤加桔梗；肾火虚不归元者，加减八味丸（六味地黄丸加肉桂、五味子）。

12. 补肺益气、化痰宁嗽法 适用于气虚咳嗽，方选补中益气汤去升麻加煨葛根、麦冬、五味子；兼肾水不足者以前汤送下都气丸。

13. 养阴和中、润肺止咳法 适用于阴虚咳嗽，方选门冬清肺饮（人参、麦冬、五味子、黄芪、甘草、紫菀、白芍、当归）。或晨服异功散，夜服六味丸。

14. 凉血散瘀、降气消痰法 适用于瘀血咳嗽，方选犀角地黄汤加童便、桃仁、大黄；或平胃合越鞠加韭汁、童便消伐之。瘀血在胃咳而吐血者，先予百劳丸去瘀，后用异功、六君调补。

除上述十四法外，张氏对于咳嗽兼呕、咳嗽出血及咳嗽失音等证，都有较好治法，限于篇幅，不再一一列举。

二、张氏的辨证论治特点

张氏对咳嗽的辨证论治尚多经验之谈，笔者探求之，觉得有六个方面方法可传。

第一，"治嗽须分新久虚实。"新咳多外感，久咳多内伤；虚则补之，实则泻之，确为辨证之大纲。

第二，"不可拘于成则而废活法。"成则要守，不守规矩则不成方圆，但疾病之变化难以预测，拘于成则，有时便方枘圆凿，不能切中肯綮。比如久嗽不止多属内伤，但也有客邪伤肺、缠绵不去者，必须投宁嗽化痰汤解表祛邪，误投补剂，闭门留寇，邪一日之不去，嗽便一日之不止；即便经年累月之久嗽，仍有风寒客邪久伏肺胃之症，切不可作劳嗽治，应投三拗汤佐以千缗汤。又如暴嗽者多属外感，亦有肾虚需服生料鹿茸才可痊愈者，"不可以暴嗽而疑遽补之非"。

第三，对症状要善于鉴别。如风嗽与火嗽都有鼻流清涕之症，但风则一嗽便多稠痰，火则顿咳无痰。又如外感咳嗽与阴虚咳嗽的鉴别，外感咳嗽声盛而浊，先缓后急，日夜无度，痰涎稠黏而喘急；阴虚劳嗽则声怯而槁，先急后缓，或早甚，或暮甚，痰少气喘而乏也。又如久嗽脉弱属肺虚，而脉虽洪大按之不鼓（乏力）者亦属肺虚。再如脾湿胜者痰滑，多一嗽痰即出，而肺燥胜者痰涩，有连嗽数十声痰不出。

第四，当详"时令之寒暄而为施治"。咳嗽的辨证不仅要看患者，还必须看到咳嗽发作的时间，张氏指出：上半日嗽多属胃中有火，午后嗽多属阴虚，黄昏嗽火浮于肺，五更嗽胃中有食积；冬日嗽多寒，小青龙汤加杏仁，夏日嗽多热，小柴胡汤加石膏、知母，秋深嗽千金麦门冬汤等，都为辨证的要点。

第五，选方必须恰到好处，药物的加减必须有所依据，是张氏论治的一个特点。例如张氏治郭公肾虚肺燥交秋则咳，连发四载，夜坐不得卧之证，张氏选用千金麦门冬汤去生姜、半夏，加玉竹、白蜜。诸医见之，认为应当减去麻黄。张氏何以不减麻黄呢？他说："麻黄虽云主表，今在麦门冬汤中，不过借以开发肺气，原非发汗之谓。""与越婢汤中麻黄、石膏分解互结之燥热同一义也。"可见他是有所依据的，果然患者连进二剂，是夜便得安寝。又如夏月火嗽发热者，多系火热逼迫，气机郁遏，使肝、胆、三焦之气机失调，应用当小柴胡汤加石膏、知母，一取白虎意以祛热，一取小柴胡汤和少阳，散郁火，升清降浊。还如风热咳嗽兼遍身疹疮者，张氏选《局方》消风散，此方由川芎、羌活、防风、荆芥、藿香、人参、茯苓、僵蚕、蝉蜕、炙甘草、陈皮、制厚朴组成。张氏指出："此方妙用，全在厚朴、人参。"为什么呢？因为肌表之疾，多由胃而发，故用厚朴清理其内，以人参助风药，消解风热于外，实表里两得之方。仅举数例，即可见张氏选方用药之一斑。

第六，"久嗽服药不应，可用'熏法'，如用款冬花以蜜拌润，焙干，入有嘴壶中烧，吸烟咽之"。今人类似用法，多受张氏之启发。此外，将款冬花、川贝、肉桂、炙甘草、鹅管石共研细末，以芦管吸少许噙化咽之，以搜肺络之伏痰，也别开生面。

（《中医药研究》，1988 年第 6 期）

《张氏医通》妇科经验撷菁

江西省波阳县中医院　　朱炳林

本文从张璐《张氏医通》卷十、卷十一"妇人门"中,撷其妇科经验作一介绍。

一、调经经验

张氏认为,"脾胃虚损,则月经不调矣""大法当调补脾胃为主",并借《内经》"二阳之病发心脾,有不得隐曲,女子不月"之论阐述自己的观点:"虽言病发心脾,而实重在胃气。心为胃之母,胃为脾之腑,且与大肠一气贯通,焉有母伤而子独安,脏病而腑不病之理?"

从以下几个病种的治疗,可见其重脾胃经验。如月经先期,肝脾血燥者,予加味逍遥散,既养血清肝,又补益脾气;血分有热者,予四物汤加白术、茯苓、柴胡、牡丹皮,不独恃寒凉清热,立足养血活血,斡旋中土;至于因脾经郁滞投归脾汤,因劳役火动予补中益气汤,其重脾胃之意更明。又如经闭,张氏诚恐后人轻用通经破血之药伤人中气,特将王节斋经验收在集中,指出:"遇有此证,便须审其脾胃何如?若因饮食劳倦损伤脾胃……只宜补养脾胃。"再以崩漏为例,崩漏因于脾胃虚损不能摄血者多,因此,六君子、补中益气、归脾、四君子等汤为常用方;至若大脱血,"无不由脾胃先损而患",当"察其中有胃气受补可救",若误投寒凉复伤脾胃生气,血便不得归源。

张氏调经的另一经验是不囿于调经一端,重在辨证论治。例如经行而头痛气满,心下怔忡,饮食减少,肌肤不泽者,系痰湿为患,以二陈汤加当归、炮姜、肉桂温中化痰调经;经水愆期,胸胁腰腹刺痛,虚浮寒战,系冲任衰弱,脏气虚冷,以温经汤温经散寒,养血祛瘀;如经色似黄浆水,心胸嘈杂,为胃中有湿痰,以六君子加肉桂、木香、苍术温中燥湿化痰。再以闭经来说,如见于肥胖多痰之体,去其痰则经自行,导痰汤加川芎、川连,不宜地黄之腻膈;如禀厚恣于酒食者,消其积则经自潮,宜平胃散加姜汁炒川连、归尾、半夏、姜汁；至于面黄肌瘦，身热不甚，气血不足者，当脾肾同补，予六味丸去山茱萸加麦冬，兼进异功散，不可用桃仁、红花通血药。为此张氏还举了血枯与血隔两个例子，一为血虚之极，一为阻隔不行；一病程长，冲任内竭，其证无形，一病程短，或因于气，或因于寒，或因于积而血不通，一断不可通，一通之则血行。苟不细辨，概以桃红四物，甚则硝、朴、棱、莪之类，则枯之愈枯矣。

张氏调经在选方用药上也有特色。如治瘀结腹痛，经水反多，元气亏弱者，用人参二三钱煎汤调服失笑散，使药力大行，不受"人参最畏五灵脂"之拘。又如血枯经闭兼郁火者，以逍遥散和归脾汤间服，解郁火而滋血枯。再如其治薛姓妇经行泄泻数年之肝血虚寒、脾胃伏火证，朝用理中加黄连作汤，温中健脾清火；暮予加减八味加紫石英作丸，温肾助阳养肝血。肝、脾、肾同治，朝暮同进，法活方圆，果获治愈。

二、治不孕证经验

张氏对不孕证有四点经验颇堪推求。① 认为不孕证不一定就是女子的病。"人之所禀不同，勇怯各异"，在男子如真火式微，不能施化；或湿热久蓄，精气不纯；或房劳太过，肾气虚衰；或湿阻气滞，不得流动，皆可不孕，因此求嗣必须有的放矢。② 认为"经水不准，必不受胎"，欲孕必须调经。③ 非经水准就确能受孕。经水准不受孕者应随其虚实寒热调理。如肥白人不孕，多见痰湿内阻证，予导痰汤，甚者间一二日送滚痰丸二三服，或取越鞠、二陈，抑气养胃以祛痰。如黑瘦多火人不孕，多见胞血枯而精被烁，四物汤易生地加芩、连，养血清热。如瘦弱不孕精亏血少者，十全大补助阳益气养血，或四君、六味加艾叶、香附之类益气养阴，暖宫活血。如冲任虚损少腹有寒者，予温经汤温经散寒，补养气血。如瘀积胞门致子宫不净寒热体虚者，予《局方》皱血丸推陈致新，和调气血。张氏对不辨证，悉用辛热壮火之剂以求嗣者颇有微词，指出如不补偏救弊，一概如此，于火旺精伤者，势必愈伐其阴。④ "若夫禀赋阴阳偏绝，虽日用参术峻补，终无回天之力也。"这是实事求是的科学态度。时至今日，尚有不少不孕患者，中西医都无能为力，其中不乏先天禀赋之偏绝者。

三、安胎经验

胎动不安，不外两途，一因母病，一因胎动。因于母病但治病，病去则胎安；因于胎动可安胎，胎安则病愈。安胎"须补脾胃为要"。"养胎不唯在血，而胎系于肾，养之又在于胃，所以补肾调胃，以固精和中。"可见张氏安胎很重视先后两天的培植调养。

治母病当恪守"有故无殒，亦无殒也"的原则。内外六淫皆能致病伤胎，因此"唯在速祛邪气以救胎息之燔灼，若迟疑未决，下手稍软，救无及矣"。如妊娠温热时行及伤寒邪气内犯，见头痛壮热，肢节烦疼，热毒迫胎者，张氏力主投千金石膏大青汤清热解毒；如见阳明腑证，便须急通大便以存阴，"有是病而用是药，药虽峻克，可无伤于胎息也"。但孕妇之病毕竟不同常人，辨证失误，危害母子。为此，我们应借鉴张氏的宝贵经验，如辨妊娠下痢的寒热虚实，当审察其积之稠与不稠，色之鲜与不鲜。稠黏如糊，色白如脂者属热，瘀晦不鲜，清稀不稠者属寒；腹痛有止歇，自下而攻击于上，奔迫下坠，至圊不及，胀满拒按，热饮愈甚为热；腹痛绵绵不已，自上而奔注于下，痛而不满，热饮或熨则暂缓属寒；初痢腹痛为热实，久痢绞痛为虚寒。至于治法以调气为先，使胃气有常，水谷输运，腹满痛后重渐除，浊气开发不伤胎元。具体来说，妊娠能食，腹胀后重，积秽稠黏之白痢用厚朴汤去干姜；腹痛少食，积沫清稀之白痢用甘草干姜汤、理中汤；能食后重，积秽黏稠之血痢用黄芩芍药汤送香连丸；少腹痛重，瘀晦不鲜或间有鲜血之痢予连理汤合千金三物胶艾汤等，显示了张氏的独到成就。尚有"三禁五审"之说更宜体味。

对于曾患小产的孕妇，张氏因人而异的安胎法颇具特色。如肥盛色白气虚者，用白术一倍，人参、续断、山药、香附各半倍，枳实汤泛为丸，朝暮砂仁汤下三钱，参术必用，佐香附、砂仁流动其气；肥盛色苍者用枳壳、苏梗顺气，若气实者只须七八个月时服砂仁汤或紫苏汤；瘦而色白虚弱者，白术二倍，人参一倍，山药、续断、芎、归各半倍，陈米饮和丸，朝暮沸汤下三钱；如瘦而色苍又兼郁结之气者予逍遥散；若血热者以酒煮条芩、四制香附各一倍，四物各半倍蜜丸，朝暮沸汤下四钱；色白怯弱者补养气血为主，"非但枳壳、苏梗辈不可用，即砂仁亦不宜也"。

漏胎下血之胎动不安，张氏有九种治法：① 温阳滋阴法，用于中阳虚弱，肾阴亏损，妊娠下血不止者，干姜地黄散。② 益气固胎法，用于气虚乏力少食者，四君子去茯苓加胶、艾、芎、归、黄芪、砂仁。③ 补气养血法，用于漏血腹痛者，芎、归、人参、阿胶、大枣。④ 疏肝清热法，用于郁怒发热内热者，逍遥散加牡丹皮、栀子。⑤ 补血养血法，用于血虚至夜发热者，当归补血汤。⑥ 健脾养心法，用于劳动脾火者，归脾汤加柴胡、栀子。⑦ 补中升陷法，用于脾胃虚陷者，补中益气倍升、柴。⑧ 行血祛瘀法，用于瘀血凝滞者，紫苏饮或益母草膏，肥人砂仁汤下，虚人人参汤下。⑨ 气血双补法，用于因房事下血过多作痛者，八珍汤加胶、艾，均为经验结晶。

四、疗产后病经验

张氏认为，产后气血俱虚，脾胃多虚，治产后病应以扶虚为本，力求辨证准确，方药精纯。例如产后发热，简言之，便有气虚、血虚、气血两虚、食滞、外感、血瘀及营卫不和之不同。气虚发热者，其症伴有恶寒，寸口脉微。寸口脉微为阳气不足，恶寒为阴气上入阳中，以补中益气汤加姜、枣发越之。血虚发热者，乃阳气无所依而浮散于外之征，予四物汤补阴，加炮姜从治。气血两虚，恶寒发热，烦躁作渴者，十全大补汤。食滞发热者，予指迷七气汤，体虚者《局方》七气汤合沉香降气散。外感风寒者，选用参苏饮、增损柴胡汤、柴胡四物汤，兼泻及吐者五积散。血瘀发热者系恶露未净，伤滞胞络，恶寒发热而少腹痛，轻者四乌汤，重者醋煎散。营卫亏损，阴阳不和者，因下血过多，寒热而小腹不痛，予《局方》增损四物汤。

产后病的用药，张氏指出：风药性升，有载血上行、汗多亡阳之虞；下药如硝、黄、车前、泽泻之类，不宜于产后百脉空虚者；酸寒之芍药可伐生气；纯阴之地黄可滞脾致泻，血虚自汗不可投补气药；炮姜不可多用独用，须与补阴药同用；至于《金匮要略》治产后胃实用大承气汤，非寻常之例，乃证治之变，须"年体强旺，脉证俱实，且时日既久"，方可议下。

张氏治产后病尚重脾胃，其经验约有如下数端：① 用药不伤胃耗气。所列九禁中有禁汗、禁下、禁利小便及禁寒凉药。其治产后大便结在直肠，主张蜜煎导，禁苦寒之猪胆汁导，恐寒伤中阳，便难通或通泻不止而成败证。

② 节制饮食，调摄起居。③ 以有无胃气判预后。如患者胎前患痢，产后不止之危候，如脉有胃气，可食粥者，预后良好。④ 善用理中、六君子等温中阳、补脾气方药。如产后呕吐因于寒者，理中汤加藿香；产后呃逆、胃气虚寒者理中汤加丁香；产后咳喘肺胃气虚者，五味异功散加桔梗；产后褥劳，虚赢喘乏，寒热如疟，百节烦疼，头痛自汗，肢体倦怠，咳嗽痰逆，腹中绞刺，当扶正气为主，六君子加当归等，不一而足。如其治一妇产后，右半身麻瞀昏晕，不省人事，发即胸膈痞闷，下体重着，或时心神荡摇，若无心肺之状，顷刻周身冷汗如辘，大吐痰涎而苏。张氏断为产后经脉空虚，痰饮乘虚袭入之证，予六君子汤加归、芪、肉桂，随手而效。

（《上海中医药杂志》，1987 年第 11 期）

《张氏医通》喉喑探析

河南中医药大学　　吕楠楠　申　琪
北京人民解放军总医院　　吉　琳

《张氏医通》是清代医家张璐的代表作，是一部以内科杂病为主的综合性医学著作，其从研究经典入手，溯本寻源，汇聚了历代名家思想方论，形成了张氏自己的学术观点，最能反映张氏的杂病学术思想。"喉喑"又称"瘖""声嘶""失声""失音"等，是指声音不扬或嘶哑，甚或失音为主要表现的喉科疾病，与现代的急慢性喉炎、声带小结相类似。现就《张氏医通》对喉喑认识阐述如下。

一、病因病机

《张氏医通》中记载喉喑的病因病机主要有寒邪侵袭、火邪侵袭、痰浊壅盛、脏腑虚损、大呼伤气，其中以实证为多，虚证相对较少，表明实邪为喉喑的主要原因。

1. 寒邪侵袭　《张氏医通》卷四中记载了《内经》中关于喉喑病因病机的描述。如"邪入于阴则喑。人卒然无音者，寒气客于厌，则厌不能发，发不能下，至其开合不致，故无音"。其卷十一中亦记载："舌者，音声之机也，喉者，音声之关也。小儿卒然无音者，因寒气客于会厌，则厌不能发，发不能下，开合不致，故无音也。"认为失音是由于寒邪侵袭所致；其卷九杂门篇记载："若因病不能语，唯中风伤寒暴病有之。"另外还有大寒伤肾而致喑的记载，如卷四"诸气门下篇"注："若暴哑声不出，咽痛异常，卒然而起，或欲咳而不能咳，或无痰，或清痰上溢，脉多弦紧，或数疾无伦，此大寒犯肾也……"此为寒邪直中，大寒犯肾所引起的失音。《张氏医通》卷四中亦有寒包热邪所致失音记载，如"盖暴喑总是寒包热邪，或本内热而后受寒，或先外感而食寒物……"认为失音是由于寒包热邪袭于咽喉所致。

2. 火邪侵袭　《张氏医通》中关于火邪侵袭而致喑的论述，有"若咽破声嘶而痛，是火邪遏闭伤，昔人所谓金实不鸣，金破亦不鸣也"，认为失音是由于火邪遏闭伤肺所致。另外其卷十一失音篇中记载，"有乳母五志之火遗儿，熏闭清道，不能言者"，是由母火及子而致失音。

3. 痰浊壅盛　《张氏医通》中记载痰浊致喑主要有寒痰、湿痰、热痰等。如卷四"诸气门下篇"记载："若冬月咳嗽，寒痰结于咽喉，语声不出者……"此为寒痰致喑。又有"肥人痰湿壅滞，气道不通而声喑……"大抵肥人多湿多痰，这种体质为痰湿体质，其致喑的病因大多为此。其卷十一"失音篇"亦记载："若舌本不能转运言语而喉中声嘶者，则为喉喑，此亦风痰阻塞，使气道不通，故声不得发，而喉无音也。"大抵此证多有禀赋不足，不能言者。认为小儿由于禀赋不足，风痰乘虚而入导致新病失音。其卷四"诸气门下篇"记载："咽痛起于四五日间，或因剧咳而得，或多稠痰结痰而咽喉上腭肿痛，其声虽哑而尚有音破浊……此热结于肺也。"认为热痰是引起声嘶的原因之一。

4. 脏腑虚损　《张氏医通》卷四中论述脏腑虚损致喑的记载有"凡咽干声槁者，润肺为主……若咳喘气促而胸中满闷，声音不出者，肺胃气躁……"认为肺胃阴虚，耗热伤津乃为失音的原因之一。

5. 大呼伤气　《张氏医通》卷四"诸气门下篇"记载："叫骂声嘶而喉破失音者……"认为失音是由于大呼伤气，不正确用声而致。

二、治法方药

《张氏医通》对喉喑治法方药主要根据其病因病机和症状表现辨证选方。主要从以下几个方面论述。

1. 疏风散寒,宣肺开音　《张氏医通·喑》载有用《千金》酥蜜膏治疗肺气虚寒,厉风所伤所致声嘶。用酥崖蜜、饴糖各一升、生姜汁、生百部汁、枣肉、杏仁各半升研、柑皮五具,末,制成膏剂服用。此外尚有用麻黄附子细辛汤治疗寒邪直中,大寒伤肾所致暴哑而声不出。即麻黄汤去桂枝、杏仁、甘草,加附子一钱,细辛半钱。又有用消风散和姜汁调服治疗因寒包热邪所致失音的记载,以川芎、羌活、防风、荆芥、糖藿香、人参、茯苓、僵蚕、蝉蜕等分,甘草炙、陈皮、厚朴姜制减半和以姜汁调服。本章还记载了热结于肺所致失音若兼有风寒客邪者,用桂枝、芍药、姜、枣、胶饴之类,并以姜蜜制黄柏噙之,以驱散风寒。

2. 滋养肺胃,降火开音　《张氏医通·喑》载有用生脉散合六味丸(六味地黄丸)作汤以治疗火邪遏闭伤肺,咽破声嘶。乃用人参三钱,麦门冬二钱,五味子一钱,茯苓三两,熟地四两,山药、山萸、丹皮、泽泻各一两,水煎热服。又有因肺胃气燥而致声音不出用紫菀散治之的记载。用紫菀茸、人参各二两,麦门冬去心、桔梗、茯苓、阿胶、川贝母去心各一两,五味子、炙甘草各五钱为散。每服四五钱,水煎去滓服。

3. 祛痰开窍,利喉开音　《张氏医通·喑》中有因寒痰阻于咽喉而致失音用麻杏石甘汤的记载。其曰:"麻杏石甘汤乃麻黄汤去桂枝,加石膏半两。此麻黄汤去桂,而兼越婢之意,专祛上焦湿热痰气,与苓桂术甘汤互发,彼藉苓、术,专祛心下之支饮,此藉石膏,专祛膈上之湿热也。"又有因湿痰内外壅盛,气道不通而声喑者用二陈导痰汤的记载。乃用半夏姜制二钱半、茯苓钱半、陈皮略去白一钱、甘草炙一钱、生姜三片、乌梅肉半个。其曰:"本方乃《黄帝内经》半夏汤及《金匮》小半夏、小半夏加茯苓汤等方而立,加甘草安胃,橘皮行气,乌梅收津,生姜豁痰,乃理脾胃,治痰湿之专剂也。"除此之外,还有因热痰结于咽喉而声哑音破用桔梗汤加减的记载,即在桔梗汤的基础上加葱白、香豉、荆芥、薄荷。以上乃根据寒痰、湿痰、热痰致喑的病因病机辨证选药。

4. 滋养补虚，润喉开音　《张氏医通·喑》载有因热伤肺胃，虚热喘嗽，脉虚无力，咽干声嘶的生脉散合异功散。以人参三钱、麦门冬二钱、五味子一钱、白术炒黄二钱、茯苓一钱、甘草（炙）一钱、橘皮略去白为散，每服三四钱，加生姜一片，水煎，去滓服；另外《张氏医通·失音》中注："若遗热与津液耗者，七味白术散，治胃虚津气不行而喑。"四君子汤加藿香、木香、煨葛根，为散。每服三四钱，水煎，日三服。

5. 补益气血，健喉开音　《张氏医通·喑》记载有用十全大补汤即保元汤加白术、茯苓、熟地、当归、川芎、白芍、肉桂、姜、枣治疗叫骂声嘶而喉破失音。

三、小　结

综上所述，《张氏医通》沿袭了《内经》中寒邪侵袭致喑的理论，在此基础上又提出了火邪侵袭、痰浊壅盛、脏腑虚损、大呼伤气等致喑的理论，对喉喑的论述非常丰富。病因病机则提出风、寒、痰、火、虚等皆可致喑，辨证论治以疏风散寒，宣肺开音，滋养肺胃，降火开音、祛痰开窍，利喉开音，补益气血，健喉开音为主。临床颇多启迪。

（《中国民族民间医药》，2018 年第 27 卷第 22 期）

《张氏医通》郁证探析

浙江省中医药研究院　　庄爱文　李晓寅　盛增秀
浙江中医药大学　　李荣群

《张氏医通》是清初名医张璐的重要临床著作。这部《医通》的写作，参考用书凡一百数十种，稿经十易，历 50 余年而定。全书内容以杂病为主，内容丰富，包括内、外、妇、儿、五官诸科，理精法美，案佳方良，是一部临床实践与理论密切结合的医学著作，具有卓越的学术思想和很高的临床价值。书中各病症之前，首载《灵枢》《素问》之论，次则《金匮》治例，下列各家之说，尤多引朱丹溪、薛立斋、张景岳、赵献可、喻昌等之言，但并不偏倚而独守一家，而是贯穿着自己的见解，"务在广搜历览，由博返约，千古名贤至论，统叙一堂，八方风气之疾，汇通一脉"，成就卓著。笔者就其中"诸气门·郁"所列论述及医案进行探析，提炼先贤之经验，以求诊治本类疾病时取得更好效果。

一、郁证概述

郁，一是指病机，表达疾病过程中人体气血、脏腑功能郁滞不能畅通的病理状态，如丹溪所说"……故人身诸病，多生于郁"；二是指病证，即由情志怫郁导致气机郁滞为主要病机的一类病证。郁证多由情志不舒、气机郁滞而致病。以心情抑郁、情绪不宁、胸部满闷、胁肋胀痛，或易怒欲哭，或咽中如有异物梗阻等症为主要症状。根据郁证的临床表现及其以情志内伤为致病原因的特点，主要见于西医学的神经症，其中尤以神经衰弱及癔病为多见，也见于围绝经期综合征及反应性精神病。

二、张氏郁证相关论述评析

1. 郁证通论 原论：郁证多缘于志虑不伸，而气先受病，故越鞠、四七始立也。郁之既久，火邪耗血，岂苍术、香附辈能久服乎？是逍遥、归脾继而设也。然郁证多患妇人，《内经》所谓二阳之病发心脾，及思想无穷，所愿不得，皆能致病。为证不一，或发热头痛者有之，喘嗽气乏者有之，经闭不调者有之，狂颠失志者有之，火炎失血者有之，骨蒸劳瘵者有之，蠲疝生虫者有之。治法总不离乎逍遥、归脾、左金、降气、乌沉、七气等方，但当参究新久、虚实选用，加减出入可也。

评析：历代医家中，以论治郁证著称者首推朱丹溪。丹溪尝谓："气血冲和，万病不生，一有怫郁，诸病生焉。其因有六：曰气，曰湿，曰热，曰痰，曰血，曰食。气郁则生湿，湿郁则成热，热郁则成痰，痰郁则血不行，血郁则食不化,六者相因为病也。"认为气郁是"六郁"的关键,并立越鞠丸以总解诸郁。张氏善于博采众家之长,从不偏执一说,即就郁证而言,张氏赞同丹溪论郁之说,且宗越鞠治郁之法,但认为:"郁之既久,火邪耗血,岂苍术、香附辈能久服乎? 是逍遥、归脾继而设也。"这是对郁证传变和治法的重要发挥。证诸临床,每一证都有虚实之分,郁证也不例外,有因邪实而郁者,有因正虚而郁者。郁久必虚,实邪在内而存,痰、湿、食、火等耗伤津液,阳气不行,致阴损伤阳,其虚愈甚。故当虚实兼顾,则使阴阳平衡,邪去正安。正如《折肱漫录》所言:"归脾汤,治脾而开郁,逍遥散,治肝而疏郁,二方为治郁妙剂,他药恐消耗元气,宜慎用之。"由此可以更为清楚地得知,越鞠丸乃为"治实郁"之方,明确这一点,就有助于临证时对越鞠丸证与逍遥散证以及归脾汤证等方证进行鉴别。同时,张氏还指出郁证以妇人为多见。盖妇人特别是封建社会妇女,常多愁善感,情怀抑郁,故郁证发病率较高,这是不争的事实。论中对郁证演变的诸多病症,作了阐述,值得借鉴。

2. 郁证脉法　原论:郁脉多沉伏,或结或代,或沉或涩,郁在肝肾则见于左,郁在心脾则见于右,气血食积痰饮一有留滞于其间,脉必因之而止涩矣。但当求其有神,何害之有? 所谓神者,胃气也。郁脉虽多沉伏结促,不为患也,所虑在牢革弦强不和耳。盖沉伏结促,有气可散,气通则和;若牢革弦强则正气先伤,无气可散,即从事调补,尚难克效,况复误行耗气之药乎? 所以郁证得弦强脉者,往往多成虚损也。

评析:此论述郁证脉象。张氏对脉诊的研究和应用,深得脉法真谛,并著有《诊宗三昧》的脉学之书。《张氏医通》中每一病种之后,都附以辨脉之法,把脉诊作为审查病机,拟定治法,选方用药,判断预后的重要依据,尤其对脉理的分析、脉形的体会,都颇有心得。张氏认为:"郁脉多沉伏,或结或代,或沉或涩。"点出了郁证的常见脉象,对临床颇有指导作用。这里更值得留意的是,张氏强调脉贵有神有胃气,认为"郁证得弦强者,往往多成虚损",因弦强脉是缺乏胃气之象,故预后堪虑。

此外,张氏在论述时还爱引诸多名家精彩之论,加以佐证。如所录赵养葵语:"郁者,抑而不通之义。《内经》五法,为因五气所乘而致郁,不必作忧郁之郁。忧乃七情之病,但忧亦在其中。"显然,赵氏论郁,突破了通常所说的"郁不离乎七情"的偏狭之见,认为郁证的概念不应该局限于情志病患的范畴,而必须从广义"郁证"的机理进行研究。不仅阐发了《内经》的《经》旨,而且把《内经》广义论郁之理,紧密地联系脏腑,并结合到临床各种病症之中,这对临床的辨证施治,具有重要的指导意义。

三、《张氏医通》载郁证医案赏析

易思兰治一妇,患浑身倦怠,呵欠口干,经月不食,强之不过数粒而已。有以血虚治之者,有以气弱治之者,有知为火而不知火之源者,用药杂乱,愈治愈病。至冬微瘥,次年夏间,诸病复作,肌消骨露,三焦脉洪大侵上,脾肺二脉微沉,余部皆平和,此肺火病也。以栀子仁姜汁浸一宿,炒黑研极细末,用人参、麦冬、乌梅煎汤调下。进二服,即知饥喜食,旬日肢体充实如常。后因久病不孕,众皆以为血虚,而用参、芪之品,半月胸膈饱胀,饮食顿减,至三月余而经始通,下黑秽不堪,或行或止,不得通利,其苦万状。易复以四乌汤换生地,加陈皮、苏梗、黄芩、山栀、青皮、枳壳十数剂,一月内即有孕。

按:本例久病不孕,实乃气血郁滞所致,众医皆以为血虚而用滋补之品,致病情增剧。易氏识得病理症结所在,投四乌汤(四物汤加乌药、香附、甘草)加味,意在疏通气血,解除郁结,药中肯綮,故获捷效。张氏附载此案,对后世治疗郁证,颇多启迪,可谓用心良苦。

四、结　语

本文仅以《张氏医通》郁证为例,对张璐郁证论治进行探讨。《医通》"诸气门"之"郁",虽寥寥数语,着墨不多,但实为金针度人。如"郁证多缘于志虑不伸,而气先受病,故越鞠、四七始立也。郁之既久,火邪耗血,岂苍术、香附辈能久服乎?是逍遥、归脾继而设也",洵为至理名言。从其论述中不难看出,张氏在广搜历览的基础上,师古而不泥古,精于脉诊,活用成方,注重具体问题具体分析,在郁证诊治中颇有心得。张氏治郁证强调有实有虚,或通或通补兼施,但总以解郁为着眼点,使用药味亦以行气散结为重,从而丰富郁证类病症的诊疗,大有裨益。学习其所载医案,在临床治疗郁证方面给后人以极大启迪。总之,张氏辨病识证独具只眼,遣方用药巧运匠心,在撷采百家、融贯古今的同时,结合临床实际每多创见,对后世治郁具有深远影响。

（《浙江中医药大学学报》,2017 年第 41 卷第 1 期）

张璐中风医案举例

黑龙江中医药大学　　刘　舒

病例 1

病因:春榜赵明远,平时六脉微弱,己酉九月,患类中风,经岁不瘥。

症情:其左手三部弦大而坚,且人迎斜内向寸,右手三部浮缓,而气口以上微滑,神识不清,语言错误。

辨证:素体羸弱多痰,外感风邪。

治疗:今举河间地黄饮子助其肾,通其心,一举而两得之。

方药:熟地、巴戟天、山茱萸、石斛、肉苁蓉、五味子、肉桂、茯苓、麦冬、附子、石菖蒲、远志、薄荷、生姜、大枣。

病例 2

病因:御前侍卫金巧光如夫人,中风寝食俱废者半月余。

症情:四肢不能举动,喘鸣肩息,声如拽锯,不能着枕。诊其脉,右手寸关数大,按久无力,尺内愈虚,左手关尺弦数,按之渐小,唯寸口数盛,或时昏眩,或时烦乱。询其先前所用诸药,皆二陈、导痰,杂以秦艽、天麻之类。不应,又与牛黄丸,痰涎愈逆,危殆益甚。

辨证:中风痰浊瘀闭。

治疗:六君子或加胆星、竹沥,或加黄连、当归。甫四剂而喘息顿除,再二剂而饮食渐进,稍堪就枕,再四剂而手足运动。十余剂后,屏帏之内,自可徐行矣。

方药:人参、茯苓、白术、甘草、陈皮、半夏、大枣、生姜或加胆南星、竹沥,或加黄连、当归。

病例3

病因：汉川令顾莪在夫人，高年气虚痰盛，迨因乃郎翰公远任广西府，以道远抑郁，仲春十四夜，忽然下体堕床，后又有饮食积滞。

症情：舌强不语，肢体不遂，六脉皆虚濡无力。以是日曾食湿面，诸医群议消导。消导不应，转增困惫，人事不省，头项肿胀，事在危急。

辨证：中风气虚痰盛，食积证。

治疗：先小试糜饮，以流动肠胃之枢机。日进六君子汤，每服用参二钱，煎成炖热，分三次服。四剂后，自能转侧，大便自通。再四剂，手足便利，自能起坐。数日之间，可请人扶掖徐行。

方药：人参、茯苓、白术、甘草、陈皮、半夏、大枣、生姜。

病例4

病因：松陵沈云步先生，解组归林，素禀多痰，恒有麻木之患。

症情：入秋以来，渐觉肢体不遂，脉软滑中有微结之象。

辨证：气虚痰涎阻络证。

治疗：六君子汤去陈皮，加当归、巴戟天，平调半月而安。

方药：人参、茯苓、白术、甘草、半夏、大枣、生姜、当归、巴戟天。

（节录自《张氏医通中风病用方特点研究》，硕士论文，2015年）

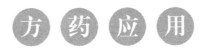

张璐桂枝汤类方应用

广州中医药大学　　余安妮

张璐将桂枝汤放于类方中首位，并桂枝汤下共有 30 个桂枝类方，一方面可见张璐对桂枝汤的推崇，一方面可见桂枝汤立意完备，灵活多变。

一、桂枝汤解

在张璐《伤寒缵论》条文"太阳中风，阳浮而阴弱。阳浮者，热自发；阴弱者，汗自出。啬啬恶寒，淅淅恶风，翕翕发热，鼻鸣干呕者，桂枝汤主之"下。

"阳浮阴弱，即与卫强营弱同义。阳浮者，阳邪入卫，脉必外浮，阳性本热风又善行，所以发热快捷，不待郁闭自发也；阴弱者，营无邪助，比卫不足，脉必内弱，阴弱不能内守，阳疏不为外固，所以致汗直易，不待覆盖自出也。自汗既多，则营益弱矣。啬啬恶寒，内气馁也，淅淅恶风，外体疏也。恶风未有不恶寒者，世俗相传，谓伤风恶风，伤寒恶寒，误人多矣。翕翕发热，乃气蒸湿润之热，比伤寒之干热不同。鼻鸣者，阳气上塞也；干呕者，阳邪上逆也。若外邪不解，势必传里，鼻鸣干呕，便是传入阳明之候，是以呕则传，不呕则不传也，故用桂枝汤解肌表之阳邪，而与发汗驱出阴寒之法，迥乎角立也。"

张璐认为桂枝汤能解肌表之阳邪，是针对卫强营弱的病机而设立。卫强是根本，营弱是因为所受风之邪后，卫外不固而汗出，出现营阴不足而营弱，与麻黄汤的发汗散寒完全是不同的立意角度。所以张璐在《伤寒缵论》桂枝汤方剂下注解：

"此方专主卫受风邪之证。以其卫伤不能外固而自汗，所用桂枝之辛发其邪，即用芍药之酸助其阴，然一散一收，又须甘草以和其胃，况发汗必须辛甘以行阳，故复以生姜佐桂枝，大枣佐甘草也。但方中芍药不言赤白，《圣惠》

与节庵俱用赤,孙尚与叔微俱用白,然赤白补泻不同。仲景云:病发热汗出,此为荣弱卫强。荣虽不受邪,终非适平也,故卫强则荣弱,是知必用白芍药也。荣既弱而不能自固,岂可以赤芍药泻之乎?虽然不可以一律论也。如太阳误下而传太阴,因而腹满时痛,则当倍白芍补荣血之虚。若夫大实者必加大黄,又宜赤芍泻实也。至于湿热素盛之人,与夫酒客辈感寒之初,身寒恶热者,用桂枝汤,即当加黄芩以胜热,则不宜白芍以助阴,贵在临证活法也。按桂枝入心,血药也,伤荣之证,皆气病用血药,血病用气药。故许学士有脉浮而缓,风伤荣,浮紧兼涩寒伤卫之误。殊不知风伤卫则卫受邪,卫受邪则不能内护于荣,故荣气不固而自汗,必以桂枝血药,透达荣卫,又须芍药护荣固表,荣卫和而自汗愈矣。寒伤荣则荣受邪,荣受邪则不能外通于卫,故气郁而无汗,必麻黄气药开通腠理,又须桂枝实荣散邪,汗大泄而郁热散矣。"

针对卫强营弱的病机,桂枝汤中桂枝辛发风邪,白芍以酸敛营阴,一散一收,借助甘草、大枣和其胃,助胃化生之源,生姜佐桂枝发汗通阳。

针对芍药当用白、赤,张璐进行了一番解说,认为"白补赤泻",而桂枝汤针对的是"卫强营弱"的病机,营弱,当用白芍补养营阴,所以当用白芍。但有提出要临证活法,则赤、白皆可为所用,小建中汤倍白芍以补养营阴,而桂枝加大黄汤当用赤芍泻邪实。

此外又对桂枝一味,即用在桂枝汤中,又用于麻黄汤中,张璐认为桂枝为血分药,桂枝汤中桂枝透达营卫,又需要白芍护营固表;麻黄汤中麻黄开通腠理,又需要桂枝实营散邪。所以桂枝在两方均用。

二、变桂枝汤为补益方

桂枝汤桂枝、甘草辛甘通阳,而芍药、甘草,酸甘养阴,一阴一阳相配伍,既解除了在表之邪气,通达阳气,又能够补养中焦之营阴。若是将桂枝汤变方,加重芍药之分量,则方意一改,以补养营阴为主。而桂枝、生姜则为防止阴药过于呆滞,取"阳中求阴",通过阳药的运化,加快对阴药的吸收;加入饴糖,为谷物之精华,味甘,最容易为脾胃中焦所运化吸收,补养中焦之营卫二气;若再加入当归,则方意更加明确为补养阴血,当归、白芍合,更峻补阴血之不足,又当归、桂枝入血,辛甘通血,散瘀通阳,当归、生姜合,则辛温通脉,养血散寒，此时桂枝汤原方虽在，但却无调和营卫之意，更强调调营阴；若再加入黄芪，气烈，助卫气走表，方意更改，补养中焦营、卫之气，桂枝、黄芪助阳固表，芍药、饴糖助阴养血，调补气血之不足。

故桂枝汤从治疗外感风邪、营卫不和之表证，变为调补中焦之营阴、阴血、气血之方剂，究其原因，在于桂枝汤原为扶正祛邪之法而设，营卫来源于中焦脾胃化生之源，桂枝之辛、芍药之酸，均借助甘味之药以中焦而得以走卫化阳，走营化阴。《经》云"辛甘化阳，酸甘化阴"，如无甘草、大枣之甘，无以得化。故桂枝能从外感之方变为调理内伤虚劳之方，大抵因于此。

1. 黄芪建中汤　黄芪建中汤是治疗虚劳、发热自汗的有效方剂。《金匮要略》中"虚劳里急，诸不足，黄芪建中汤主之"，黄芪建中汤调补中焦气血，对于因中焦气血不足引起虚劳，症见腹中时时拘急疼痛，喜温喜按，少气懒言；或心中悸动，虚烦不宁，劳则愈甚，面色无华；或伴神疲乏力，肢体酸软，手足烦热，咽干口燥，舌淡苔白，脉细弦。张璐在《祖方》篇中对黄芪建中汤解：

"桂枝汤加黄芪钱半，胶饴一合。《千金》多人参二钱。桂枝汤和营表药，倍芍药加胶饴，便能建立中气，以芍药之酸，敛护营血，胶饴之甘，培养中土，更加黄芪实卫气，营卫脏腑俱和，而受益多矣。《千金》于小建中方加入当归，名曰内补建中，其调和中外之力可知。"张璐一句"营卫脏腑俱和，收益多矣"，可见对黄芪建中汤的喜爱，变桂枝汤为补中焦营卫。认为黄芪有实卫气之功，而其中最主要的可以说是饴糖之甘，培养中土，让中焦生化有源。

2. 内补当归建中汤　内补当归建中汤为《千金方》中的方剂，症见：胁肋牵痛，皮肤枯槁，肌肉消瘦，妇人产血过多，崩伤内竭，面目脱色，唇口干燥，产后服之，令人丁壮。

张璐在《祖方》中总结内补当归建中汤的证候特点为："治产后血虚，虚羸不足，腹中刺痛，少腹中急，或感寒发热。"针对血虚之证，腹痛疼痛，因于阴血不足，不能润养筋脉故而急痛。

"此即黄芪建中之变法。彼用黄芪以助卫外之阳，此用当归调内营之血。然助外则用桂枝，调中则宜肉桂，两不移易之定法也。"张璐认为黄芪建中与当归建中为桂枝汤中重要的变法，然一为助卫，一为助营，功效不一。

三、变桂枝汤为温经散寒之方

桂枝汤中桂枝、生姜辛温散寒，又能入血活血通经止痛，与芍药同用，又能够润养经脉，缓急止痛，故桂枝加入辛烈之品，可以温经散寒通脉。加入细辛、附子，与桂枝合用，辛温入三阴，散寒温经；加入独活、葛根，与桂枝合用，走三阳经，散三阳经脉之寒邪。故桂枝可走里，亦可走外。走里温肾中之阳，散内生之寒；走表解在外之寒邪。故桂枝汤加入辛温之品，又变为散寒、温阳、通经之温阳方，其中之妙理大致在于桂枝汤中虽用辛温之桂枝、生姜，然又加入阴柔之白芍、甘草，柔肝缓急，以致辛温之品，不易燥伤阴血，而阴柔之品又助阳化生，故为温经散寒通脉之妙方。

1. 当归四逆汤 当归四逆汤为温里剂，具有温经散寒、养血通脉之功效，主治血虚寒厥证。症见手足厥寒，或腰、股、腿、足、肩臂疼痛，口不渴，舌淡苔白，脉沉细或细而欲绝。张璐概括为"治阳邪入犯厥阴，四肢逆冷"。

对于当归四逆汤作为桂枝汤的类方，张璐有其独到的见解：

"桂枝汤去生姜，加当归三钱，细辛、通草各一钱。邪犯厥阴之界，有入无出，虽有热邪，势必从阴而后厥逆，故《厥阴篇》中有厥深热深之例，以振发传经之变端。病邪至此，最为紧迫，医者苟无成识于胸中，临病将何措指？南阳先师乃毫不以厥逆为意，仍取太阳例中桂枝汤方，加入当归协济芍药，以护厥阴之营。细辛引领桂枝，以为厥阴向导。通草通利膀胱，以疏厥阴出路，与桂枝平分力量，为分解之快捷。虽厥阴与太阳两经接壤，邪既入阴，断无复传阳经之理，先辈六经例有不罢再传之说，大可喷饭。而桂枝方中独去生姜者，恐辛辣性暴，不待气味入阴，便从太阳开发，转虚其卫，再有何力以振驱邪之任软？由是广推大小青龙、大小柴胡。和解营卫两歧，表里交界之邪，必用姜、枣为一定之法。若麻黄汤则专主寒伤营证，便与生姜无预。逮至三阴等治，从无一方泛用生姜者。生姜为手头常用之物，尚尔若此之慎，况有不察厥深热深之旨，一见四肢厥冷，漫投姜、附、四逆，于此能无戚戚乎。"

由此段文字，张璐表达的意思，一是当归四逆汤用方之意："桂枝汤方加入当归协济芍药，以护厥阴之营。细辛引领桂枝，以为厥阴向导。通草通利膀胱，以疏厥阴出路。"用细辛为桂枝引领，桂枝、细辛温通厥阴之寒，而当归、白芍补血养肝，养厥阴肝经之血，加之通草活血利水，使入厥阴之邪能得以通小便而走。是桂枝汤治太阳，也治疗厥阴。一是张璐认为仲景去生姜用意之深且远，非当下时医所能够认识到。张璐认为当归四逆汤入厥阴散厥逆，如若用生姜，则温散卫阳，而不能入阴散寒，则全方便无力振奋阳气入里以去邪气，所以推广到三阳经之散表邪，桂枝、大小柴胡、大小青龙等均用生姜。张璐抨击了当时的医生，看到有四肢逆冷的情况，就用生姜、附子四逆汤，不能仔细辨证，用药孟浪，仲景在一味平常生姜都已经如此仔细考虑，而当时之医却用药随意。

2. 桂枝去芍药加麻黄附子细辛汤　桂枝去芍药加麻黄附子细辛汤是仲景《金匮要略》中的方剂，具有温经通阳、宣散水饮的作用。治寒饮停积于胃，病在气分，心下坚，大如盘，边如覆杯，苔白腻，脉沉迟者。

具体方药为：桂枝、生姜、甘草（炙）、大枣、麻黄、细辛、附子。

张璐认为此水饮病在气分，非麻桂不能分解。病气盘错，非辛、附不能破结。去芍药者，恶其酸收也。

四、变桂枝汤为治温病之方

桂枝汤用意调和营卫而设，非为温病之用，此张璐在"温病正名"篇中已经强调过。然桂枝汤去桂枝，加入苦寒之黄芩，可转为凉解温热之邪气，变为治疗温病的专方。

1. 阳旦汤、阴旦汤　《千金方》中录有阳旦汤、阴旦汤，用于治疗冬温发热。

阳旦汤：治冬温脉浮发热，项强头痛，桂枝汤加黄芩。

阴旦汤：治冬温内寒外热，肢节疼痛，中挟寒食，桂枝汤加黄芩、干姜。

古方阳旦汤、阴旦汤自古均有争议，但是方用桂枝汤加入黄芩是其特点，一方中既有桂枝之辛温，又有黄芩之苦寒，对于这样的配伍，张璐很是欣赏。在《张氏医通》对于"选奇汤"中治疗头痛的方，张璐有这样的评述：

"选奇汤：治风火相煽，眉棱骨痛。羌活（钱半），防风（一钱），黄芩（酒炒，钱半），甘草（炙，一钱），生姜（一片）。水煎去滓。"

"羌活、甘草之辛甘发散，仅可治风，未能散火，得黄芩济之，乃分解之良法也。黄芩虽苦寒，专走肌表，所以表药中靡不用之。观仲景黄芩汤、柴胡汤，及奉议阳旦汤可知。"

该方中用羌活、防风、生姜等辛温之品，加入黄芩一味，张璐认为此是分解之良法，能够分解在表之风热，辛温散风邪，而黄芩苦寒走表清热，分解风热之法度。张璐还补充：黄芩汤、阳旦汤、柴胡汤中均是此意。可见张璐在此时也明言类方之意。类方，有相同之立方法度，将其归类，为的是更好地总结该类方的规律，可以知常达变。

2. 黄芩汤、黄芩加半夏汤 黄芩汤、黄芩加半夏汤是《伤寒论》中治疗太阳、少阳二经合病下利的方剂，具有清热止痢、和中止痛之效。然张璐对此方，却认为其治疗不仅仅是在下利，而更是针对温热邪气。"桂枝汤去桂枝，加黄芩二钱，半夏二钱。黄芩汤本治春夏温热，热自内发，故于桂枝汤中除去桂枝、生姜之辛温，易黄芩之苦燥，转温散为凉解，大匠运斤妙用，不可思议。后世借以治下利身热，亦不出此。其黄芩加半夏汤，治自利而呕与夏秋下利白沫，若合符节，异病同治，总不出南阳之绳墨也。"

张璐认为此方有"不可思议"之妙，将桂枝汤简单加减，方意、法度完全大转，并赞叹仲景对方、药运用达到神妙之境地。去桂枝、生姜之辛热，而用黄芩之苦寒代替，用法之妙，将辛温解表之方，变为清凉解表之方。

（节录自《张璐的伤寒学术思想探讨》，硕士论文，2016 年）

张璐四逆汤类方应用

广州中医药大学　　余安妮

四逆汤为伤寒少阴经中的主方。少阴经为病，张璐认为是阴经之表，与阳经中太阳为阳经之表又互为表里，"知少阴有传经直中两歧救阴回阳之法，不知直中虽当回阳，而有兼汗兼温之殊。传经虽宜救阴，复有补正攻邪之别"。虽然来源认识清楚，但是对于少阴经中的治法却容易混淆。

张璐认为造成这种混乱，是因为《伤寒论》的编纂的问题。他认为："元气受伤从权用温经之法者疏为上编，正治存阴之法疏为下编。其温热病之发于少阴者，另自为篇。庶泾渭条分，根蔓不乱耳。"张璐将少阴中运用温阳法的放于上篇，存阴法作为下编，温病发于少阴的又放为温病篇中，自然体例清晰，治法也不会错误。

张璐对于四逆汤的用法，认为四逆汤中用干姜、附子之大辛大热之品，回复人体的元阳，用炙甘草甘缓，缓和干姜、附子的辛烈之性，让温热之性慢慢达到四肢。认为四逆汤首要症状便是四肢逆冷、脉沉，太阴下利腹痛、厥阴病拘急少腹痛伴下利均为四逆汤的符合证侯。"四逆汤用姜、附之辛热恢复其阳，即用甘草以缓其性，使之徐行以达四末。专为始病便见厥逆、脉沉不发热者而设。即太阴自利腹痛、厥阴下利拘急，总不出此。以厥阴之邪，无不由少阴而入也，非但三阴俱可取用。"

由上，可知道四逆汤为两组药物组成，干姜、附子之温热，甘草之甘缓。

一、干姜附子汤、白通汤

干姜附子汤，主治伤寒下之后复发汗，昼日烦躁不得眠，夜而安静，不呕不渴；无表证，脉沉微，身无大热者。组成为四逆汤减甘草。

白通汤即四逆汤去甘草，减少干姜用量，再加葱白而成。主治阴寒盛于下焦，急需通阳破阴，防阴盛逼阳，所以用辛温通阳之葱白，合姜、附以通阳复脉。

以上两方为四逆汤去甘草之甘缓，结果是温阳祛寒力专效宏。

张璐认为少阴病已昼日烦躁，用四逆汤去甘草，去了缓和之性，以干姜、附子辛温大烈之品，更能够扫除体内的阴霾之气，与白通汤的用意、立法一致。"少阴病昼日烦躁，用干姜附子汤，即四逆汤中除去甘草，专用二味迅扫阴霾，与白通立法无异。"

可见，将四逆汤中甘草一味药去掉后，整个方意大转，需要干姜、附子之辛烈，破除阴霾之盛，不以甘草之甘缓来阻碍温热之性。甘草之去留，整个方意完全不同，这便是类方之妙。通过类方，将其处方规律、立方法度进行解析，知晓其中奥秘，张璐点到"一取甘缓以徐复欲绝之脉，一去甘草急追将脱之阳"，便是通过类方知其奥妙之处。

二、白通加猪胆汁汤、通脉四逆汤加猪胆汁汤

白通汤加猪胆汁汤在《伤寒论》中用以治疗少阴病下利,厥逆无脉,干呕而烦。组成为四逆汤去甘草,加葱白、人尿、猪胆汁。

通脉四逆汤加猪胆汁在《伤寒论》中用以治疗霍乱、吐已下断、汗出而厥、四肢拘急不解、脉微欲绝者。方中组成为四逆汤倍干姜加猪胆汁。

对于猪胆汁,《汤液本草》中言:"味苦咸、寒,入肝、胆、肺、心、大肠经。"味苦,自能清热泻火。

张璐认为白通加猪胆汁汤、通脉四逆汤加猪胆汁汤两方中皆用到猪胆汁,起到了清除假热的作用,"皆用猪胆汁除假热"。对于白通汤,张璐认为:"白通专用葱白以通真阳,又恐葱白性升引领姜、附上僭,故以人尿折而下之。其通脉本方,虽无葱白,方后便有面赤加葱白之例。葱白既可加用,人尿独不可加用乎?况厥阴五内风木,得无面赤戴阳,可用葱白之治乎?上法皆末流之挽,无问直中沉寒。"

三、四逆加人参汤、回阳返本汤

四逆加人参汤,《伤寒论》中用于治疗少阴病四肢厥逆、恶寒蜷卧、脉微而复自下利、利虽止而余症仍在者。组成为四逆汤加入人参,主要取四逆汤温经助阳散寒,加人参生津液益血。其中人参甘温,甘草味甘,两者合用,四逆汤中甘缓之性更加明显,辛燥之性减少,温热作用更加温和持久,用于阳气亏虚但津液也伤的情况。《伤寒缵论》中言:"亡血本不宜用姜、附以损阴,阴虚又不当用归、芍以助阳。此以利后恶寒不止,阳气下脱已甚,故用四逆以复阳为急也。其所以用人参者,不特护持津液,兼阳药得之,愈加得力耳。设误用阴药,必腹满不食,或重加泄利呕逆,转成下脱矣。"很好解释了为何加入人参一味。

回阳返本汤是来自陶节庵《伤寒六书》中的方剂,用于治疗阳虚躁渴、面赤戴阳、欲坐卧泥水中、脉来无力欲绝者。方中组成是四逆汤加人参、麦冬、五味子、腊茶、陈皮。面赤者,下虚也,加葱七茎,黄连少许,用泥浆水澄清煎服。入白蜜五匙,冷服取汗。此方是由四逆汤合生脉散,陶节庵未用猪胆汁,

而改用加用腊茶、浆水等味去除假热，又加入生脉散甘缓化生津液。

（节录自《张璐的伤寒学术思想探讨》，硕士论文，2016 年）

张璐治疗中风用方特点

黑龙江中医药大学　　刘　舒

一、重用古方

张璐倾尽毕生心血写成《张氏医通》，书中汇集了张氏丰富的临床经验。张氏治疗疾病尤其重用名医良方，重点应用如张仲景、刘守真、孙思邈等名家之方，中风诊治也不例外。书中治疗中风的 55 首方剂中，应用古方 48 首。如其在治疗松陵沈云步时，因沈氏平素患有痰疾，且有麻木之感，为防止病情加重，张氏治其以六君子汤，颇有成效。但沈氏病情好转即停药，入秋后渐觉肢体不遂，张氏遂在六君子汤的基础上去陈皮，加当归、巴戟天，以治其渐重之痰浊血瘀之症，沈氏平调半月即愈。此为张氏用古方六君子汤加减治疗中风的不同时期，充分体现了张氏对医理药理的熟练掌握，可见张氏选方用方之游刃有余。

二、根据不同地域和体质的差异用方

张氏认为凡中风之人，皆因真气内亏，风邪才得以斩关直入，但南北之人中风也因气候特点和不同体质而有所不同。"西北为真中风，东南为类中风"，此处所说是相对而言，因西北风气刚烈，风邪伤人可直犯无忌，故多有卒然倒仆之患。且因西北寒冷、风大、多沙的气候特点，造就西北人身材高大、体格强壮、腠理致密等体质特征，所以治疗时使用药物药性强，剂量相对要加大。而东南水土孱弱，中风多为属虚、属火、属痰等类中，因气候炎热，湿润多雨,所以东南人多身材娇小、腠理疏松,虽中风有突然昏仆,也是因元气疏豁,才让虚风有机可趁,故治疗不可用峻猛之剂,避免猛药伤人,用药宜缓且剂量小。但并不是说西北之人绝无类中或东南之人绝无真中,只是西北真中较东南更多,而东南类中相对多于西北,所以治病求本,应当辨证施治。

三、创制新方,治疗中风

张璐在《张氏医通》中创制了以参归三圣散为代表的 7 首治疗中风的方剂。如自创参归三圣散,主治风中血脉,左半肢废,口目左㖞。因左半肢废,说明气血不能运行,所以必须加人参引领当归、肉桂,才能疏散风邪;又如张氏自创三黄汤,治中风手足拘急,百节疼痛,烦热心乱恶寒,经日不欲饮食。张氏指出,全方看似是治疗内外虚寒之证候,但方中反用苦寒之黄芩,岂不有碍麻黄之温散? 既用了麻黄,又用黄芪,岂不有碍表气的疏泄? 殊不知看似为虚寒之候,其实是卫气虚不能胜邪所致,食欲不振也是风热内蕴的缘故,所以方中用麻黄开发腠理于外,黄芩清解风热于内。考虑到卫虚难于发汗,故以大剂量黄芪助之,既可助麻黄解表之功,又能益气固表,以杜绝风邪复入之路。张氏根据中风不同证候变化用药,令读者可以窥见中风的治法用药之源流。

四、代表方剂析义

1. 侯氏黑散 出处:《金匮要略》。

组成:菊花四十分,白术十分,细辛三分,茯苓三分,牡蛎三分,桔梗八分,防风十分,人参三分,白矾三分,黄芩五分,当归三分,干姜三分,川芎三分,桂枝三分。

用法:杵为散,酒服方寸匕,日一服。

功用:益气祛风,清肝化痰。

主治:治中风,四肢烦重,心中恶寒不足者。

张氏用方:菊花三两,白术一两,防风八钱,桔梗六钱,黄芩四钱,人参、茯苓、细辛、当归、干姜、川芎、桂枝、牡蛎、白矾各二钱二分。

[分析]方中重用菊花以祛风邪,清肝潜阳;防风、桂枝、细辛散寒通滞,

通阳化气；牡蛎、白矾固涩化痰，镇肝息风；黄芩清热除烦；桔梗宣肺化痰；人参、茯苓、白术、干姜补气温阳；当归、川芎养血活血通络。以温酒调服，可助药力。全方配伍，共奏祛风散寒、益气化痰之功。张氏在整体上缩减了原方的用量，这与不同地域人的体质有关，原方多治疗中原之人，用方量较大，而张氏多用此方治疗江南之人，江南气候炎热潮湿，江南之人腠理疏松，中风多以虚为主，故用方量不宜过大，以免药性猛烈伤人，但白术药量有所增加，是要增加全方的补益之功。

2. 风引汤 出处：《金匮要略》。

组成：大黄、干姜、龙骨各四两，桂枝三两，甘草、牡蛎各二两，寒水石、滑石、赤石脂、白石脂、紫石英、石膏各六两。

用法：杵，粗筛，以韦囊盛之。取三指撮，井花水三升，煮三沸，温服一升。

功用：重镇息风，清热安神。

主治：癫痫，中风和小儿惊风。

张氏用方：大黄、干姜、龙骨各一两二钱，甘草、牡蛎各六钱，滑石、石膏各一两八钱，赤石脂、紫石英、白石脂、寒水石、桂枝各一两。

［分析］张氏在整体缩减原方用量的基础上，还大大减少了寒水石、白石脂、赤石脂和紫石英的用量，降低了这些矿石类药物的沉降重坠之性，以免损伤脾胃。方中滑石、石膏清热泻火；大黄引热下行；龙骨、牡蛎平肝潜阳息风；寒水石、白石脂、赤石脂和紫石英镇静安神，利湿解热；干姜、桂枝温阳健脾、复脉降逆；甘草益气和中，调和诸药。全方之妙用在于加姜、桂二药，虽为邪炽气盛，体脉俱实，但迁延日久，心脉失养，脉搏与呼吸不应，病势危急，故此刻加姜桂，以镇惊复脉，方能标本兼治。

3. 天麻丸 出处：《素问病机气宜保命集》。

组成：天麻六两，牛膝六两，杜仲七两，萆薢六两，玄参六两，当归十两，生地十六两，羌活十两，附子一两。

用法：上为细末，炼蜜为丸，如桐子大。常服五七十丸，病大至百丸，空心食前温酒或白汤下。

功用：养阴疏热，祛风通络。

主治：风湿痹痛，经脉不利，手足麻木，腰腿酸痛或筋脉抽掣；肾虚有风，尺脉浮弦细数者。

张氏用方：天麻、牛膝、萆薢、玄参、羌活各四两，杜仲七两，附子一两，当归十两，生地十六两。

［分析］张氏在原方基础上缩减了天麻、羌活等疏散表邪之药的用量，减缓方剂整体发散之性，以适应江南之人腠理疏松的体质。方中重用当归、生地滋阴养血和营；萆薢清热利湿；杜仲壮腰膝以强筋骨。天麻、牛膝用酒同泡为本方之妙用，意在使痰湿之邪从下趋而不敢上逆，再加上附子大热，引当归、生地直入下焦，温肾助阳，无风邪复入之虑；羌活、玄参疏散在表之风热。全方有敛有散，标本兼治。

4. 参归三圣散　出处：《张氏医通》。

组成：当归、肉桂、人参各等分。

用法：为散，每服五钱，水煎去滓，早暮各一服。

功用：活血行气，祛风通络。

主治：治风中血脉，左半肢废，口目左㖞。

［分析］本方是由舒筋三圣散加减化裁而来。因风中血脉，急需疏布营气，而营气行于脉中，便不可泛用风药，所谓血行风自灭。至于左半肢废，气血不能运行，而延胡索为耗血之品，故万不可用，定要用人参引领肉桂、当归，温补气血，活血通络，方可发散虚风，祛除邪气。

（节录自《张氏医通中风病用方特点研究》，硕士论文，2015 年）

张璐治疗痰浊瘀闭型中风的处方用药特点浅析

黑龙江中医药大学　　刘　舒　张洪昌

一、痰浊瘀闭型中风

中风最早出现在《内经》中，又称"卒中"，是以猝然昏仆，不省人事，口眼歪斜,半身不遂,言语不利或不见昏仆,仅见半身不遂,口眼㖞斜等症状的疾病,根据病情轻重以及病位深浅可分为中经络和中脏腑两证。中经络之证由于病位较浅,病情较轻,除中风之典型症状外,不伴有神志障碍;中脏腑之证由于邪已入里,病情危急,表现为神志不清,甚或神志昏迷。痰浊瘀闭型中风为中脏腑闭证之典型证型,主要表现为突然昏仆,不省人事,口噤不开,牙关紧闭,痰涎壅盛,四肢不温,苔白腻,脉沉滑或沉缓。

二、处方与用药

本文选取《张氏医通》中治疗痰浊瘀闭型中风方剂 18 首,共用中药 61 味,其中补虚药 9 味,理气药 9 味,解表药 7 味,温里药 5 味,化痰止咳平喘药 5 味,平肝息风药 4 味,开窍药 4 味,攻毒杀虫止痒药 4 味,祛风湿药 4 味,清热药 3 味,利水渗湿药 2 味,活血化瘀药 2 味,化湿药 2 味,安神药 1 味。

三、用药频次的统计与性味归经的整理

将 18 首方剂中出现频数大于 3 次的中药纳入统计范围,这些中药依据是其功效分类。用药出现频数的数据统计与性味归经整理,见表 5 和表 6。

表 5　18 首方剂中用药出现频数数据统计

类　　别	药　　名	频数/次	类　　别	药　　名	频数/次
利水消肿药	茯苓	3	理气药	木香	4
补气药	白术	4	发散风寒药	陈皮	3
	甘草	11		麻黄	6
	人参	5		生姜	8
	肉桂	6		防风	5
温里药	干姜	4	活血化瘀药	川芎	3
	附子	7	祛风寒湿药	独活	4
补血药	当归	6	温化寒痰药	胆南星	5

表6　18首方剂中用药性味归经整理

类　别	药　名	性　味	归　经
利水消肿药	茯苓	甘,淡,平	心、脾、肾
补气药	白术	甘,苦,温	脾、胃
	甘草	甘,平	心、肺、脾、胃
	人参	甘,微苦,微温	心、肺、脾
	肉桂	甘,辛,热	心、脾、肝、肾
温里药	干姜	辛,热	心、肺、脾、胃、肾
	附子	甘,辛,热	心、脾、肾
补血药	当归	甘,辛,温	心、脾、肝
理气药	木香	辛,苦,温	脾、胃、胆、大肠、三焦
	陈皮	辛,苦,温	肺、脾
	麻黄	辛,微苦,温	肺、膀胱
发散风寒药	生姜	辛,温	肺、脾、胃
	防风	甘,辛,微温	脾、肝、膀胱
活血化瘀药	川芎	辛,温	肝、胆、心包
祛风寒湿药	独活	辛,苦,微温	肾、膀胱
温化寒痰药	胆南星	辛,苦,温	肺、脾、肝

四、处方用药特点

1. 重用补气药、温里药、发散风寒药　由表5可见,出现频数最高的药物是甘草(补气药)11次,其次是生姜(发散风寒药)和附子(温里药),分别为8次和7次。痰浊瘀闭型中风的主要证机要点为痰涎壅盛,壅闭心窍,张氏的处方用药特别重视化痰开窍、息风散寒,兼顾扶正固本,以攻邪外出。甘草味甘,性平,祛痰以治标,补脾益气以治本,又可调和诸药,故重用;此外,方中常用麻黄、防风、生姜,散寒息风止痉;肉桂、干姜、附子温中散寒化痰;人参、白术健脾益气,杜绝生痰之源。

2. 善用归脾经药 李东垣云:"有中风者,卒然昏愦,不省人事,痰涎壅盛,语言蹇涩……若肥盛者,亦间有之,形盛气衰故也。"张璐认为痰浊瘀闭型中风是以气虚湿盛为主,治疗应以补脾益气化痰为主,通过方药归经整理,频数统计的 16 味中药中有 13 味中药是归脾经的。脾为后天之本,化生水谷精微,输布全身。若脾脏受邪,脾气不足,脾失健运,则痰饮内生,蒙蔽心窍。张氏治疗此证急则以三生饮加人参,三生饮为行经治痰之剂,必用人参补助真气,否则无益,或用稀涎散使痰吐出,再用二陈汤理气化痰。张氏重用此方中归脾经之药半夏与陈皮,意在燥湿化痰,又可和胃降逆,如此则生痰无源,便可做到标本兼治。若痰湿挟虚,则加人参、黄芪、竹沥补虚扶正;若挟寒邪,加桂枝、附子、生姜等热药祛风散寒;若为上实下虚之肝肾不足且痰涎壅盛者,用六君子汤加胆南星、木香,后用黑锡丹。

3. 巧用辛、温(热)药 痰浊瘀闭型中风属阴闭,为寒证,因患者素体气弱或年老体衰,气不化津,复外感风邪,致痰湿内生,湿浊上犯,蒙蔽心窍,此型中风多兼有表证,故张氏治疗此类中风用药多为辛、温或辛、热药,频数统计的 16 味中药中有 12 味中药性温(热)味辛。若要治疗此型兼有风寒表证之中风,则要重用发散风寒之药,故张氏用千金三黄汤为基础,以麻黄为君,通阳散寒;因有内虚,故以大剂量黄芪佐之,并加附子以治虚寒,全方旨在祛风散寒补虚,表里标本兼顾,事半功倍。

4. 善用古方,灵活用药 张氏在运用古方时,时常有自己独特的见解,如在用续命汤治疗痰浊瘀闭型中风的基础上,加入常用寒热组合药干姜与石膏,两药相和,通脉散寒,解肌祛风;加人参、当归,益气和血;加川芎行血散风,并治风寒所致咳逆上气面浮者。张璐善于博采众家言论,从不偏执于一种学说。云:"读古人之书须要究其纲旨,以意显之,是谓得之;若胶执其语,反或窒碍,岂先哲立言之过欤?"由此可见张璐不仅注重前人的经验,推崇古方,还能极尽活学活用之妙。

张璐治疗中风方剂的用药特点

黑龙江中医药大学　　刘　舒

一、擅用对药

药对,也称对药,是最常使用也较固定的一种药物配伍形式,介于中药学和方剂学之间,是最小的方剂配伍单位。《神农本草经》序列云:"药……有单行者,有相须者,有相使者,有相畏者,有相恶者,有相反者,有相杀者。凡此七情,合和视之。"对药在方剂配伍中的作用,主要是七情中的相须、相使、相畏和相杀,原理为相辅相成或相反相成。应用对药治疗疾病的优势有以下两点:第一,对药的使用可增强原有药物的功效;第二,对药的使用可以减弱或消除原有药物的毒副作用。张璐擅用对药治疗中风,现将《张氏医通》治疗中风方剂中常用对药归纳如下。

1. 天南星,防风　天南星辛温苦燥,善开泄,祛风化痰解痉;防风祛风解痉之功不及天南星,单独使用功效不佳。二药合用,祛风解痉之力大增,且防风可制约天南星之毒性,既可相辅相成,又有相畏相杀之用,二药常用于治疗中风牙关紧闭,口噤不开。

2. 牛黄,朱砂　牛黄苦凉,善祛心经之火,清热开窍,凉肝息风,豁痰定惊;朱砂性质甘寒沉降,善镇静安神解毒。二药合用,朱砂助牛黄清心火、息肝风开窍为主,牛黄助朱砂镇惊安神为辅,共奏祛风镇惊、清心安神之功。

3. 麻黄,附子　麻黄辛温,祛风解表,利湿宣肺,散寒通络;附子大辛大热,温阳化水行气,助阳散寒通脉。二药合用,以附子助麻黄鼓邪外出,发散表邪为主,二药均为温热药,相伍还能大增温阳利水,温通经脉之功,常用于治疗中风风寒湿痹,经络不通。

4. 麻黄,生姜　两者皆属辛温之品,麻黄发表散寒之力较生姜强,两者相须为用,增发表之功。麻黄兼具利水消肿之用,生姜祛风散寒,温胃化痰,两者配伍,共奏祛风温阳发表之功。

5. 白术,陈皮　白术补脾益气,燥湿化痰,为培补脾胃常用药物。因脾主运化,喜燥恶湿,白术善补脾气,又有燥湿之功,故为佳品。陈皮善理气健脾化痰,两者相伍,陈皮助白术补脾而不郁滞,共奏行气化湿、健脾祛痰之效。常用于治疗中风痰涎郁闭。

6. 人参,白术　人参甘温,大补元气,尤善补脾肺之气;白术苦温,善补脾胃中气,又可健脾燥湿。两药相合,补脾益气之力更强,且可使元气、中气相互资生。常用于治疗中风恢复期气血两虚之症。

二、擅用辛温药和归脾经药

根据对张璐治疗中风方药的统计得出,张氏治疗中风擅用辛味药、温性药和归脾经的药。张氏认为中风多为外受邪气所致,外感风邪,肺主皮毛,受病首当其冲,或肺气虚,失于宣降,气血津液不能正常运行,聚湿为痰,阻塞经络,发为中风。而辛味多入肺经,善于发散风邪,所以重用;温性药既可散风寒,又可通瘀血,还可根据"甘温除热"的原则治疗中风伴有气虚发热之证候,故治疗中风常用温性药。风痰上扰为中风多发病机,究其根本即为脾失健运,痰浊内化,随气血上逆,壅塞清窍,遂引发中风。所以张氏多用归脾经药治疗中风是论病施治以治本为要。

三、擅用解表药

解表药在张氏治疗中风所用药物中共出现 16 次,在所有按功效分类药物中排在第二位,说明张氏治疗中风使用解表药频率较高。张氏治疗之中风多为因气虚邪中所致,平素气血不足,经脉空虚,风邪趁虚而入,气血痹阻,或素体痰盛,外受邪气,痰湿郁闭经络而致中风。风为百病之长,风邪发病急骤,变化无常,病位游移不定,并导致肢体异常运动,其他五淫多依附风邪而侵袭人体。中风外受邪气多为风邪,故张氏治疗中风多配伍使用解表药以发散在表之风邪。

四、常用中药的用药意义举例

在《张氏医通》治疗中风方药统计中,出现频率最高的十味方药依次为甘草、生姜、人参、当归、附子、肉桂、茯苓、白术、防风和麻黄，先择其一二介绍如下。

1. 甘草 首见于《神农本草经》，列为上品。"主五脏六腑寒热邪气，坚筋骨，长肌肉，倍力，金创，解毒。"生用清热泻火解毒，炙用健脾和中、缓急止痛、调和诸药。《本草经集注》："温中下气，烦满短气……通经脉，利血气。"可配伍治疗中风挟热手足拘急、口眼喝斜、言语不利、半身不遂诸症，亦可用于中风恢复期气血失调、肢体麻木等症，其调和诸药药性之用最为广泛。《医学入口》："甘草……性缓，能解诸急。热药用之缓其热，寒药用之缓其寒。善和诸药，解百药毒。故又名国老。"

2. 人参 出自《神农本草经》，又名鬼盖、人衔，列为上品。其性微温，味甘微苦，入心、脾、肺经，善补脾肺之气、生津止渴、益气补虚，临床多用于治疗脾肺气虚证或气血两虚证。独参汤更是治疗元气虚极欲脱、脉微欲绝之危重证候的救急方剂。此外，人参也可用于治疗热病气津两伤和消渴证，由心血亏少、气阴两虚所致心神不安、失眠健忘，也常配伍人参治疗，古称人参为"治虚劳内伤第一要药"。《日华子本草》记载人参"调中治气，消食开胃"，指出人参还可用于治疗脾胃虚弱。在治疗中风方面，多取其润肺化痰、开窍醒神之功效，治疗痰浊闭窍，还可用于恢复期气血两虚和中风脱证的紧急治疗。

3. 当归 又名干归，在《神农本草经》中列为中品。性温，味甘、辛，入心、肝、脾经。前人多用其治疗孕妇产后恶露上冲和气血昏乱，服之既效，因其能使气血各有所归，故名当归。当归长于补血调经、活血祛痛、润肠通便，为妇女月经不调和血虚肠燥便秘之要药。《神农本草经》："主咳逆上气，温疟，寒热，洗在皮肤中。妇人漏下绝子，诸恶疮疡金创，煮饮之。"当归因其补血活血、消肿生肌之功，在古时为治疗外科疮疡肿毒的重要药物。在治疗中风恢复期气滞血瘀、气虚血少之证中，也有较多应用。

4. 附子 其母名曰乌头，首见于《神农本草经》，列为下品。据《中国药典》中附子根据不同炮制方法可生用或制用，制附子分为炮附片或淡附片，较生者性缓和。本药性大热，味辛、甘，有毒，归心、脾、肾经。因其性走而不守，故有其他药物难比的回阳救逆之功，亦可温肾补脾、助阳驱寒、温经止痛，为治疗元阳衰微、身冷大汗、吐利不止、脉微欲绝之亡阳证之要药。《神农本草经》："主风寒咳逆邪气，温中，金创，破癥坚积聚，血瘕，寒湿痿躄，拘挛脚痛，不能行步。"中风多为风寒湿邪侵犯肌表发病，附子可除寒湿之邪，补火助阳，亦可治疗产后中风。

（节录自《张氏医通中风病用方特点研究》，硕士论文，2015 年）

《张氏医通》附录医案考

山东中医药大学　　张　蕾

《张氏医通》（以下简称《医通》），清初著名医家张璐撰。张璐主要著作有《张氏医通》十六卷，《伤寒缵论》《伤寒绪论》各二卷，《诊宗三昧》一卷，《本经逢原》四卷，《千金方衍义》三十卷。其代表作《张氏医通》成书于 1695 年，为综合性临床著作，主要论述内、外、妇、儿、五官科疾病证治。张氏崇尚《经》旨，广纳群言，于各门中"首列《灵》《素》病机，次则《金匮》治例，以冠诸论"，再引诸家学说，采集历代著述六十余家，参考医籍百余种。因有感于"人之所患，都兼并不一，非详究古人治验，不能识治法之奥"，故"于诸案中，择其可以为法者，附列论例之末"，全书所附历代医家医案、石顽本人医案及其子张倬医案共 260 则，今分别考略如次。

一、援引诸家医案

《医通》于各证论述之后援引历代 33 位医家治案共 112 则，按数量多少依次为李士材 18 则，薛立斋 13 则，喻昌 10 则，汪石山 10 则，滑寿 8 则，朱丹溪 7 则，罗天益 6 则，虞抟 5 则，李东垣 3 则，张从正 3 则，项彦章 3 则，江应宿 2 则，祝仲宁 2 则、易思兰 2 则、刘默生 2 则、赵以德、许叔微、江南仲、孙兆、钱仲立、王中阳、周慎斋、卢不远、程文彬、乔三馀、倪惟德、（王）海藏、吴茭山、沈朗仲、陈良甫、许裕卿、陈斗岩、门人邹恒友各 1 则。所选各家医案，以李士材、薛立斋、汪石山、喻昌等温补学派的代表人物为最多。如选案最多的医家李士材，强调扶助正气,脾肾并重。在收入的 18 则医案中,用温法补法者达 12 则,其中以参、附为主药者 7 则,又有肾气丸、理中汤、归脾汤等补脾益肾方剂的应用。使用频率最高的方剂,如补中益气 13 则,四君、六君共 11 则,其他又有理中、归脾等,均为固护脾胃之品。由此可以看出石顽选案重视脾肾、崇尚温补。

《医通》所选诸案,大都持论平实,法度严明,不仅为石顽的医论提供了说理依据,而且丰富和补充了一些治法治则。如在对血证的阐发中,石顽有感于"世之名于医者,一见血证,每以寒凉济阴为务⋯⋯在阴不济阳而上溢者尚为戈戟,况阳不统阴而亡脱者,尤为砒鸩",认为"血气喜温而恶寒",反对不辨虚实寒热,一味苦寒克伐,损伤脾土,与之相应的诸血门所附 17 则医案中,治以温补脾土为主。石顽本人的大部分医案及滑寿用甘温大补脾土之法治一膏粱之人衄血案、李士材用补中益气与十全大补汤加减治一人下血案等,都突出反映了这个特点。石顽虽注重温补,但治疗中又不拘于此,主张从人体禀赋阴阳偏盛入手,强调灵活变通,指出"证有虚中挟实,治有补中寓泻,从少从多之活法,贵乎临证处裁"。如石顽本人用六味、生脉滋阴降火治汤元洲吐血案、顾元叔溲血案,用导赤散清热凉血治一徽商溲血案;所引其他医家,如喻昌以补肾为务,用独参汤下黑锡丹治一人吐血案,滑寿用活血化瘀法,以桃核承气汤治一妇衄血案;汪石山用脾肺气血并补法治一中年人吐血案等,全面体现了"临证处裁"的辨证论治思想。

二、张璐本人医案

《医通》附石顽本人医案 128 则,列于诸家医案之后。其案在诊断、治疗上均别具特色,对杂病的论述亦多有创见。研究石顽医案的特点,是掌握其临床经验心得的重要线索。

1. 长于脉诊,辨察精细

(1) 详察脉象,以论病机:石顽积 60 年之临床经验,于脉诊颇有心得,著有脉诊专著《诊宗三昧》。《医通》所附医案中,绝大多数都详言脉象,作为辨证的重要依据。如赵明远中风案,左手三部弦大而坚,知为肾脏阴伤、壮火食气之候;人迎斜内向寸,知为三阳经满,溢入阳维之脉,必发颠仆不仁;右手三部浮缓,气口以上微滑,知为顽痰壅塞于膈之象,据此处以地黄饮子而愈。又如治火证太史张宏蓬案，精气下脱，虚火上逆，怔忡失血。诊其右关气口独显弦象，左尺稍嫌微数，余皆微细搏指，明系阴火内伏之象，再结合病史、症状，以滋阴为治而愈。

（2）从脉从症，取舍分明：当病情错综复杂、真假难辨时，脉诊则为确诊的关键。如顾若雨鼓胀案，少腹至心下坚满如石，大便八九日不通，众皆以之为腑实证，进消导破气药不应，病反转甚。石顽察其脉弦大而革，按之渐小，举指复大，知其"腑实"乃为中气受伤，浊阴乘虚占据清阳之假实证，与补益剂而愈。又有舍脉从症者，如幼科汪五符伤饮食案，若独察脉象，则六脉涩弱模糊，按之殊不可得，似为阳气欲脱、大虚之象；而心下按之大痛，舌上有灰刺如芒，再结合伤食病史，认为脉象之"虚"是因中焦阳气被遏，不能鼓动于脉所致，为脾不输运之假象，以食积证治之，消导而愈。

2. 精于用药，独有心得　石顽深入研究药物性味，著有《本经逢原》，对很多药物都有独到的体会。在《医通》所附医案中，亦多有反映。现以人参为例说明之。石顽以为"人参甘温，气薄味厚，阳中微阴。能补肺中元气，肺气旺，四脏之气皆旺，精自生而形自盛，肺主诸气故也"（《本经逢原》）。在治疗中善用人参，除用其大补元气、回阳救逆外，又通过不同的配伍和制法，而取得助行药力、通阳化气等功效。如在悟菴悸证案中，治气虚痰饮浸渍于膈上，用导痰汤，加参、桂，取其通行阳气之义。再如疟证张怡泉案，真气衰微、虚中伏邪，补益则留邪，截疟则伤正，攻补两难。用常山一钱酒拌，与人参五钱焙干，弃常山不用。通过这种特殊的制药方法，使人参兼具扶正祛邪之功，服之颇验。人参和五灵脂为相畏之品，通常情况下不同时使用。而在惊证汪缄菴媳案中，痰在膈膜之上，攻之不易，石顽将两者同用，正是利用其相反之性，藉相激之力祛膈上顽痰。与之相类似，在李士材治张孟端夫人噎膈案中，取五灵脂与人参同用溶血之力，逐痰血而愈。对其他药物，亦多有独特见解，如杏仁"辛温走肺，最不纯良，耗气动血，莫此为甚""麝片善散胃口之痰与瘀血""肺胀喘满，当以葶苈为向导"等，在此不一一赘述。

3. 治重脾胃，善用六君

（1）健运脾胃，治病求本：石顽认为"人之一身，以胃气为本，胃气旺，则五脏受荫；胃气伤，则百病丛生"。临证善用四君、异功、六君诸方，其中用六君者达13则，充分反映出石顽对脾胃的重视。在一些疾病的治疗中，辨证求本,往往从脾胃入手,而取得良好疗效。如治顾我在夫人中风,高年气虚痰盛,因抑郁,忽发下体堕床,舌强不语,肢体不遂,大便六七日不通,他医以急则治其标,曾用消导不应。石顽诊其脉无实结,不可妄攻,先进糜饮以流动肠胃之枢机,再用六君子汤扶助脾胃之气,气运有力,则大便得通,诸症得安。又如董方南夫人眩晕案,中土困乏,饮食不能正常运化,皆化为痰,以六君为丸培其中土,消痰化之源。以上二案,均是求之于本,通过调理脾胃气机,使津液得布,水谷得运,不泻下而大便自通,不化痰而诸饮自消。

(2) 先调中气,再治痼疾:对于一些迁延日久、变证丛生的疾病,石顽认为"无论寒热补泻,先培中土,使药气四达,则周身之机运流通,水谷之精微敷布,何患其药之不效者"?因此,治疗时除较急之标证当先治以外,往往先调脾胃,待胃气恢复,再论治他症。如痞满门内翰缪钧间尊大人子长老先生案,患者眩晕痞闷,饮食日减,下元乏力,又素多痰湿,渐渍于脾胃二脏,复加剥削之剂,屡犯中气,再诊其脉略无冲和之象,知胃气已伤。虽证属虚寒,当先调中气,用六君子汤加味以输运水谷之精微。待胃气渐复,再徐图温补。又如治通政劳书绅太夫人咳嗽案,素禀气虚多痰,宿有崩淋,近日又患风热咳嗽。疾病较为复杂,禀赋、宿疾、新感杂糅一处,石顽因其痼疾近日尚安,先用宣肺止咳药治标之急,然后即用六君加味安其胃气,再用大温经汤加味为丸疗其痼疾,以序论治,诸症得安。

4. 机圆法活,辨治灵通

(1) 善取经义,不拘古法:石顽崇尚《经》旨,善用经方,全书128案中用经方者35则。更可贵者,临证尚能据其法度,加减变通,使古方切于今病。如颜汝玉女虚劳案,病虚羸寒热,腹痛里急,自汗喘促,吐血数口。石顽以为此病之腹痛悸衄,亦不出《金匮》治虚劳里急之义,应乘病未成痨、根蒂未固,急用辛温药提出阴分,以挽先前用药之失。本病兼有血证,与仲景原方所主之证有别,故于黄芪建中汤方中加当归和营血,细辛利肺气,以防辛燥伤血,取其功而防其弊。服后血止,再用他药随证治之。又有未用经方,仅取伤寒用方法度者,如治黄以宽伤寒案,仿仲景少阴例中救热存阴承气下之之法,用大剂凉膈散加味急清热邪而安。

(2) 知常达变,因证治宜:石顽遵古而不泥古,不拘于疾病的常规疗法,而是根据患者禀赋、证候类型,灵活处之,对很多病证都独有创见。如伤于酒毒者,葛花解醒汤通常被视为专方。石顽在伤饮食篇中记有两案:一例周子,酒气热伤胃气,用四君加煨葛根健补脾胃之气,加藿香、木香、泽泻开泻其热而愈。一例徐子,肝胆用事,肾气并伤,用五苓散加人参倍肉桂温补下元、淡渗利水,使酒毒从小便而解。同为伤于酒,但因人之禀气不同,所伤有别,故在治疗上亦当因人因证而有所差异。石顽临证辨治准确,有时竟用常规之"禁药"而显奇效。如治闵介眉媳伤寒,妊娠三月,证属虚寒者,方用附子理中加味。附子,《本草汇言》称其为"回阳气、散阴寒、逐冷痰、通关节之猛药",辛热燥烈,走窜力强,一般被视为妊娠禁忌之品。而石顽认为"子气之安危,系乎母气之偏盛",母气复则胎自安。基于这种思想,用附子温中散寒,先安母气,服之果母子平安。

三、张倬医案

《医通》由石顽次子张倬协助完成,故书中尚附有张倬医案 20 则。张倬,字飞畴,继父业,亦以医名。从所附医案看,飞畴学术与其父有明显的承继关系。如吐血苏宾旭案,纯虚无瘀,用人参峻补元气,与张璐治钱曙昭案之症、治、用药均大致相同。亦重补益,善用调理方,案中多有用生脉、四君、糜粥等缓补调养者,大都以滋养胃气为指导思想。飞畴对喻昌的大气学说有深刻体会。如于《诸气门·气篇》中记一肝火乘虚克脾、脾土困乏证,论治法时言:"太阳当空,则阴霾之气自散;真火令行,则郁蒸之气自伏。又釜底得火则能腐熟水谷,水谷运则脾胃有权。大气得归而诸证可愈矣。"强调温运大气,开通阳气,则诸疾可消。此外,于金针开内障篇记医案 11 则,为中医眼科手术治疗翳障提供了丰富的临床经验。如在画师吴文玉母案中,述"右眼之翳尚嫩,迟半载可拨,遂先与针左眼",对白内障的治疗时机已有了较为深刻的认识。其调护之法尤为灵活,如治陈彦锡夫人、何宇昭、李能九、陈顺源四人翳障,均一拨即明,然调理处方各异。陈素多郁不舒,散结养神为主;何肥白多痰,理脾渗湿养神为主;李劳心沉默,宣达补血养神为主;陈善饮性暴,火盛燔灼,平肝降火敛神为主,"总在临证变通,非执成见之可获全功也"。这对于今天白内障的诊疗及配合手术发挥中医特色治疗,亦有可借鉴之处。

张璐使用黄连的经验

天津中医药大学　　刘怡筠

一、时疫似疟，祛邪散热

　　患者陈瑞之，七月间患时疫似疟，初发独热无寒，或连热二三日，或暂可一日半日，发热时烦渴无汗，热止后则汗出如漉，服过十味香薷饮、九味羌活汤等10余剂，烦渴壮热愈甚，大便五六日不通，张璐诊其六脉皆洪盛搏指，察其舌苔焦枯，唇口剥裂，治以凉膈散加黄连、生石膏、人中黄，得下3次，热势顿减。(《张氏医通·诸伤门》)

　　"大便不通者，阳明内实也"，可见患者病位在阳明胃腑；"舌见干黄，里热已极"，患者舌苔焦枯，热邪更炽；六脉洪盛亦为火热之象。张璐将本案病机总结为"热邪亢极，胃腑剥腐"。邪盛正不虚，正气与热邪相争，故见发热如疟。大便不通、舌苔焦枯及唇口剥裂俱为津液大伤之象，其因有三：一为热邪灼伤津液；二为连日来发热如疟，每次热退后均大汗淋漓，"汗出多则津液少，津液少则胃干结，热在胃，所以大便不通"；三为过用辛温，曾服10余剂解表发汗、祛风胜湿之品，进一步耗伤津液，故烦渴壮热愈甚。张璐在治疗上选择急下存阴，用大黄配伍芒硝，峻下热结；薄荷、连翘、黄芩、栀子相配伍，清上焦热邪炽盛，即所谓"邪火横逆，非至苦至寒之品，不能退其热势"；淡竹叶清热除烦生津，佐制诸苦寒清热之品，"务使润燥合宜，刚柔协济，始克有赖"。方中充分发挥黄连清热的特长：一是协同其他清热之品，"各经泻火药得川连，其力愈猛"；二是配伍生石膏，以"除一切气分之热"；三是配伍大黄、黄芩，"涤除胃中之邪热"，针对病位在阳明胃腑；四是清心除烦，其"荡邪涤热，肃清神明，是其性之所近"。

二、湿热为患，清热燥湿

　　治热当以寒药，而寒药有碍祛湿；治湿当以温药，而温药反助邪热。因此治疗湿热证时，方剂的配伍和药味的选择颇有难度，"黄连气寒，禀天冬寒之水气，入足少阴肾，味苦无毒，得地南方之火味，入手少阴心，气水而味火，一物同具，故能除水火相乱而为湿热之病"，可谓是兼顾热、湿二邪之品。

1. 呕吐痞满，兼清郁热 患者郑氏，夏季患呕逆不食月余，服宽膈理气药二十余剂，几至绝粒，而痞胀异常，张璐切其脉象虚大而数，治以连理汤，四剂而痞止食进。（《张氏医通·诸气门上》）

患者"胃中阳气大虚，而浊阴填塞于膈上"，乃虚实夹杂之证。其正虚原因有三：本证多有脾胃气虚在先，"呕吐者，皆由脾胃虚弱"；"谷不入，半日则气衰，一日则气少"，患者病势迁延，不食者月余，气虚之状更为突出；患者过用理气之品，连用二十余剂而不见效，导致破气伤气。实邪当指痰湿，脾胃气虚，水谷不得运化而为痰湿，且"诸痞满及噎膈，乃痰为气激而上，气为痰腻而滞，痰与气搏，不得流通"。脾胃气虚，则中焦气机升降失常，脾不升，胃不降，"天地不交而成痞"；痰湿在胃，使胃气上逆，症见呕吐；病程缠绵，痰湿郁而化热，兼有热象而见脉数。张璐用人参、茯苓、白术、甘草相配伍，益气健脾，是针对本虚。方中黄连之用有三：苦降，其"性寒味苦，气薄味厚，降多升少"，与干姜相配伍，辛开苦降，暗含半夏泻心汤之意，系针对中焦气机；燥湿，针对实邪；清郁热，"呕吐心下痞者，清心胃之火"，患者热象来自痰湿郁而化热，因此清热不能妨碍燥湿，而黄连则能兼顾两者，"凡药能去湿者必增热，能除热者必不能去湿，唯黄连能以苦燥湿，以寒除热，一举两得，莫神于此。"

2. 经行泄泻，厚肠清火 患者薛氏，每遇经行，必先作泻二三日，服干姜、肉桂、吴茱萸、附子，则大渴腹痛，泄泻转剧，服黄芩、泽泻、车前子之属，则目暗如盲，张璐切其脉象左关尺弦细如丝，右关小快而滑，治以理中汤加黄连，作汤服五六剂，不终剂而数年之疾顿除。（《张氏医通·妇人门上》）

患者"肝血虚寒，而脾胃有伏火"，故见左关弦细如丝，右关小快而滑。腹痛源于"正气与邪气交争相击"，纯用温药，则伏火愈炽，不仅灼伤津液，更加剧正邪交争，故见大渴、腹痛。"目者，五脏六腑阴阳精气，皆上注于目，若为血气充实，则视瞻分明，血气虚竭，则风邪所乘，令目暗不明"，患者本有肝血虚寒，再纯用苦寒败胃，损伤脾胃阳气，血无以生，肝血虚寒更甚；至于利水之品，本意为利小便实大便，但泄泻未愈而小便已利，最终徒伤津液，因津血同源，伤津即是伤血，同样加剧血虚的情况，目失所养而目暗如盲。张璐认为"经行时先泄泻者，此脾虚也"，故以理中汤为基础，温中健脾。方中配伍黄连，取其性寒清火，味苦燥湿，一举两得，即张璐所谓"冷药多泄，唯黄连厚肠止泄"。

三、虚痰中风，清心醒神

患者金汉光如夫人，中风四肢不能举动，或时昏冒，或时烦乱，喘鸣肩息，声如拽锯，不能著枕，寝食俱废半月余，曾服用二陈汤、导痰汤，杂以秦艽、天麻之类，不应，又与牛黄丸，痰涎愈逆，张璐切其脉象右寸关数大，久按无力，左关尺弦数，按之渐小，唯寸口数盛。治以六君子汤加胆南星、竹沥、黄连、当归，四剂而喘息顿除，再三剂而饮食渐进，稍堪就枕，再四剂而手足运动，十余剂后，屏纬之内，自可徐行（《张氏医通·中风门》）。

"中风之脉，皆真气内亏"，患者左关尺弦数，按之渐小，为水不涵木、肝阳上亢化风之象；右关亦久按无力，为脾胃气虚之象。脾胃气虚，运化无权，则痰浊内盛，加之阳亢风动，则风火挟痰浊横逆走窜，闭阻经络，气血瘀滞，故四肢不能举动；"虚火妄动，挟痰气逆冲，心主被障，所以昏不知人"；肺为储痰之器，故症见喘鸣、右寸数大。患者曾遍用祛风化痰之品而无效，系忽视本虚而纯用辛燥苦寒，伤津败胃，中焦气虚更甚，故张璐"峻用参、术，开提胃气"，以人参、茯苓、白术、甘草益气健脾，治疗本虚；配伍橘皮、半夏、胆南星、竹沥，化痰开窍，以治标实。攻补兼施，解决了"徒与豁痰，中气转伤"的问题。方中黄连"入心清火，火清则心明"，而配伍当归，又有两重用意：一乃活血，本案痰浊蒙蔽心神，阻滞气血，黄连既能燥湿，配合诸化痰药开窍醒神，又能"去心窍恶血"，配合当归活血化瘀，一举两得；二乃平肝，张璐认为"兼挟肝邪，俱宜黄连、当归"，肝体阴用阳，针对其阴虚阳亢之证，当归养血活血而柔肝体，黄连清热而制肝用，两者配伍刚柔并济，使肝阴能敛而上亢之肝阳得以平复，达到阴平阳秘。

综上所述，张璐活用黄连，将其应用于时疫发热、呕吐痞满、经行泄泻和虚痰中风等病证的治疗中，其具体功效则印证了缪希雍"祛邪散热，荡涤肠胃，肃清神明，是其性之所长"的总结。张璐在继承前人的基础上又有所发挥，其临床使用黄连的经验极具实用价值。

（《中医药导报》，2018年第24卷第6期）

张璐使用细辛的经验

天津中医药大学　　刘怡筠　秦玉龙

张璐临证使用细辛极具特色，积累了丰富的临床经验。兹结合《张氏医通》所载医案，将张璐使用细辛的经验分析如下。

一、虚实为患，散邪利肺

细辛有宣散风寒，温肺化饮之功，因而多被用于实证、寒证，如"嗽而声哑，脉细者属寒，宜半夏、生姜、细辛以辛散之。"张璐应用细辛没有拘泥于此，通过合理的配伍，在治疗热证、虚证时也取得了满意的疗效。

1. 暴喑喘逆，辛散外邪　患者西客王如嵩，触寒来苏，忽然喘逆声喑，咽喉疼肿，张璐察其形体丰盛而饮啖如常，切其脉象浮软而按之益劲，治以麻杏石甘汤加半夏、细辛，大剂玉竹，二服喘止声出。

张璐指出："失音大都不越于肺，然须以暴病得之，为邪郁气逆……盖暴喑总是寒包热邪，或本内热而后受寒，或先外感而食寒物。"患者感寒后急性起病，脉浮，为外邪束表；肺失清肃，肺气上逆，而见喘息；本内热炽盛，又兼感寒，寒包热邪而见失音、咽痛；"咳喘气促而胸中满闷，声喑不出者，肺胃气燥，不能祛散余邪"，系热邪灼伤津液所致。因此张璐提出"辛凉和解，稍兼辛温散之"的治法。方中麻黄配伍石膏，辛温配伍辛甘大寒，能辛凉解表，且有"分解寒热互结之功"，是针对寒包热邪之病机；麻黄配伍杏仁，一宣一降，恢复肺脏正常的宣发肃降，是针对肺气上逆之病机；大剂玉竹，生津润燥，是针对津液耗伤之病机；"凡药香者，皆能疏散风邪。细辛气盛而味烈，其疏散之力更大"，故治法中"稍兼辛温散之"，一向选用细辛。除此之外，患者形体丰盛，而"肥人痰湿壅滞，气道不通而声喑者，二陈导痰开涤之"，方中半夏即为此而设，兼顾体质，因人制宜。

2. 虚劳吐血，辛温升提　患者颜汝玉女，病虚羸寒热，腹痛里急，自汗喘嗽者三月余，屡更医药不愈，忽然吐血数口，张璐诊其气口虚涩不调，左皆弦微，而尺微尤甚，治以黄芪建中汤加当归、细辛。

"虚劳之人,精髓萎竭,血气虚弱,不能充盛肌肤,此故羸瘦也",现患者气血亏虚是基本病机。其失于濡养,不荣则痛,而现腹痛里急;失于固摄,津液发泄,则见自汗。"劳伤则血气虚,使阴阳不和,互有胜弱故也,阳胜则热,阴胜则寒,阴阳相乘,故发寒热""虚劳而咳嗽者,脏腑气衰,邪伤于肺故也,久不已……或喘息上气,或咳逆唾血",本虚复感外邪袭肺,肺气上逆而见咳嗽,诸症迁延不愈而现喘息、咯血。患者病势缠绵,以致症状繁杂,其病机不外本虚标实。张璐用黄芪配伍当归,补气养血,是针对本虚;桂枝配芍药,调和营卫,是针对寒热、自汗之症;胶饴甘温,"用治腹痛,取稼穑之甘以缓之也"。方中细辛之用有二:一是针对标实,辛散外邪,外邪得散,肺气宣发肃降如常,则咳喘自平,即所谓"利肺气";二是提升阳气,截断病势,张璐治疗咯血未用滋阴降火,反用辛温之品,"今病欲成劳,乘其根蒂未固,急以辛温之药提出阳分,庶几挽前失,若仍用阴药,则阴愈亢而血愈逆上矣"。

二、妊娠恶阻,温中行水

张仲景谓:"妊娠养胎,白术散主之……心烦吐痛,不能食饮,加细辛一两,半夏大者二十枚。"张璐不仅在《张氏医通》中对此加以引用,还进行了详细阐述。他认为妊娠时"经血既闭,水渍于脏,脏气不宣通",其病机关键系气滞水停,"养胎不唯在血,而胎系于肾,养之又在于胃,所以补肾调胃,以固精和中",病位则主要在胃和肾,方中加用细辛尤有深意。张璐指出妊娠恶阻"先因脾胃虚弱,津液留停,蓄为痰饮,至妊二月之后,浊阴上冲,中焦不胜其逆,痰饮遂涌,中寒乃起";痰饮阻滞,脾阳不振,胃气上逆,出现呕吐,不能饮食。细辛能"温中去痰下气",配伍半夏燥湿化痰、降逆止呕之功,温化痰饮,使脾阳之困得解,使上逆之胃气得降。张璐所谓细辛去痰,意即辛味药"致津液""通气"之功。气能行津,津能载气,气机不畅与痰饮停滞互相影响,"水积则气停,气停则水生,水生则气溢,气水同类"。辛能行气,气行则水行;温能化饮,饮消则气不滞。细辛治疗呕吐不能饮食之症,以辛温之性使气机通畅,津液输布如常。

"水停心下而不行,则肾气燥""肾燥者,心亦躁,火屈于水,故躁也",可见心烦一症并非皆由热邪所致。"肾者,胃之关也",水液代谢由肾所主,而由饮入于胃开启，胃与肾在这一过程中相互协作。一旦水饮留滞于胃，津液的代谢输布失常，肾也会受到影响，而致气化水液不利，即肾气燥。气与水相较，气为阳，水为阴，水停气滞，"阴盛阳衰，火屈于水"，出现心烦之症。细辛能"行水气"，且"专入肾"，治气滞水停之证，使心烦得解。

三、月经漏下，温肾升阳

张璐云："月水至老不断，必成淋证，补中益气，或八珍并加香附、细辛，仍须戒气，方可治疗，否则崩淋难治也。""劳伤经脉，冲任之气虚损，故不能制其经血，故令月水不断。"此因气虚不能制约统摄经血。张璐以补中益气汤为主，益气健脾，统摄血行；偏于气血两虚者，则以八珍汤为主，益气养血。香附为"气病之总司，女科之主帅"以理气解郁，且"得参、术则补气"，与补中益气汤、八珍汤相伍，助其补益之力。细辛"下而温肾中之火，而非温肾中之水也，火之性炎上，细辛温火，而即引火上升"，用其"升而不沉"之性与补中益气汤中升麻、柴胡之用意有异曲同工之妙。

综上所述，张璐充分利用细辛的性味，通过配伍将其功效发挥为散邪利肺、温中行水、温肾升阳，不仅在外感病、肺病、寒证中取得疗效，还将其广泛运用于虚证、虚实夹杂证以及妇产科疾病中。张璐临床应用细辛的独到经验，有极其重要的实用价值。

（《西部中医药》，2018 年第 31 卷第 4 期）

后　记

　　医学流派是伴随着众多的名医群体和创新的医学思想而形成的。吴中多名医，吴医多著述，吴门医派作为吴地文化中的一枝奇葩，中医药文化优势明显，历史遗存丰富，文化积淀厚实，在中国医学史上有着重要的地位。据不完全统计，吴门医派有史料记载的医家近2 000位，滕伯祥、薛辛、王珪、葛乾孙、倪维德、王履、薛己、缪希雍、吴有性、张璐、喻昌、李中梓、叶桂、薛雪、周扬俊、徐大椿、尤怡、王洪绪、曹存心、李学川、陆九芝、曹沧洲等是其中杰出的代表，这些医家群体给我们留下了1 900多部古医籍。

　　当代许多学者聚焦于吴门医派研究，阐述吴门医家的医学思想内核，钩沉其辨证理论与特点，归纳其疾病诊治规律与用药经验，用以指导临床实践，出版了大量相关研究文献。我们意识到汇编"吴门医派代表医家研究文集"，既是吴门医派传承发展的需要，也是服务于建设健康中国的一个举措。于是首先选择了薛己、吴有性、张璐、喻昌、叶桂五位吴门医派代表性医家，编撰出版"吴门医派代表医家研究文集"上集，以飨读者。

　　本书辑录了当代学者公开出版的关于吴门医派代表医家张璐的研究文献，内容包括生平著述辑要、医学思想研究、临床证治探讨、疾病诊治应用四个篇章，共61篇研究文献。"生平著述辑要"部分主要概述张璐的生平轨迹、行医经历及评述其代表性著作；"医学思想研究"部分主要阐述张璐伤寒及杂病的医学思想和药学成就；"临床证治探讨"部分主要阐述张璐的辨证论治的特点；"疾病诊治应用"则主要收录张璐对具体疾病的诊治经验文献，以及探析张氏方药的应用规律等，以冀全面反映当代学者对张璐学术思想的研究全貌。

　　书中所录文献时间跨度既长，包罗范围又广，原作者学术水平各异，作出判断的角度不同，所参考图书的版本不一，故书中的某些史实及观点不尽相同，甚至互有矛盾之处。我们在编辑时，仅对个别明显有误之处作了更正外，一般仍保持文献的原貌，未予一一注明修正，仅在每篇文末注明所载录出版物，亦删去了原文献所列参考文献。对于中医常用词汇如病证、病症等，也仅在同一篇文献中加以统一，而未在全书中加以统一，敬请原作者见谅和读者注意鉴识。书中所载犀角、虎骨，根据国发(1999)39 号、卫药发(1993)59 号文，属于禁用之列，均以代用品代替，书中所述犀角、虎骨相关内容仅作为文献参考。尤其需要加以说明的是，文献作者众多，引用时尽量列举了作者单位，有些文献作者单位难以查证（特别是早期的文献），只能缺如。所引用文献得到了大多数原作者的同意，有些联系不上的作者可在图书出版后与我们联系，以便我们表达对您的谢意。

在本书的编辑过程中，我们得到了苏州市中医药管理局领导的大力支持与帮助，姜慧娜、相晨阳、周丽、丁媛媛等研究生同学也参与了本书的收集、文字转换、校稿等工作，谨此表示谢意。本书的出版得到了"苏州市吴门医派传承与发展"专项经费和"吴门医派杂病流派传承工作室"经费的资助，深表谢意。

编撰本书也是我们一次很好的学习过程，限于编者的学识与水平，收录文献定有遗珠之憾，书中错误亦在所难免，敬请读者批评指正。

编　者

2020 年 12 月